主编
罗心平 | 施海明 |

如何保养您的心脏

心脏病患者家庭医疗指导

（第2版）

上海科学技术出版社

图书在版编目（CIP）数据

如何保养您的心脏 ：心脏病患者家庭医疗指导 / 罗心平，施海明，李剑主编. -- 2 版. -- 上海 ：上海科学技术出版社，2025. 1. -- ISBN 978-7-5478-6759-4

Ⅰ. R473.54

中国国家版本馆CIP数据核字第20245GU748号

如何保养您的心脏：心脏病患者家庭医疗指导（第 2 版）

主编　罗心平　施海明　李　剑

上海世纪出版(集团)有限公司
上 海 科 学 技 术 出 版 社　出版、发行
(上海市闵行区号景路159弄A座9F-10F)

邮政编码201101　www. sstp. cn

上海光扬印务有限公司印刷

开本 889×1194　1/32　印张 12.5

字数 270千字

2018年7月第1版　2025年1月第2版　2025年1月第1次印刷

ISBN 978-7-5478-6759-4 / R · 3067

定价：88.00元

内容提要

本书旨在为冠心病、高血压、心律失常、心力衰竭等心血管疾病患者，特别是从心内科病房出院的患者提供帮助，内容包括心脏病急症的家庭识别、心脏病相关辅助检查、心脏保健，以及冠心病、心律失常、心力衰竭、高血脂、高血压等9种（类）心血管疾病的防治和出院家庭护理，共15章。本书以问答的形式，简单介绍了心血管疾病的基本知识与概念、患者出院后日常注意事项及随访等，解答了患者常见的困惑和日常遇到的问题。

本书是《如何保养您的心脏：心脏病患者家庭医疗指导》2018年版的修订版。本次修订保留原版的基本格式，但对常见问题部分进行了大幅度的更新，新增了卵圆孔未闭和心脏病患者家庭护理两章，增加了本书的实用性。

本书是复旦大学附属华山医院心内科团队倾心为心血管疾病患者及家属编写的一本简明扼要、通俗易懂的医学科普作品，可为出院患者的自我管理、二级预防、健康恢复提供指导。作者均为长期在临床一线从事心血管疾病临床工作的专家，他们充分了解患者的需求，在为患者答疑解惑的同时，也传导了重要的健康理念。

编者名单

主 编

罗心平　施海明　李　剑

副主编

潘俊杰　熊楠青　谢　坤　包丽雯　沈蕴之

编写人员

（按姓氏汉语拼音排序）

包丽雯　陈　华　陈奇英　陈羽斐　高　稳　高秀芳　郭慧琦
黄国倩　黄清昱　姜慧文　姜晓斐　金　波　李　剑　李慧洋
罗心平　倪唤春　欧　洋　潘俊杰　戚玮琳　钱　梅　沈　俊
沈　伟　沈蕴之　施海明　孙晟甲　王逸明　温志超　吴帮卫
谢　坤　熊楠青　严芳英　严萍萍　张津津　赵奕凯　周　鹏
朱　慧　朱　雯　朱志栋　庄心宇

学术秘书

赵奕凯　姜慧文　王逸明

主编介绍

罗心平

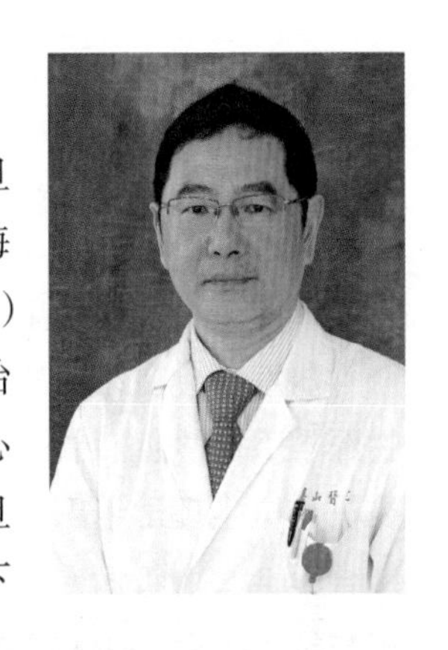

医学博士，主任医师，教授，博士生导师。复旦大学附属华山医院心内科副主任，复旦大学上海医学院诊断系副主任，欧洲心脏病学会（ESC）会员。临床专长：心脏病介入治疗，特别是难治性心律失常的射频消融治疗、起搏器植入及冠心病支架手术。门诊时间：周二、周五上午，复旦大学附属华山医院五楼心内科专家门诊；周四下午，七楼心内科特需门诊。

施海明

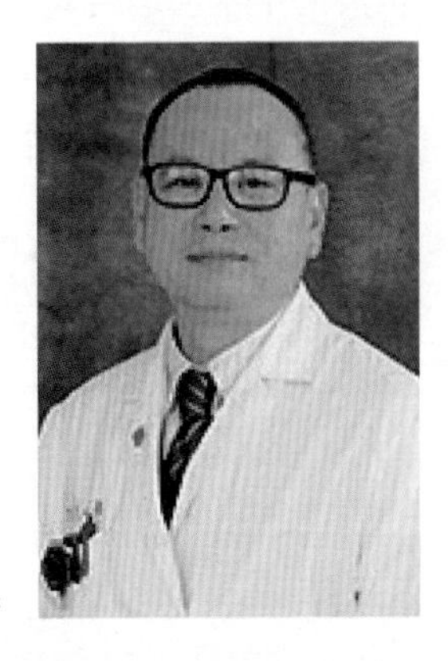

医学博士，主任医师，教授，博士生导师。复旦大学附属华山医院心内科主任、大内科主任。美国心脏病学院院士（FACC），欧洲心脏病学会委员（FESC）。临床专长：经皮冠状动脉介入治疗、起搏器的植入、心律失常射频消融术、二尖瓣球囊扩张术、先天性心脏病介入治疗等。门诊时间：周四上午，复旦大学附属华山医院七楼心内科特需门诊。

李　剑

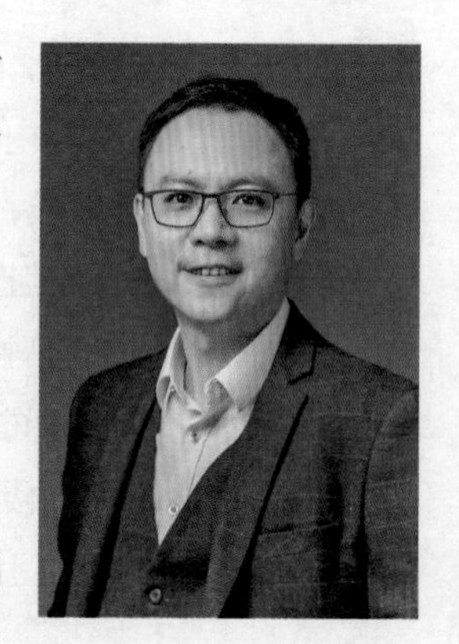

医学博士，主任医师，硕士生导师。复旦大学附属华山医院心内科党支部书记、副主任，国家传染病医学中心首席心电学专家，上海市医学会心血管病专科分会第十二届委员会委员，上海市生物医学工程学会第十一届心律学会（SHRS）常务委员、电生理学组副组长。第四届上海市中西医结合学会心血管病专业委员会常务委员，美国管理与技术大学（UMT）特聘教授。主要从事房颤相关的手术与综合管理、起搏器植入，以及阵发性室上性心动过速、室性心动过速、频发室性早搏等心律失常的射频消融与药物治疗。

前　言

6年前为解答心脏病患者及其家属的困惑，指导其家庭护理，复旦大学附属华山医院心内科博士医生团编写了《如何保养您的心脏：心脏病患者家庭医疗指导》一书。此书出版后得到广大患者的厚爱，以及部分有心血管系统保健需求读者的欢迎，多次重印。同时，读者也反映存在部分内容欠精简、有些常见问题没有涉及等诸多不足。2023年底，应上海科学技术出版社的邀请，编者决定修订此书。在上海科学技术出版社及复旦大学附属华山医院领导的大力支持下，本书得以顺利再版。新版在内容上增加了近期医学发展带来的新知识，删除了少用、陈旧的内容，同时重点增加了出院后的康复、心理、随访等相关内容，并新增了卵圆孔未闭和心脏病患者家庭护理两章；在形式上还是采取问答的方式。但愿编者们的辛勤劳动能得到读者的理解，也期望本书的再版能为实现习近平总书记提出的健康中国目标尽微薄之力。

本书出版受汤慕伊先生复旦大学附属华山医院心血管基金资助，特此致谢！

罗心平

2024 年 5 月 1 日

目 录

第一章 心脏病简介

第二章 心脏保健

第三章 心脏病相关辅助检查

第四章 心脏急症的识别与紧急处理

第五章 冠心病

第八章　心律失常

第九章 心力衰竭

第十二章　心脏瓣膜病

第十三章　肺心病

第十四章 卵圆孔未闭

第十五章 出院患者家庭护理

参考文献

编者简介

第一章
心脏病简介

在过去几十年中，心血管疾病已经成为全球单一的最大死亡原因。高收入、中等收入及低收入国家的心血管疾病患病率正以惊人的速度增加。心血管疾病对社会、家庭及个体的损耗和痛苦无法计算，然而，致力于心脏病病因、诊断、治疗和预防的研究也进展迅速。本章节将会介绍心血管疾病的概念及预防理念。

1 什么是心血管疾病、心脏病？两者的关系如何？

心血管系统包括心脏、动脉系统、静脉系统、毛细血管网、淋巴管系统以及调节心血管系统的相关自主神经系统、内分泌组织。通常说的心血管病是指心脏、动静脉血管的疾病，常见的心血管病包括：发育异常导致的各种先天性心脏病；心脏的供血血管（冠状动脉）狭窄、堵塞、炎症导致的冠心病；高血压及高血压性心脏病；心脏瓣膜炎症、损伤导致的瓣膜性心脏病；表现为心脏跳动过快、过慢、停止或节律紊乱的各种心律失常；心肌细胞损伤、炎症、坏死导致的各型心肌病；多种原因导致的心脏功能异常、心力衰竭；动脉炎症、扩张、夹层等引起的动脉瘤等；静脉血栓形成导致的肺栓塞等。由此可见，心血管病范围比较广泛，包括心脏、动静脉疾病；而心脏病主要局限于累及心脏组织的疾病，心脏病包括在心血管疾病之中。

2 心血管系统的健康理念

心血管健康是指心脏和动静脉、淋巴、毛细血管系统保持良好的功能状态，能适应机体需要，维持充足的血液循环及内分泌功能。具体表现为血压正常、心律正常、心功能（心脏供血、运输营养物质及代谢产物）正常、对全身其他系统及组织保障充足的物质供应，维持机体的生命活动。

3 常见的心血管病有哪些?

尽管心血管疾病形形色色，种类繁多，临床常见的有：冠心病（包括无症状性心肌缺血、心绞痛、心肌梗死、缺血性心肌病）、高血压病（包括高血压性心脏病）、急性及慢性心力衰竭、各种心律失常（早搏、心动过速、心动过缓等）、肺源性心脏病、心肌炎、先天性心脏病（房间隔缺损、室间隔缺损、动脉导管未闭、法洛四联症等）、动脉瘤等，这些疾病都需要看心血管科医生。

4 常见的心血管疾病症状与疾病的对应关系

常见的心脏病发作表现如下。

（1）胸痛、心痛：急性心肌梗死、心绞痛、心包炎、主动脉夹层、急性心肌炎可能。

（2）胸闷、气促：可能为急性心肌梗死、不稳定性心绞痛、急性左心力衰竭、肺栓塞、心包炎。

（3）晕厥、昏倒：常见于病窦综合征、严重传导阻滞、室性心动过速、心室颤动扑动、高血压脑病、低血压、肺栓塞、血管迷走神经晕厥。

（4）夜间咳嗽、不能平卧、腹胀、下肢水肿：常见于各种心肌

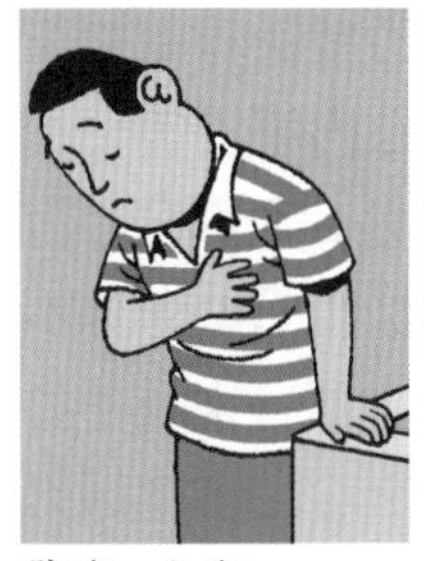
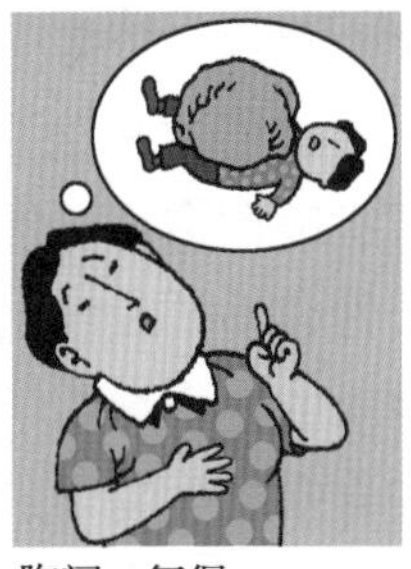
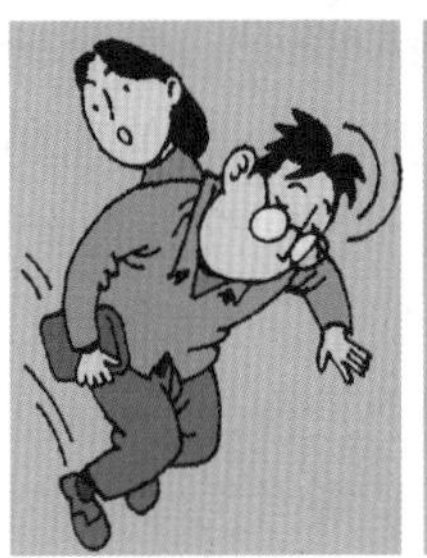
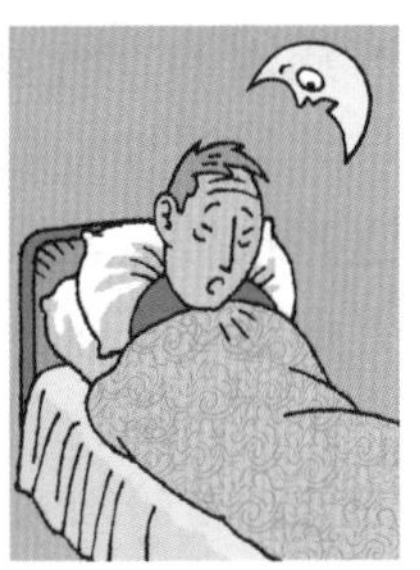

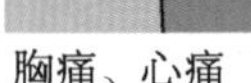
胸痛、心痛　胸闷、气促　晕厥、昏倒　夜间咳嗽、不能平卧

病、瓣膜性心脏病、心功能不全（全心力衰竭、左心力衰竭）

（5）头晕、眼前发黑：严重高血压、各种心动过缓（病窦综合征、房室传导阻滞等）、低血压、血管迷走神经反射性晕厥、室性心动过速、室上性心动过速等。

（6）心动过速、出冷汗：各种心动过速（窦性、房性、交界区性、室性心动过速，心房颤动，心房扑动）、低血压、休克。

（7）头痛、头胀、心慌：高血压、主动脉狭窄、肥厚型心肌病等。

（8）上腹部不适、呕吐、出汗：急性下壁心肌梗死、腹主动脉瘤、心脏压塞、急性心包积液、肠系膜动脉栓塞等。

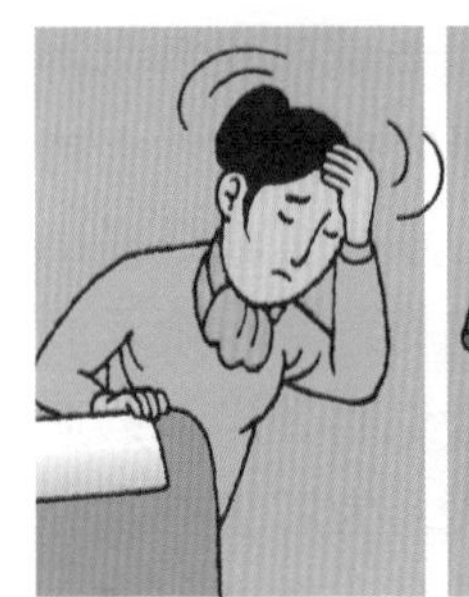
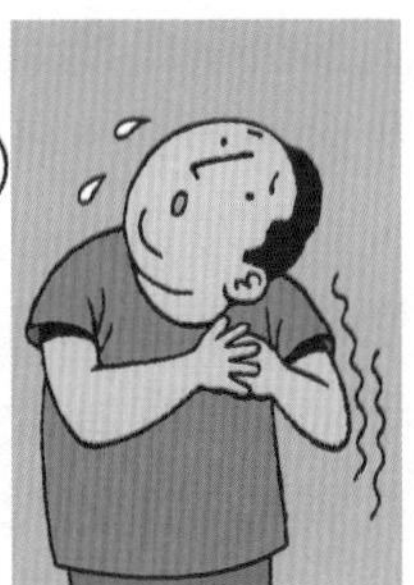
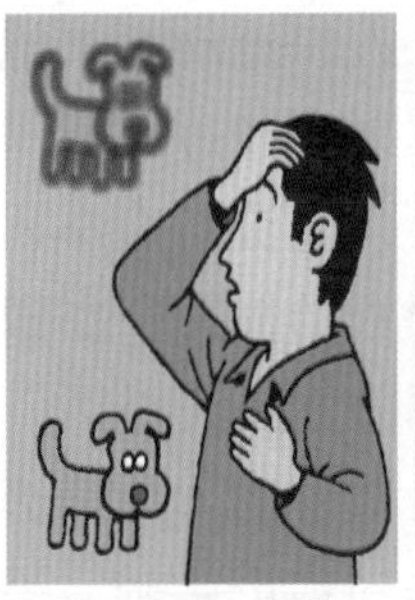

头晕、眼前发黑　心动过速、心悸、出冷汗　头痛、头胀、心慌

上腹部不适、呕吐、出汗

5 心脏病有病因吗？危险因素与病因是一回事吗？

所谓病因就是必然引起某种疾病的某种因素。部分心脏病是有病因的，例如柯萨奇病毒导致病毒性心肌炎、乙型链球菌感染导致风湿性心脏病、金黄色葡萄球菌导致感染性心内膜炎等，把这些致病菌去除了，这部分心血管病就治愈了。但是，大部分心血管病没有明确的病因。一些致病条件容易诱发疾病，但这些条件不一定导致疾病发生，这就是危险因素的概念。用学术语言来说：心血管病危险因素是指当人群有某种异常的生物学或社会心理学因素时，个体发生心血管病的危险或者概率明显增加；改变或去除该因素后，发生心血管病的危险或概率明显减少或消失。由此可见，病因与危险因素还是有明显区别的，病因一定是危险因素，但危险因素不一定致病。公认的心血管病的危险因素有吸烟、高血压、糖尿病、血脂异常、肥胖、A型性格、不运动、熬夜等。

6 心脏病可以预防吗?

答案是肯定的！美国马萨诸塞州有一个3万人左右的小镇叫弗莱明翰（Framingham），1948年由美国国立卫生研究院（NIH）资助，一群心血管医生在那里开展了长期的心血管病研究，称为弗莱明翰心脏病研究（FHS），旨在提高对美国冠心病流行病学的了解。因为该地区人口流动少，绝大部分居民的生老病死资料都得以保留及延续下来。经过几代医生的努力，该研究成为世界上持续时间最长的心血管流行病学研究，这项研究的重大贡献是提出了心血管危险因素的概念，在识别冠心病和卒中的危险因素及制订冠心病风险评分方面获得了广泛认可。在21世纪则开启了以遗传和组学技术为核心的“分子流行病学”新时代，为后续的研究及指南提供数据和理论基础。另外一项重大贡献是，发现主要心血管疾病如高血压、冠心病、心力衰竭等是可以预防的、可人为干预而降低发病率，也就是大部分心血管病可防可治，只要积极控制危险因素，推进个性化的治疗方法，就可以有效降低心血管病的发病率及病死率。

7 心脏病防治的主要方法

预防冠心病、高血压、心力衰竭等慢性心血管疾病，要提倡健康生活方式，减少不良生活习惯对心脏的影响。健康生活方式包括劳逸结合、不劳累、不熬夜、不吸烟、少喝酒、多适度运动、控制体重等，具体措施如下。

（1）控制胆固醇水平：现已明确，血胆固醇水平越高，动脉粥样硬化的发生率越高；胆固醇堆积在动脉壁内形成斑块，阻塞血管，引起冠心病、缺血性卒中等疾病。以低密度脂蛋白胆固醇（LDL-C）为标识，临床研究已经证明，LDL-C在3.12 mmol/L以上时容易发生冠心病，2.60 mmol/L以下时动脉粥样硬化斑块生长缓慢，1.80 mmol/L以下时斑块开始消退、缩小；1.40 mmol/L以下时动脉粥样硬化斑块明显消退。所以，每个人要根据自己的具体情况控制高脂血症、控制胆固醇水平，减少动脉粥样硬化的发生。

（2）控制血压：血压与心脏病的关系是一个U形曲线，血压在100～130/70～80 mmHg的范围内心脏病发病率最低。当血压过低，在90/60 mmHg以下时，会出现晕倒、头晕、乏力等。血压在135～139/85～89 mmHg时称为正常血压高值，此时就应该注意控制血压。少吃盐、减重、充分休息、不焦虑紧张是控制血压的常用非药物手段。血压在140/90 mmHg以上称为高血压，血压越高，对人体的损害越大。当患者出现高血压时，除了改变生活习惯外，药物治疗最关键，无论何种药物，只要把血压控制在130/80 mmHg上下，就能最大程度获益。

（3）戒烟：心血管临床流行病研究已经肯定，吸烟会损害动脉内皮，吸烟量越大，动脉粥样硬化程度越重，冠心病越严重，有时患者可能没有感觉不适，血管就已经明显狭窄了，因为吸烟、糖尿病等降低患者对心肌缺血的敏感度，所以会发生无症状性心肌缺血。研究还发现，即使以前吸烟，已经发生了冠心病，以后只要戒烟，患者仍然继续获益。所以，不吸烟是保养心脏的重要方法。

（4）控制血糖水平，积极治疗糖尿病：正常人的空腹血糖水平在6.1 mmol/L以下，餐后2小时在11.1 mmol/L以下，超过这个水平就大致可以诊断为糖尿病了。长期的临床实践证明，糖尿病患者绝大多数最后都死于心血管系统疾病，因此，世界卫生组织明确指出：糖尿病等同于冠心病，即一旦确诊糖尿病，要按照冠心病来治疗。其实糖尿病也是可以预防的，减肥、少吃油腻高糖的食物是预防糖尿病的基本方法。糖尿病患者必须把空腹血糖控制在6.1 mmol/L以下，糖化血红蛋白控制在7.0 mmol/L以下，对于部分肥胖、血糖水平轻度异常，但还没有达到糖尿病诊断标准的患者（糖尿病前期，糖耐量异常）应该及时采用二甲双胍、司美格鲁肽、达格列净等药物干预。临床研究证明，良好的血糖水平是心血管健康的根本条件之一。

（5）控制体重：世界卫生组织（WHO）推荐使用体重指数（BMI）对肥胖进行分型。BMI=体重（kg）/身高（m）^{2}，是目前国际通用的衡量人体胖瘦指标，正常体重指数为18.5～23.9 kg/m^2。BMI值 < 18.5 kg/m^{2}为过轻体重，需要增加营养；18.5～23.9 kg/m^{2}为标准体重，需要保持；24～28.0 kg/m^{2}为超重，需要控制体重；>28 kg/m^{2}为肥胖，需要减肥。肥胖常合并血糖异常、高血压、高脂血症，肥胖者心血管系统大概率不健康。通过改变饮食习惯、减少进食量、增加运动等手段可以部分达到减肥目的。对病理性肥胖的患者，有时还需要使用药物、进行减重手术等方法控制体重，达到防治心血管疾病的目的。

（6）适度运动。

（7）保持愉快、乐观向上的心情，克服负面情绪。A型性格，容易激动、性格暴躁是冠心病的危险因素之一，加强心理素质建设、提高人文修养、控制情绪是保持心血管健康的手段之一。同样，长期的抑郁、牢骚、悲观失望的心理也会损害心血管的自主神经调节，造成心血管系统功能紊乱，发生心律失常、早搏等心血管疾病。

（8）定期体格检查，有病早防早治。心血管疾病是随年龄增长而发病率增高的一类疾病，随着年龄的增加，有时难免会发生心脏病，而且早期不一定有症状，因此定期体检、筛查就非常重要。早期发现问题可以及时采取措施进行治疗，防治心血管问题进一步恶化。通常40岁以上的成人至少每年进行一次心血管体检，50岁以上至少半年一次体检。对有冠心病家族史的人群还要有针对性地增加体检项目，例如定期冠状动脉CT造影检查，及时发现血管狭窄。对于已经发生心脏病的患者，要每3～6个月复查相关指标，有变化及时调整药物方案，正确处置，延长寿命。所以，早防早治心血管病是减少猝死等并发症的有效手段。

预防先天性心脏病，重点要防治孕期病毒感染，进行羊水染色体筛查，及时发现先天性心脏病胎儿。

预防风湿性心脏病、肺源性心脏病、感染性心内膜炎等与感染相关的心血管疾病，要增强体质，避免疲劳、受凉等诱因，防治病原微生物感染，及时抗生素治疗。

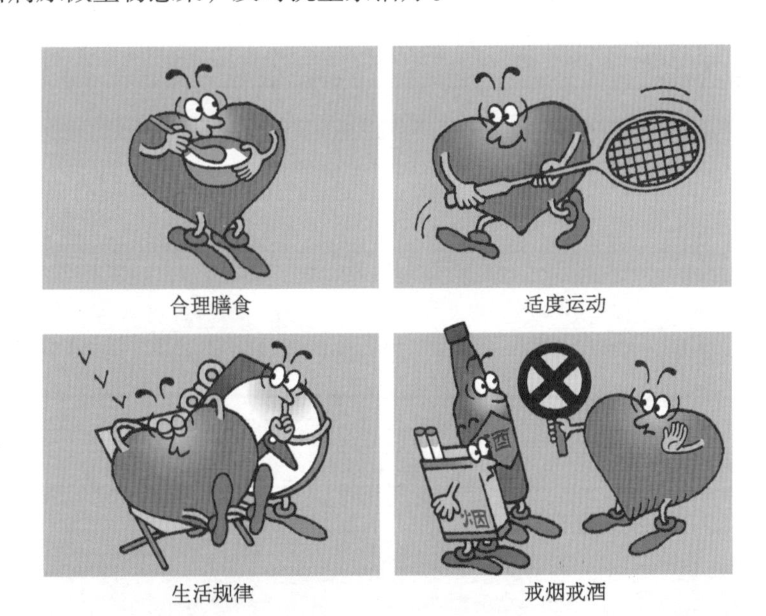

合理膳食　适度运动

生活规律　戒烟戒酒

第二章
心脏保健

近年来，关于食品保健、药物养护心血管疾病的广告和报道层出不穷。老张在电视里、报纸里、地铁宣传电视里都能看到不少相关的报道。他心里犯了嘀咕，这么多宣传，这么多专家，到底该听谁的呢？哪些才是正确、科学的心脏保健方法呢？

1 长寿等于健康吗？

传统观念中，健康和长寿是一个概念，在医学飞速发展的今天，这一概念发生了变化。广义的健康包括躯体健康、心理健康、心灵健康、社会健康、智力健康、道德健康、环境健康等，狭义的健康是指一个人在身体、精神和社会等方面都处于良好的状态，没有疾病。长寿好理解，就是一个人寿命长，活的岁数大。最好的状态是既健康又长寿，但这种人很少；平常健康者不一定长寿，而长寿者不一定健康，可能有许多疾病在身，大部分长寿者都合并有不同的疾病；也就是说，生了病，只要好好保养，合理治疗，照样可以长寿。临床上经常遇到多次心肌梗死却活到90多岁的患者就是佐证。这里有个重要的理念：追求健康的长寿固然很好，但生了心血管病也不要悲观失望，好好保养同样可以长寿，应该学会与疾病共存。

2 学会与心血管疾病共存

首先要明确，不是每种心脏病都需要治疗的。有些心血管系统功能紊乱导致的一过性疾病，例如疲劳、紧张导致的短暂性血压升高，睡眠不足导致的窦性心动过速等，可能用平常心与其共存一段时间，随着机体功能的恢复这些疾病会自动痊愈。其次，大部分心脏病是无法根治的，如高血压造成的心脏损害、冠状动脉粥样硬化导致的心肌梗死、心肌炎引发的心功能不全等，不论是药物治疗，还是手术治疗，均只能达到一定程度缓解疾病的目的，因此，要有信心带病生存，控制并延缓疾病发展。许多心血管疾病在目前的医疗条件下是不可治愈的，但是我们可以控制它，尽量减少其对身体的危害，通过长期生活方式改变、药物治疗、手术治疗就可以控制并发症，达到长寿的目的。因此，我们要从心理上要接受疾病，积极治疗，控制病情，学会与疾病共存。

3 影响心血管疾病患者寿命的因素有哪些？

影响寿命的疾病除感染和肿瘤外，最重要的就是心脑血管疾病，其中冠心病和脑卒中最常见，目前是中国人死亡的首要原因。对于心血管疾病患者，影响寿命的因素主要有四大方面。第一是遗传因素，家族优质的长寿基因非常重要，有些人胆固醇高也未必发生动脉粥样硬化，吃了许多东西也不会肥胖，很少发生高血压、糖尿病，家人个个长寿，这就是基因好，可遇而不可求。第二是良好的生活方式，这是后天因素，包括充足的睡眠、控制体重、适度体育锻炼、不抽烟、不酗酒、劳逸结合。第三，心脏是需要保养的。从生物学的角度看，任何组织器官都是有设计寿命的，过度使用均可能加速其衰老，发生疾病；从使用的角度看，需要避免过度疲劳，血压过度升高及波动均会损害心血管系统，早期可能没有明显的症状，等到突然发作时已经病入膏肓，所以人人均需要有效的健康保健，就是要有良好的医疗保障，定期体检，早防早治，加强疾病预防，有病早治疗，这是长寿的重要保障。第四是积极地控制疾病，保持良好心态，学会与疾病共存，精神愉悦才能提高机体的抗病能力，坚持合理用药，控制病情，减少并发症，达到延长寿命的目的。

4 没有胸痛、胸闷等症状就说明自己没有心脏病吗?

这种观点显然错误！大约10%的患者会出现无症状性心肌缺血，患者没有胸闷、胸疼、心慌、气短等症状，但心电图等检查可证实心肌缺血；另一方面，合并糖尿病、冠心病患者心脏感觉神经损害，有心肌缺血时不能感应；还有一部分心肌缺血、心律失常症状不典型，如下壁心肌缺血导致的胃部不适、呕吐等，患者没有想到是心脏病导致的。因此，在临床上常遇到部分急性心肌梗死、猝死等严重心脏病患者事先没有症状、没有警觉的情况。这提示心脏病患者按照症状的有无、症状的轻重来判断病情是不可靠的，只有规律的体检才能排除心血管系统问题。

5 哪些情绪会诱发心脏病?

首先要说明的是中医理论中的“心”不完全等同于西医理论中的心脏，但两种体系中所指“心”部分功能是相同的。《黄帝内经》上说：“心者，君主之官也，神明出焉。”《淮南子·精神训》上说：“大喜坠阳”是指过度喜乐伤心，导致心气涣散不收，或见大汗淋漓、气息微弱、脉微欲绝等症。“喜则伤心”是因为心藏神，主管人的思维、意识和神志活动。按照中医的观点，七情六欲中对心血管损害最大的是“喜”和“怒”。现代医学也发现，过度兴奋及情绪波动会造成血液中儿茶酚胺升高，血压显著波动，心脏剧烈跳动，心肌耗氧增加，发生相对供血不足，从而诱发斑块破裂、心绞痛甚至心肌梗死。因此，预防心血管疾病要学会控制自己的情绪，避免情绪波动，以平常心做事，才能保护心脏。

6 惊恐对人有什么影响？剧烈的精神打击能导致心脏病吗？

惊恐可以通过扰乱正常神经系统活动，释放大量影响心脏功能的激素而导致心肌缺血、心力衰竭，甚至猝死。心内科有一种疾病叫“章鱼综合征”，也称为“球囊心综合征”，指患者在受到剧烈精神刺激后，出现血管痉挛、心肌缺血表现，患者胸闷、胸痛、心力衰竭，类似急性心肌梗死发作，病情凶险，而冠状动脉造影检查无血管狭窄，经过治疗后心脏功能可以恢复正常。所以，我们要避免过度的精神刺激，过平静的生活，听听音乐，练练书法，修身养性，利于心血管的健康。

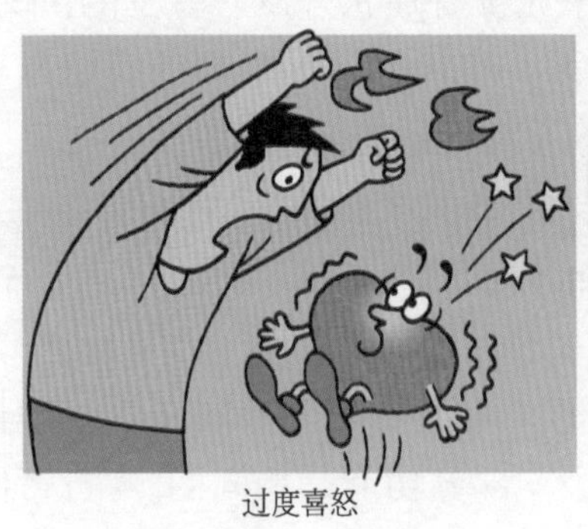

过度喜怒

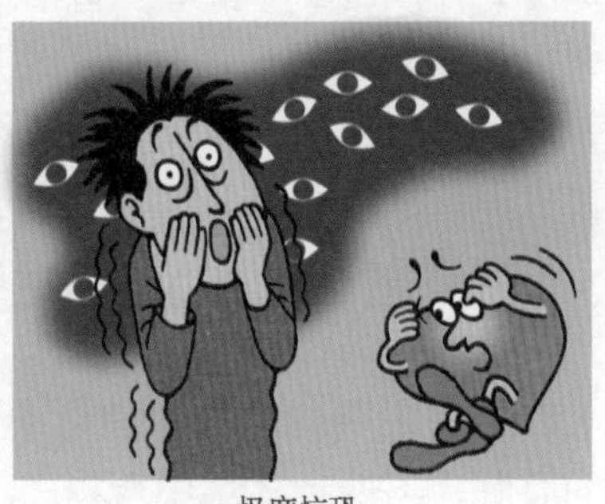

极度惊恐

7 心血管疾病患者穿衣有什么讲究吗？

人的衣着本身对心脏不会产生直接影响，但如果已经存在心血管疾病，注意穿衣可能会对疾病有所帮助。首先要注重季节的变化，根据天气预报及时增减衣物。如果有高血压，太冷可能导致外周血管收缩，血压急剧升高；如果有冠心病，受凉可能诱发冠状动脉痉挛，出现心绞痛；如果有心力衰竭，感冒可以增加肺循环阻力，导致心力衰竭加重。其次是根据疾病的不同，注意穿衣的舒适度。发生过低血压晕厥的患者，最好穿紧身衣裤防止血管突然扩张而发病；心力衰竭的患者要穿着宽松的衣物，防止影响呼吸，加重下肢水肿。

8 饮食习惯与心血管疾病有关吗?

回答是肯定的。关于心血管疾病患者的饮食注意事项本书会在不同的章节加以叙述。从防病的角度，病从口入很有道理，大多数心血管疾病或多或少与饮食有关。研究证实，摄入过多导致肥胖是心血管疾病的开始，过多摄入钠盐可以导致高血压，肥胖也会加剧高血压，导致糖代谢异常。进食过多的动物内脏、肉类可以升高血胆固醇水平，导致动脉粥样硬化发生。所以，从保护心血管功能的角度出发，提倡从小就开始平衡膳食、均衡营养、多吃新鲜蔬菜水果。欧洲心脏病学会建议每天进食蔬菜水果5种以上，但要控制总量，避免肥胖、高脂血症、糖尿病发生。

9 素食与肉食，哪个对心脏更好?

通常认为，素食可以减少饱和脂肪酸摄入，降低血中胆固醇水平，利于健康长寿；而肉食则相反，过多食肉可以诱发动脉粥样硬化、糖尿病、痛风的发生，不利于心脏健康。但需要强调的是，胆固醇是人体各种生理过程必需的物质，过度的素食可能造成消瘦、厌食症、营养不良、体质下降、血管内皮功能受损，对健康造成不利的影响。因此，笔者提倡平衡膳食，根据患者的需要选择合适的素食、肉食搭配，达到保证营养、控制疾病的目的。

不要一味地拒绝肉食，也不在于食物的好坏，而在于你需要什么，平衡饮食至关重要。

10 改善居住环境可以预防心血管疾病吗?

众所周知，良好的居住环境对人的心理、生理功能影响巨大，安静舒适、阳光充足的住处显然有助于延年益寿。但好的环境不一定在郊外别墅，流行病学资料表明，发达城市人口的平均寿命显著高于偏远农村地区，这其中重要的一点就是医疗保障。选择居住环境要考虑交通顺畅，能及时到达医疗中心，定期进行体检，及时急诊救治，这也是居所与健康长寿应该考虑的内容之一。

11 不运动可以长寿吗？运动一定会长寿吗?

目前，许多人热衷于运动，期望达到身体健康、延长寿命的目的。作为健康生活方式的重要组成部分，每天适度运动对于减少疾病、健康长寿非常重要。欧洲心脏病学会在动脉粥样硬化防治指南中推荐，每天45分钟以上的运动是有益的。坚持锻炼是获得健康的手段之一，但运动与健康的关系也不能绝对化，对健康有益的运动应该符合2个条件：一是从年轻开始坚持，也就是说等到老年生了心脏病再开始运动，效果就打折扣了；二是需要选择适度的运动，以身体条件可以耐受、不疲劳为度，而不是剧烈运动。需要注意的是，运动者不一定都长寿，职业运动员经常发生心肌肥厚、心动过缓、室性早搏等问题，对心血管疾病患者而言，不恰当的运动反而会加剧病情，适得其反。相反，不运动的人也不一定短寿。中国自古就有“龟息大法”养生的学说，认为人体的精气神是有限的，应该像乌龟一样少动，需要合理调配体力，达到长寿的目的，临床上也常看到平常不运动的长寿者。

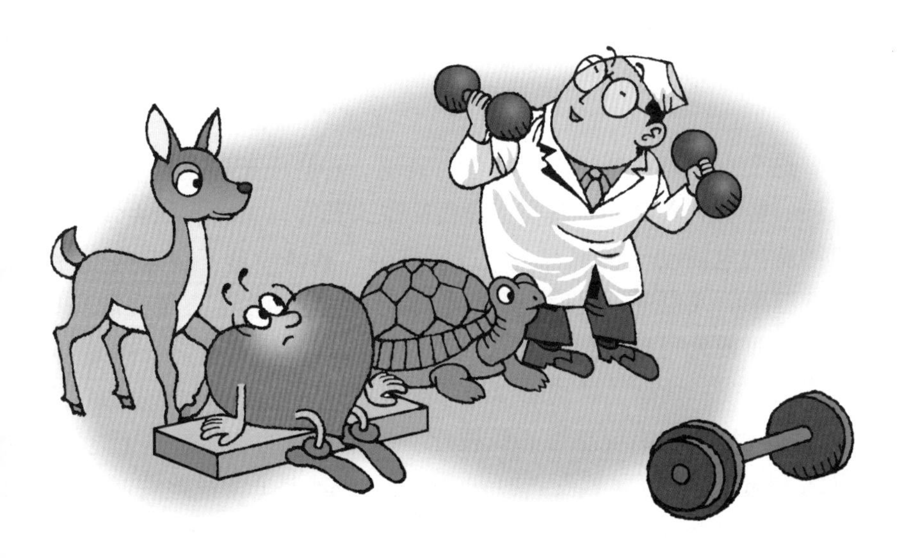

12 心脏多长时间检查一次好?

心脏检查要依据年龄及基础疾病而定。对于无心血管疾病史、年龄在40岁以下的人，每2年体检一次就可以了；40 ～ 50岁的群体，已进入高血压、糖尿病、高脂血症的高发年龄，至少每年体检一次；50岁以上的人群，6个月左右常规体检一次。当然，如果已有高血压、冠心病、脑梗死等疾病，应按照医嘱进行体检，以了解病情变化，及时调整药物。

13 心跳快好还是慢好?

心跳快慢对寿命的影响已有许多研究，最著名的是美国的弗莱明翰研究。研究发现，心率偏快的人心血管事件较多、寿命相对短一些。当然，这种心率慢是在55 ～ 65次/分，如果心率低于50次/分就不正常了，可能影响重要脏器供血，需要考虑安装起搏器。

14 年轻人平常心脏没有问题，就不会发生心力衰竭、猝死吗？

这个观点显然是错误的，心力衰竭、心肌梗死可以发生在无器质性心脏病的人身上。其实道理很简单，其一，恶性心律失常与心肌细胞的电活动不稳定有关，过度疲劳、酒精中毒、病毒感染时，平常健康的人也可以迅速出现心电活动不稳定而发生心律失常；其二，心肌梗死可以发生在冠状动脉痉挛人群，尽管平常身体健康，但持续熬夜、抽烟、暴饮暴食均可损害血管内皮细胞，诱发血管痉挛、血栓形成，出现急性心肌梗死。规律健康的生活是养生之道，自认为平常身体好就熬夜、加班、抽烟、酗酒是非常危险的。

15 有什么能保证心脏健康的药物吗？辅酶Q10有多大作用？

寻求长生不老的神药是人类的追求，从秦始皇开始，文献记载有许多实践者，但目前仍未发现特效、可复制的方法及药物。因此，维护心血管系统的健康要从已有的、经过临床实践证明有效的方法入手，从行为方式改变，控制高血压、肥胖、高脂血症、吸烟等危险因素，定期体检，早防早治，长期坚持用药等多个环节入手，综合干预，不要盲目夸大某个药物的作用。例如辅酶Q10，它是一种改善心肌细胞能量代谢的药物，在适应证范围内有一定疗效。在美国慢性心力衰竭指南中，基于循证医学的证据，还是将辅酶Q10列入治疗心力衰竭疗效不肯定的药物之一。总之，健康就是修行，不要期望有什么灵丹妙药。

16 可用丹参、三七粉等中药代替西药治疗冠心病吗？

尽管研究发现丹参、三七等中药含有保护心血管功能的成分，但受产地、加工方法、服用方式等多种因素的影响，常规口服植物原粉难以保证足够的活性成分浓度，因此也难以维持确切的疗效。目前冠心病的治疗必须遵循相关指南，包括中西医结合冠心病防治指南，均明确规定必须以他汀类药物、抗血小板药物等西药为基础，在此基础上加用中药治疗是合理的，但没有指南说可以完全停用西药，单纯采用中药治疗冠心病。

17 天天吃西洋参、人参能保护心脏吗？

未必，至少目前还缺乏令人信服的循证医学证据。基于部分小规模临床试验数据，在医生的指导下可以谨慎使用这些中药治疗特定的心血管疾病，但目前还没有相关心血管疾病指南将其纳入预防心血管疾病的药物之列。

18 每天喝红酒能活血、保护心脏吗？

喝红酒保护心血管在一定条件下是可行的。欧洲心脏病学会的动脉粥样硬化防治指南指出，每天饮用50 g低度红酒可能是有益的。问题的关键在于：首先是低度红酒；其次是少量饮用；第三是基于肝肾功能正常的情况。从心血管专科医生的角度，特别是患者已有高血压肾脏损害等疾病时，不提倡采用饮酒的方法来防治心脏疾病。我们谨慎地推荐在身体条件许可的情况下，少量地饮用红酒。

19 每天少抽几支烟、只抽前半支、应用过滤器、马上把烟吐出来就没有问题吗？

吸烟对心血管系统的危害已充分证明，无论是一手烟，还是被动吸烟（二手烟）均有害。目前观点认为，最好不吸烟，不论吸烟多少都是有害的，个体对香烟成分的敏感性不同，少量吸烟也可能损害你的心脏；吸烟的冠心病患者，早戒早获益。目前没有任何医学研究证明只抽前半支、应用过滤器、马上把烟吐出来等措施可以减少香烟的危害，这些想法可能是抽烟者的自我安慰。

20 通过改变饮食习惯可以影响动脉粥样硬化斑块的发生吗?

回答是肯定的！这涉及减少肠道胆固醇的吸收及肠道微生物两大方面。清淡、少油、低脂的饮食肯定能降低血脂水平，减少动脉粥样硬化的发生。另一个重要的方面是寄生在肠道的微生物菌群的平衡。近期的研究发现，肠道菌群及其分解食物产生的许多小分子物质对斑块的形成产生直接影响。肠道菌群是一个庞大的微生物群体，主要分为厚壁菌门、拟杆菌门、放线菌门和变形菌门4类。对动脉粥样硬化产生影响的主要肠道细菌产物有短链脂肪酸、脂多糖、过氧化物酶体增殖物激活受体（PPAR）、氧化三甲胺（TMA0）、胆汁酸、植物雌激素、苯乙酰谷氨酰胺、色氨酸、尿毒症毒素等，这些肠道内细菌对膳食成分发酵的产物，可以促进或抑制动脉粥样硬化的发生。研究发现，冠心病肠道中的微生物组成与健康志愿者显著不同。因此，冠心病患者通过调整饮食结构、补充益生菌、健康者粪菌移植、口服某些中药等措施来调整肠道菌群，改善肠道内环境，达到辅助治疗冠心病的目的。

第三章
心脏病相关辅助检查

1 心血管疾病相关的抽血化验有哪些项目?

与心血管疾病相关的化验分为临床常规化验、血生化、心肌坏死的血清学检测、血浆利钠肽、甲状腺功能检测等。

临床常规化验包括全血细胞分析（即血常规）、尿液检查（尿常规、尿沉渣镜检、尿微量白蛋白定量及24小时尿蛋白定量等）、大便分析（粪常规及粪隐血检测）、凝血系列（PT、APTT、FIB、INR及D–二聚体）。

血生化检验包括肝功能、肾功能、血脂、血糖、电解质、心肌酶谱及糖化血红蛋白（HbA1C）等。

心肌坏死的血清学检测包括肌钙蛋白T（cTnT）、肌钙蛋白I（cTnI）、肌酸激酶同工酶（CK–MB）及肌红蛋白（MYO）。当心肌细胞缺血缺氧出现坏死时，这些蛋白质会被释放并进入外周血液循环中，通过抽血化验可以检测到，最常见于急性心肌梗死时，也可见于心力衰竭、心动过速、贫血、慢性肾功能不全时。

血浆利钠肽包括B型利钠肽（BNP）和N末端B型利钠肽前体（NT–proBNP），是心力衰竭的特异性指标，可用于因呼吸困难而疑为心力衰竭患者的诊断和鉴别诊断。

甲状腺功能检测包括游离三碘甲状腺原氨酸（FT_3）、游离甲状腺素（FT_4）、总三碘甲状腺原氨酸（T_3）、总甲状腺素（T_4）、促甲状腺素（TSH）。

上海华山医院检验科

检验编号：

N 31

编号	项目	结果	参考值	编号	项目	结果	参考值
401	血清钾	4.1	3.5--5.5 mmol/L	505	γ-谷氨酰转移酶	20	3--45 U/L
402	血清钠	147	135--147 mmol/L	508	肌酸激酶	265 ↑	20-134 U/L
403	血清氯	98	95--105 mmol/L		CKMB活度	52 ↑	0-15 U/L
418	二氧化碳结率	31.0 ↑	22--28 mmol/L	501	乳酸脱氢酶	135	50--150 U/L
404	钙	2.2	2.1--2.6 mmol/L	301	胆固醇	4.6	2.8-5.9 mmol/L
208	尿酸	0.293	0.1-0.42 mmol/L	302	甘油三脂	2.5 ↑	0--1.8 mmol/L
	谷丙转氨酶	21	0--50 U/L	207	尿素氮	3.7	2.5-7 mmol/L
507	谷草转氨酶	92 ↑	0--30 U/L	211	肌酐	95	0--130 umol/L
34	总胆红素	<12	0--18 umol/L				
202	白蛋白	34.0 ↓	35--50 g/L				
201	总蛋白	68.0	64--83 g/L				
514	碱性磷酸酶	80	12--90 U/L				

送检医师＿＿＿＿ 检验日期 2004-09-05 报告日期 2004-09-05 检验师＿＿＿＿ 核对者

附：心血管相关的常用检查项目及正常值参考范围

▶ 血常规

项目缩写	中文名称	参考范围	与心脏相关的常见异常原因
RBC	红细胞	（3.80 ～ 5.10）× 10^{12}/L	低下时常见于贫血，需警惕是否有失血
Hb	血红蛋白	115 ～ 150 g/L	
HCT	红细胞压积	0.35 ～ 0.45	
MCH	平均红细胞血红蛋白	27.0 ～ 34.0 pg	
MCHC	红细胞血红蛋白浓度	316 ～ 354 g/L	

（续表）

项目缩写	中文名称	参考范围	与心脏相关的常见异常原因
MCV	平均红细胞体积	82.0 ～ 100.0 fl	
N	中性粒细胞	0.4 ～ 0.75	
L	淋巴细胞	0.2 ～ 0.5	
M	单核细胞	0.03 ～ 0.10	
E	嗜酸性粒细胞	0.004 ～ 0.008	
B	嗜碱性粒细胞	0 ～ 0.01	
PLT	血小板	（125 ～ 350）× 10^9/L	数量下降与抗血小板药物关系不大
WBC	白细胞	（3.5 ～ 9.5）× 10^9/L	
N	中性粒细胞绝对值	（1.8 ～ 6.3）× 10^9/L	

▶ 尿常规

项目缩写	中文名称	参考范围	与心脏相关的常见异常原因
UBG	尿胆原	阴性	
BIL	尿胆红素	阴性	
KET	尿酮体	阴性	
GLU	尿糖	阴性	阳性多见于糖尿病患者
SG	尿比重	1.003 ～ 1.030	
pH	氢离子浓度指数，酸碱值	5.5 ～ 8.0	

（续表）

项目缩写	中文名称	参考范围	与心脏相关的常见异常原因
BLD	尿隐血	阴性	阳性多见于尿路感染或泌尿系统结石
PRO	尿蛋白	阴性	阳性多见于肾脏疾病
NIT	亚硝酸盐	阴性	
LEU	白细胞	阴性	阳性多见于尿路感染
RBC	红细胞计数	0.0 ～ 22.7/μL	同尿隐血
WBC	白细胞计数	0.0 ～ 16.9/ μL	同尿白细胞
EPI	上皮细胞计数	0.0 ～ 39.6/μL	
	管型计数	0.0 ～ 0.56/μL	

▶ 粪常规

项目缩写	中文名称	参考范围	与心脏相关的常见异常原因
OB	隐血	阴性	阳性多见于消化道出血或痔疮，特别是服用阿司匹林的患者需注意
WBC	白细胞	0/HP	
RBC	红细胞	0/HP	
	黏液	阴性	

凝血功能

项目缩写	中文名称	参考范围	与心脏相关的常见异常原因
PT	凝血酶原时间	10.9 ～ 13.5 s	使用肝素等抗凝剂时会有升高
APTT	活化部分凝血活酶时间	20.3 ～ 32.3 s	
INR	国际标准化比率	0.92 ～ 1.15	服用华法林患者建议维持在2 ～ 3
FIB	纤维蛋白原	1.8 ～ 3.5 g/L	
D-dimer	D-二聚体	≤ 0.55 FEUmg/L	升高时提示有栓塞可能

肝功能

项目缩写	中文名称	参考范围	与心脏相关的常见异常原因
GPT	谷丙转氨酶	7 ～ 40 U/L	升高时提示肝功能受损，可能与服用他汀类药物有关
GOT	谷草转氨酶	13 ～ 35 U/L	
LDH	乳酸脱氢酶	125 ～ 225 U/L	
TBIL	总胆红素	3.4 ～ 20.4 μmol/L	
DBIL	直接胆红素	≤ 6.8 μmol/L	
ALB	白蛋白	40 ～ 55 g/L	降低时提示营养较差
TP	总蛋白	65 ～ 85 g/L	
TBA	总胆汁酸	≤ 10 μmol/L	
ALP	碱性磷酸酶	35 ～ 100 U/L	
GGT	转肽酶	7 ～ 45 U/L	

肾功能

项目缩写	中文名称	参考范围	与心脏相关的常见异常原因
Cr	肌酐	50 ～ 130 μmol/L	升高时提示肾功能受损，可能与服用他汀类药物有关

（续表）

项目缩写	中文名称	参考范围	与心脏相关的常见异常原因
UA	尿酸	0.100 ～ 0.420 mmol/L	
BUN	尿素氮	2.5 ～ 7.0 mmol/L	

▸ 电解质

项目缩写	中文名称	参考范围	与心脏相关的常见异常原因
K^+	钾	3.5 ～ 5.3 mmol/L	升高时与服用部分降压药或保钾利尿剂有关；降低时与服用利尿剂有关
Na^+	钠	137 ～ 147 mmol/L	降低时与服用利尿剂有关
Ca^{2+}	钙	2.10 ～ 2.60 mmol/L	
Mg^{2+}	镁	0.60 ～ 1.10 mmol/L	
Cl^-	氯	99 ～ 110 mmol/L	

▸ 血糖

项目缩写	中文名称	参考范围	与心脏相关的常见异常原因
Glu	血糖	3.9 ～ 5.8 mmol/L	
HbA1C	糖化血红蛋白	4.8% ～ 6.0%	

▸ 血脂

项目缩写	中文名称	参考范围	与心脏相关的常见异常原因
CHO	总胆固醇	2.8 ～ 5.9 mmol/L	
TG	甘油三酯（三酰甘油）	<1.8 mmol/L	

（续表）

项目缩写	中文名称	参考范围	与心脏相关的常见异常原因
LDL-C	低密度脂蛋白胆固醇	1.3 ～ 3.7 mmol/L	支架植入术后患者建议控制到1.4 mmol/L以下
HDL	高密度脂蛋白	0.80 ～ 1.80 mmol/L	对心血管有保护作用

▶ 心肌酶谱

项目缩写	中文名称	参考范围	与心脏相关的常见异常原因
CPK	肌酸激酶	38 ～ 174 U/L	心肌受损时会不同程度升高，多见于心肌梗死时
CK-MB	肌酸激酶同工酶	<25 U/L	
LDH	乳酸脱氢酶	125 ～ 225 U/L	
AST	谷草转氨酶	13 ～ 35 U/L	

▶ 心肌标志物

项目缩写	中文名称	参考范围	与心脏相关的常见异常原因
MYO	肌红蛋白	25 ～ 58 ng/mL	升高多见于存在心肌受损时，最常见于心肌梗死
cTnT	肌钙蛋白T	0.013 ～ 0.025 ng/mL	
CK-MB mass	肌酸激酶同工酶质量	≤ 3.61 ng/mL	
Pro-BNP	脑钠肽前体	<150 pg/mL	心力衰竭指标，数值高低与年龄及肾功能有关

▶ 甲状腺功能

项目缩写	中文名称	参考范围	与心脏相关的常见异常原因
TSH	促甲状腺激素	0.550 ～ 4.780 mIU/L	

（续表）

项目缩写	中文名称	参考范围	与心脏相关的常见异常原因
T_3	总三碘甲状腺原氨酸	0.92 ～ 2.79 nmol/L	
T_4	总甲状腺素	58.1 ～ 140.6 nmol/L	
FT_3	游离	3.50 ～ 6.50 pmol/L	
FT_4	游离甲状腺素三碘甲状腺原氨酸	11.50 ～ 22.70 pmol/L	

2 心血管疾病相关的特殊检查有哪些？

心血管疾病相关的特殊检查包括X线胸片、普通心电图、动态心电图、超声心动图、运动负荷试验（常见的为活动平板试验）、放射性核素心肌灌注显像、冠状动脉CT造影（CTA）、冠状动脉造影（CAG）、心脏磁共振（CMR）等。

3 心血管疾病患者为什么要做胸部普通X线平片（胸片）检查？

胸片是采用X线穿过人体成像，利用X线的组织穿透性、物

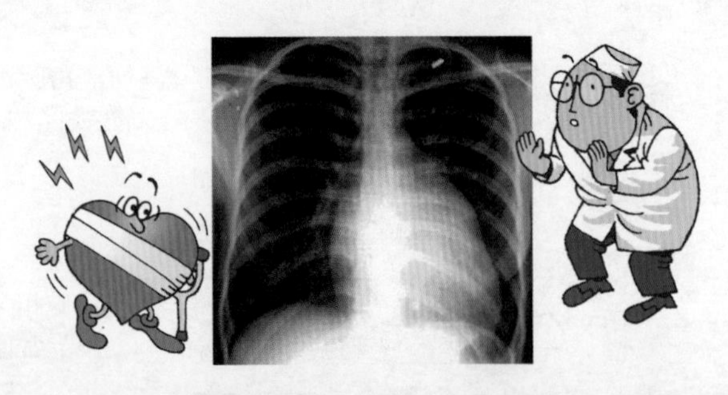

胸片可发现心脏梨子形状的扩大

理荧光和光电效应等，由于不同人体组织对光电信号的吸收不同，从而得以区分不同组织（如心脏和肺组织）和病变组织。胸片可以用来观察肺部病变、心脏和主动脉位置、轮廓和大小，以及因心肺病变导致的肺部血液循环变化等，具有安全、简便等特点，是心血管疾病检查中不可取代的常规方法。

4 什么是心电图？

心脏是人体血液循环的动力器官，其基本活动包括机械活动（即心脏收缩和舒张）和电活动两种。电活动的目的是激发、协调心脏的机械活动，每次电活动都可以通过身体组织传到体表，通过在体表放置电极可以记录电活动在人体表面形成的电位差，通过仪器将该电位差打印在方格坐标纸上，形成的曲线叫作心电图。常见的心电图包括普通心电图和24小时动态心电图两种。

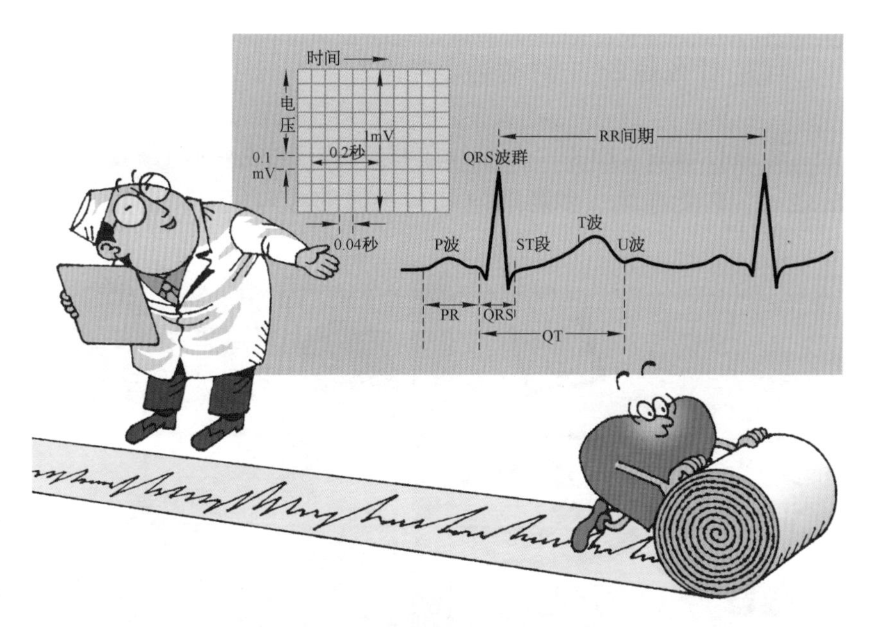

普通心电图和24小时动态心电图

5 怎么简单地阅读心电图报告?

（1）窦性心律：正常心脏电活动起源于窦房结，凡是起源于窦房结的心律均称为窦性心律，因此窦性心律是正常心律。

（2）窦性心动过速和心动过缓：正常人心率范围是60～100次/分。凡是超过100次/分的窦性心律均称为窦性心动过速（常见于运动后、紧张时、感染、发热、贫血、急性失血和甲状腺功能亢进时）；凡是低于60次/分的窦性心律均称为窦性心动过缓。

（3）异位搏动：由窦房结以外的心脏组织产生的电活动称为异位搏动，包括早搏和逸搏。根据具体产生部位可分为房性、交界性和室性三种。

（4）ST-T改变：心肌缺血、心房或心室增大、心肌炎、心包炎、低血钾/高血钾等均可导致心电图上ST段和T波的改变。

6 什么是24小时动态心电图?

动态心电图（DCG）是临床上最常用的无创性心脏病诊断方法之一。它能连续、多通道记录24小时的心电信号，信息量大，

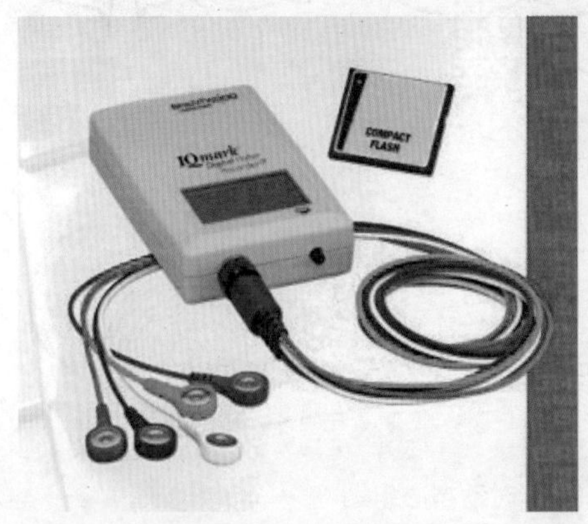

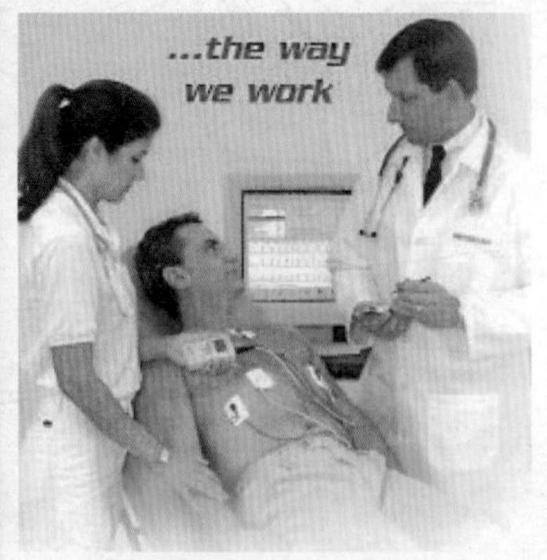

能确定临床症状与心电事件的关联，同步分析心律失常和缺血性ST-T变化，提供心律变异性参数，在临床心脏病诊断、治疗中发挥重要作用。

7 什么是心脏电生理检查？有什么用处？

心脏电生理检查主要用于测试心脏内“电路”（心脏传导系统）的好坏，判断有无“电路老化”“接触不良”（传导阻滞），是否需要安装起搏器；另外一个目的是诱发心动过速，并明确心动过速发生在心脏的哪个部位，为进一步射频消融手术做准备。其方法是采用一台可以人工编程序的体外起搏器，按照检查的目的设计不同的起搏方案，让心脏跟着人工起搏器的节奏跳动，然后在心脏内的不同部位放置特殊电极，引出不同心脏位置的电活动信号，进行分析、比较，明确心律失常、心动过速的诊断。按照起搏电极放置的位置不同，可以分为两种，一种是把起搏导管插到食管中，在食管中发放电刺激，称为食管调搏检查；一种是把起搏电极插到心脏内进行刺激，称为心内电生理检查。主要适用人群是反复晕倒，或心动过速不明原因者。其诱发心律失常的成

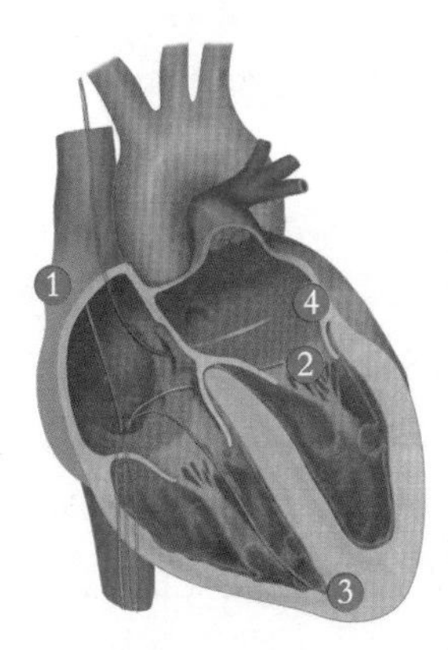

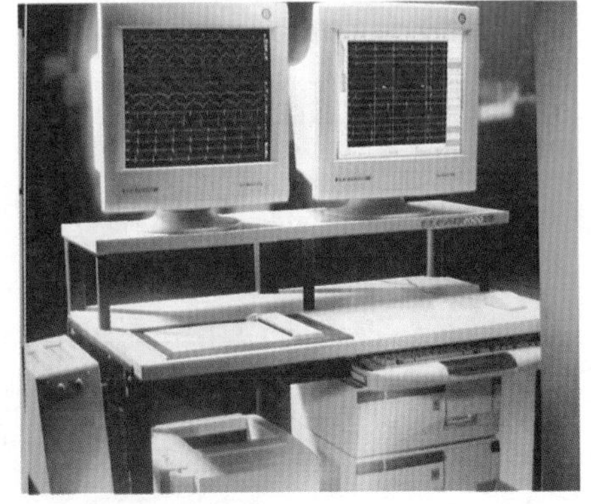

左图为导管位置。1. 高位右心房；2. 希氏区；3. 右心室；4. 冠状静脉窦。右图是多导电生理检查记录仪器

功率在90%左右，对于难以抓到的心动过速，采用这项检查大部分都可以诱发出来，明确诊断。

8 活动平板试验是怎么做的？有什么意义？

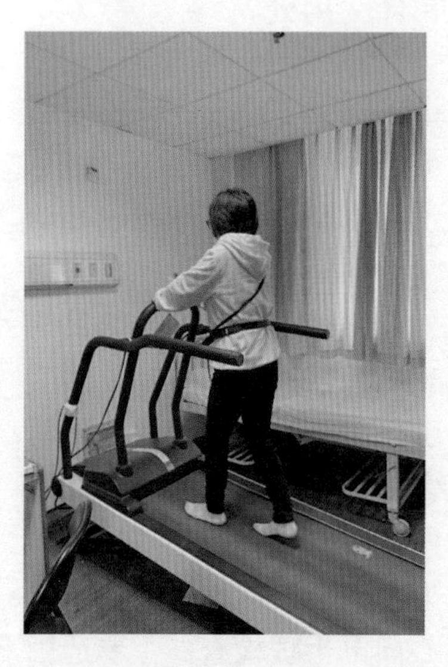

活动平板试验

活动平板试验是让患者在类似跑步机的平板仪上行走，在一定的时间内提高一定的坡度和速度，诱发静息时未能表现出来的缺血，在活动的同时进行连续心电图监护，通过观察心电图的变化来诊断冠心病、判定冠状动脉病变的严重程度，并可对冠心病的治疗疗效、预后等进行评价。如果活动平板结果提示阳性，考虑冠状动脉存在固定狭窄，建议行进一步检查如冠状动脉CT血管造影或冠状动脉造影，评估冠状动脉病变的严重程度。

9 什么是放射性核素心肌灌注显像？哪些患者适合做该检查？

放射性核素心肌灌注显像是通过往患者静脉内注射显像剂，缺血部位的心肌对显像剂的摄取减少，在显像图上表现为放射性稀疏或缺损区。该检查应用范围较广，可用来辅助诊断冠心病并评估冠状动脉病变的范围和程度、估测心肌活力、评估心肌缺血和治疗的疗效等，因而怀疑冠心病或已发生心肌梗死的患者均可行该检查。

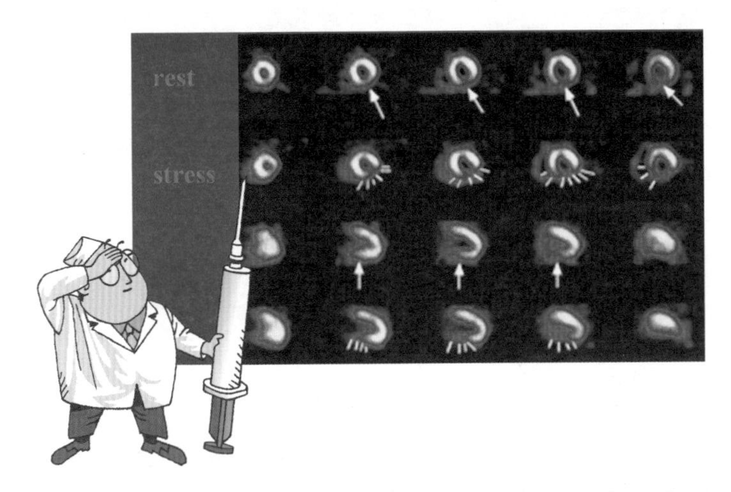

上图第一行是休息时，有血流的心肌就有发亮的核素灌注；下面三行表示：在运动后心肌血流灌注减少，原来发亮的地方（箭）就变暗了，提示该处心肌缺血

10 什么是冠状动脉CT血管造影（CTA）？

冠状动脉CTA是通过肘静脉注射非离子型对比剂，待对比剂循环至冠状动脉时行CT扫描，它不但可以看到冠状动脉管壁上

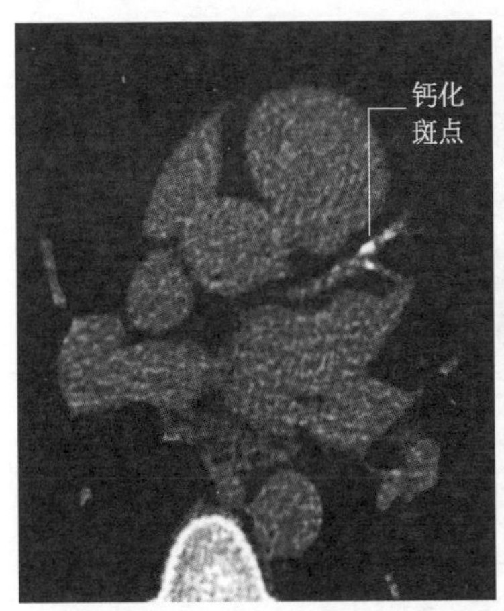

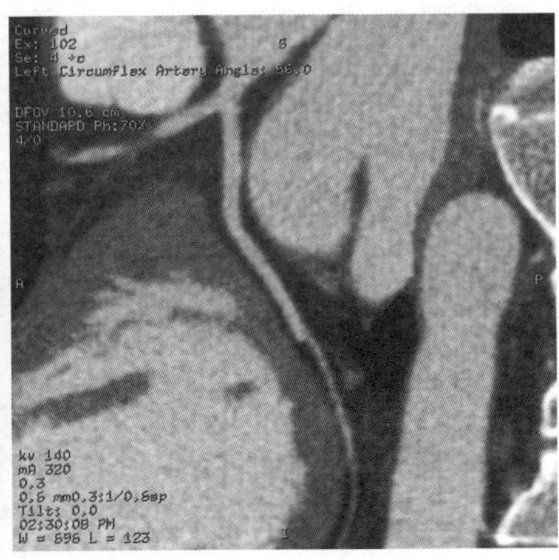

左图显示心脏CT扫描可以看到亮亮的钙化斑点；右图显示注射对比剂后可以直接看到人字形的心脏血管，这样可以清楚地发现有无动脉狭窄

的斑块，还可以量化血管的狭窄程度，是诊断冠心病及评估支架植入术、冠状动脉搭桥术后血管及支架畅通的无创影像方法。如CTA提示冠状动脉中重度狭窄，建议行冠状动脉造影评估血管狭窄程度。

11 什么是冠状动脉造影检查，它与冠状动脉CT血管造影有什么区别?

冠状动脉造影检查是诊断冠心病的金标准，是从外周动脉，即从双手桡动脉穿刺进入动脉血管内，然后插入细细的造影导管，在数字式DSA透视下，将导管插到心脏的冠状动脉开口部位，从导管注射对比剂，不同体位拍片，是观察心脏血管有无狭窄的一种诊断方法。与CTA多层面扫描图像计算机叠加成像方法不同，冠状动脉造影是实时、动态、多体位观察血管，更加准确，特别是在钙化明显、植入过支架、心律不齐的患者检查中优势更加明显；而且可以定量观察狭窄程度，及时更换导管进行支架治疗，所以，CTA发现严重问题的患者都要进一步做冠状动脉造影检查。

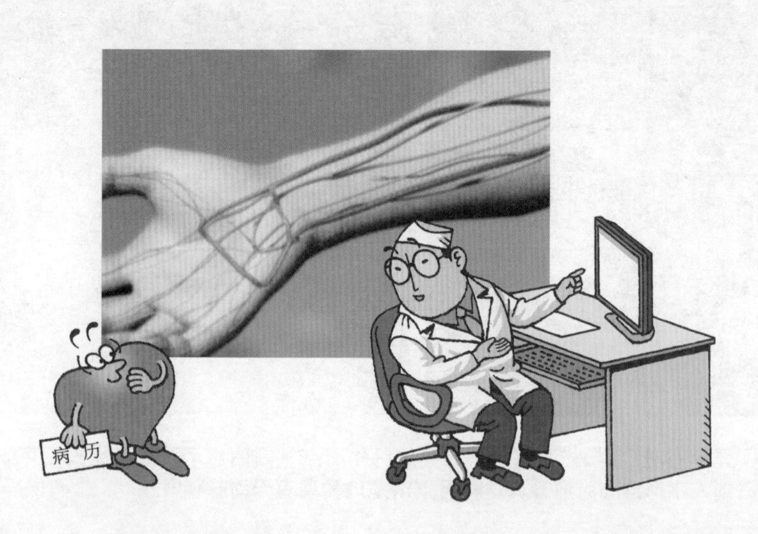

12 什么是动态血压监测?

通常的诊室血压只能反映一个时间点的血压情况，同时也受患者见到医生紧张情绪的影响，有时不正确。因此，设计了24小时动态血压监测，其组成部分包括一个袖带、一根连接管、一个可以携带的机器（其中包括一个充气泵及压力记录仪）。患者在医院安装后随身携带，气泵定期充气测量血压（时间间隔可调）、记录。24小时后回到医院，将机器内的数据用电脑分析，就得到了24小时的血压动态变化情况。

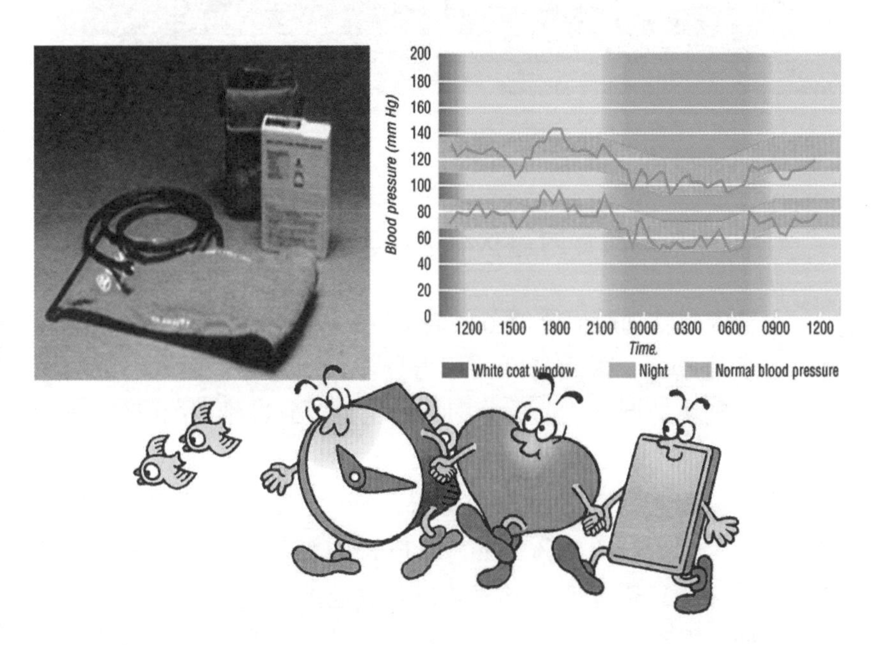

13 什么是血管内OCT检查?

OCT检查的全名是光学相干冠状动脉内断层扫描术，必须通过插管的方法，在介入手术中应用。基本原理是用一根特殊的光学传导纤维把激光输入血管内，通过光学干涉扫描血管内腔，体外计算机成像，这样就可以直接观察动脉血管内膜的情况，发现血管壁破裂、溃烂或血栓形成等病理情况。

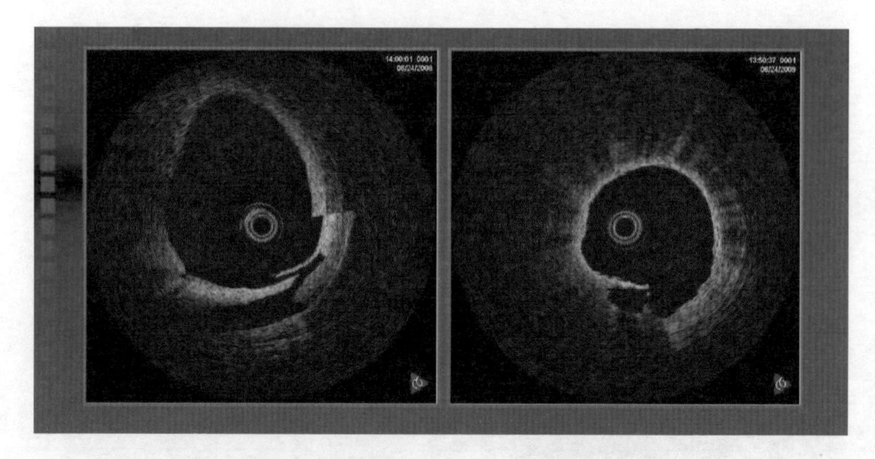

冠状动脉内OCT检查——斑块撕裂

14 什么是血管内冠状动脉血流储备分数？

血管内冠状动脉血流储备分数（FFR）是一种特殊的冠状动脉内血管功能指标，采用特殊的压力导丝，通过导管插入心脏的血管内，在斑块的近端、远端分别测量压力，通过压力测值的比较，计算压差的百分比，即可得出FFR。正常时冠状动脉相近部位的压力应该相同，比值是100%；如果血管内动脉粥样硬化斑块远端的压力降低到近端的80%以下，即FFR<80%时，就意味着这个斑块影响了血流，需要支架治疗。FFR检查主要用于决定中等大小的斑块是否需要支架治疗。

下图示冠状动脉右侧相关在两个不同的部位检查血管内压力，FFR=44%，需要支架治疗。

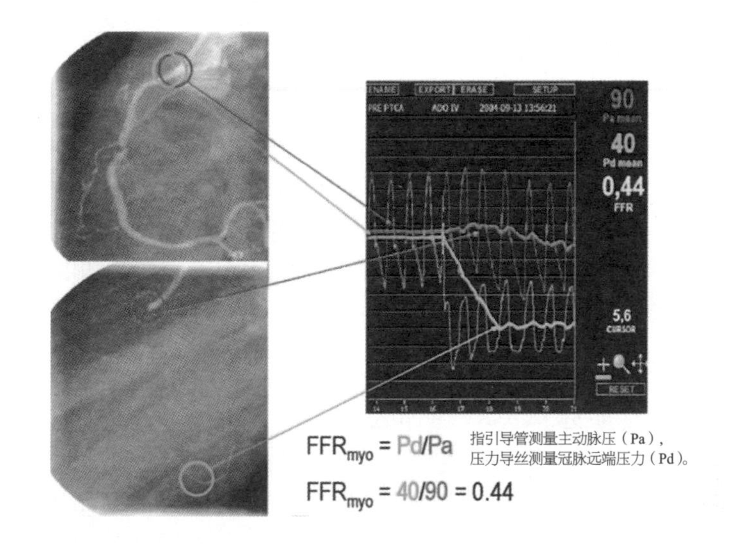

15 什么是超声心动图？为什么每位心血管疾病患者都要做超声心动图？

超声心动图（心超）是最常见的心脏检查，通过探头发射超声波透入胸腔组织内，每一种组织对超声波的反射不一样，收集这种不一样的信息，用电脑还原出来，就构成了心脏的结构图像，

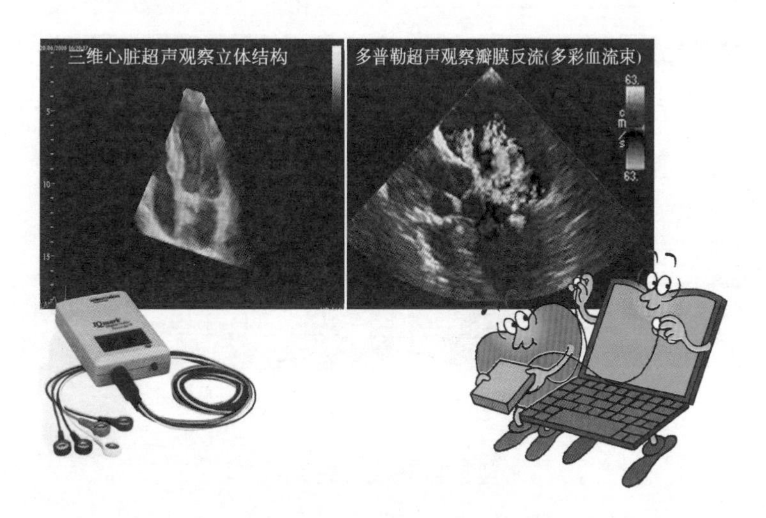

这就是心脏超声检查的原理。

心超检查可以定量分析心脏结构和功能等指标，得到有无缺损、肥厚、心脏扩大等解剖信息；分析心脏射血功能、舒张功能等功能信息，可以诊断心包疾病、心肌疾病或心瓣膜疾病，可以区分舒张功能不全和收缩功能不全，可以估测肺动脉压力，为评价心力衰竭治疗效果提供客观指标。此外，心超是检测心肌缺血的敏感而有效的办法，因而建议心血管疾病患者都行心超检查。

16 心脏超声能看到什么？

打个比方，如果心脏是座房子，我们拍胸片就是在房子外头远远地拍个外形（看轮廓，看整体大小），心电图就是在测房子的电路（电活动）。心脏超声呢，能直接看到房子里头，各个房间大小（各腔室大小）、墙壁厚薄（心室壁厚度）、门窗好不好使（瓣膜有无反流/狭窄）等。最厉害的是，我们的心脏可是一直在跳动的，心超看的是实时的心脏活动和血流流动，就好像在看电影一样。而且，平常做的体表超声心动图检查，对患者没有任何损伤，没有痛苦，也不吃射线（对孕妇和小孩都没影响），是一种无创性的检查。

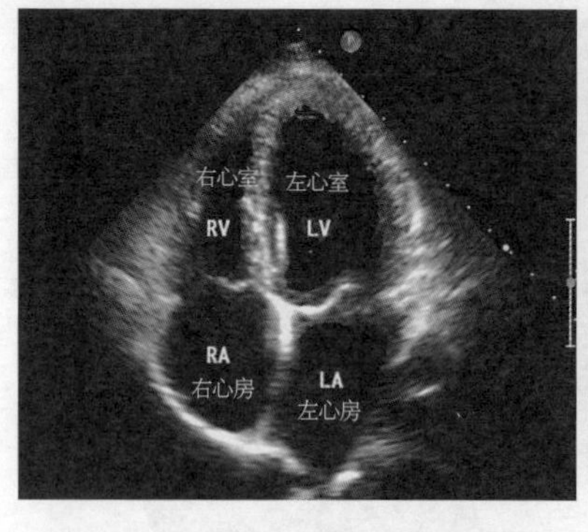

四腔心，可以看到心脏的4个房间两扇门（二尖瓣和三尖瓣）

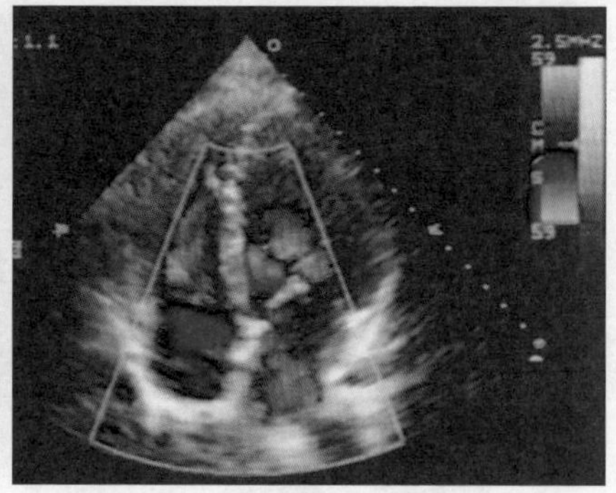

彩色代表心腔里的血流信号

心超医生眼中的心脏长这样

17 什么情况下需要做心超检查?

对于所有可能是由心脏原因导致的症状和所有心脏本身或可能影响到心脏的疾病，心超检查都会有帮助。

18 什么是右心声学造影?

我们在临床上发现，有一部分脑卒中的患者找不到原因，称为“隐源性脑卒中”，尤其常见于年龄<55岁、没有常规脑卒中危险因素的患者。神经科医生就会让他们来心超室排查一下，有没有“反常性脑栓塞”的可能，最常见的就是静脉系统的栓子通过心脏里没有闭合的卵圆孔跑到了动脉系统，这种情况我们就要用右心声学造影技术来检查。

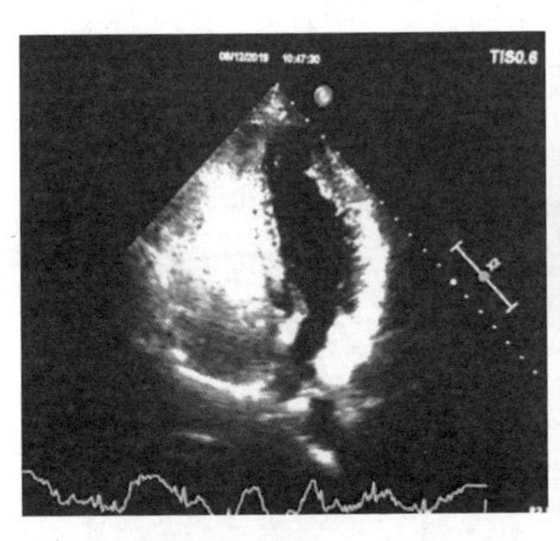

阴性

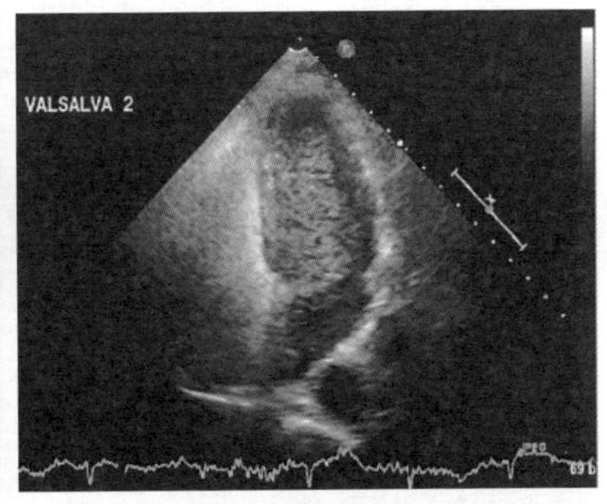

强阳性

大家看上面的图片。左图是阴性的，也就是除外心脏分流，打完针之后，气泡只在右心里，没有进入左心。而右图就是一例强阳性，分类为Ⅲ级分流，可以看到左边的心腔里充满了气泡。所以，右心声学造影也叫发泡试验，检查用的药物也很简单，就是生理盐水振荡产生气泡。正常情况下这样的气泡是通不过肺循环的。所以说有气泡出现在左心，就证明有分流存在。如果是像右图这样的大量分流，就有可能是隐源性脑卒中的潜在栓子来源，我们是可以通过微创封堵手术来处理。

19 什么是经食管超声心动图？

相信大家都知道胃镜，心超室也有一个和胃镜挺像的检查项目，叫作经食管超声心动图。“经食管”的意思就是把超声探头放到食管或胃里来看心脏。为什么要这样做呢，有如下原因。

我们看一下下面的两幅示意图。A图就是平时我们做的经胸超声心动图，可以看到探头是放在胸壁上肋骨间隙的位置（因为肋骨会遮挡住声波），发出的超声波穿过各种软组织，到达胸腔中间的心脏。由于声波需要走过的路径比较长，经胸超声用的探头频率比较低，这使得探头的穿透性强，但是图像分辨率相对比较低。经食管超声呢，大家看B图。经食管超声的探头有点像胃镜的镜子，是伸到食管里看心脏，通过我们的操作手法，探头相当于直接贴在了心脏的后面。所以，食管探头发出的超声波只要经过很短的路径，在发射和反射过程中损耗的能量很少，因此食管

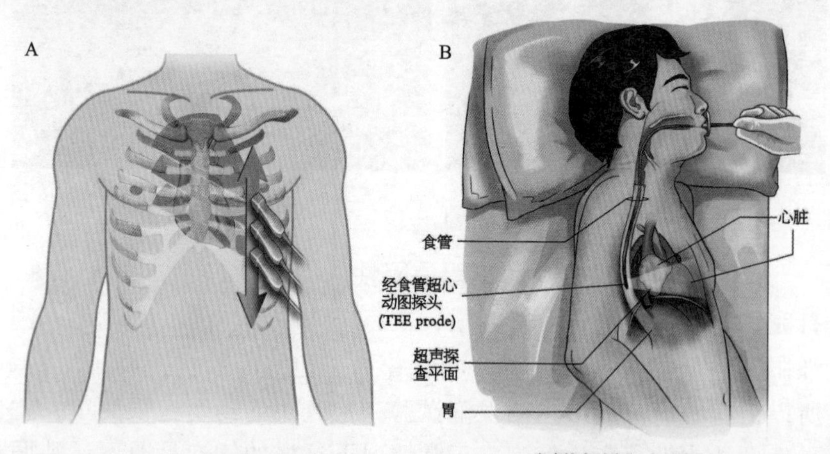

探头是高频探头，图像非常清晰、细腻，能分辨一些经胸超声看不到的细节。

咱可以做个类比，经胸超声就类似拿老年机的屏幕刷视频（当然一般也够用），经食管超声就是4K超清大屏，演员贴的头套也给你看得清清楚楚。因此，经食管超声心动图是对经胸超声心动图的一种必不可少的补充。在经胸超声心动图看不清楚的时候，我们经常会需要结合经食管超声心动图。经食管超声心动图是诊断卵圆孔未闭和房间隔缺损、左心房血栓等的金标准。

20 什么是心腔内超声心动图?

心腔内超声心动图（ICE）是一种新型的心超检查，这种检查的特殊之处是将超声波发射及信号收集探头放在一根2 mm粗细的导管内，通过外周血管把心超导管插入心脏内部，通常是在右心房、右心室，有时也可穿刺房间隔，插入左心房内，直接在心脏

心腔内超声发现器械性血栓

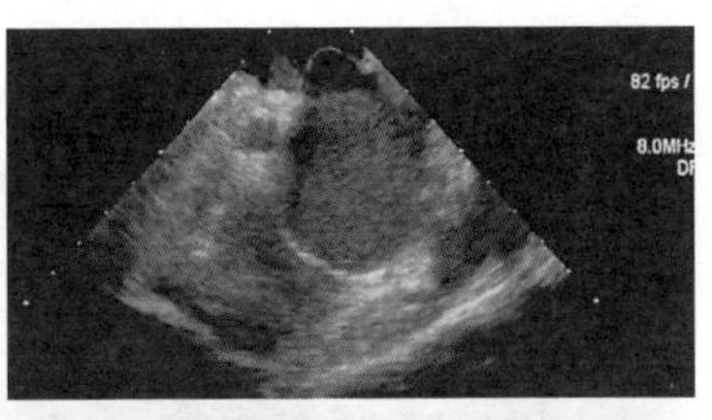

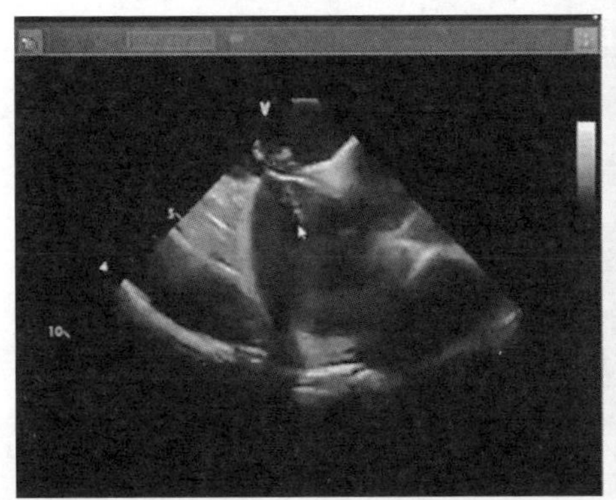

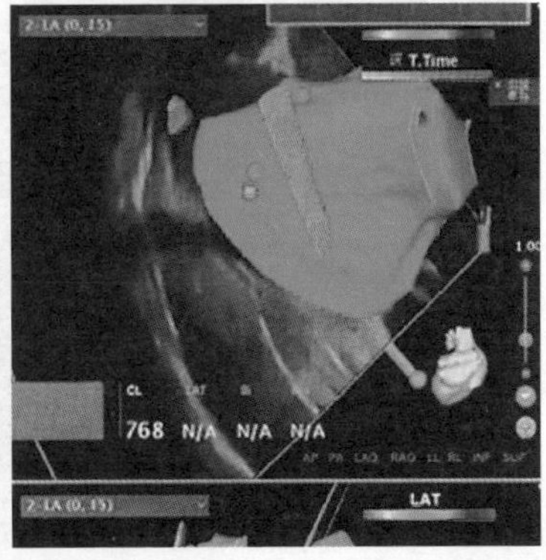

内部进行超声检查。其好处是没有外部组织的干扰，直接观察心脏内部结构。主要用处是：① 用于心脏内部特殊结构的穿刺，如做房颤手术时的房间隔穿刺，避免把心脏穿破；② 发现心脏内部血栓；③ 导管手术中持续监护有无心包穿孔；④ 指导导管消融手术，让医生可以直接看到导管头在心脏什么地方，方便医生精准定位病灶。

21 什么是血管内超声？

血管内超声（IVUS）是另外一种常用的特殊超声检查，与心腔内超声类似，血管内超声主要在心脏支架手术中应用。方法是采用1～2 mm的超声导管，通过外周血管途经，直接插入心脏的冠状动脉内，进行血管内部超声检查。可直接观察血管粗细，了解斑块大小、性质及有无破裂，有无血管内溃疡，协助选择血管内支架尺寸，观察支架安装的是否贴壁、到位。血管内超声是冠状动脉介入医生的第三只眼睛。

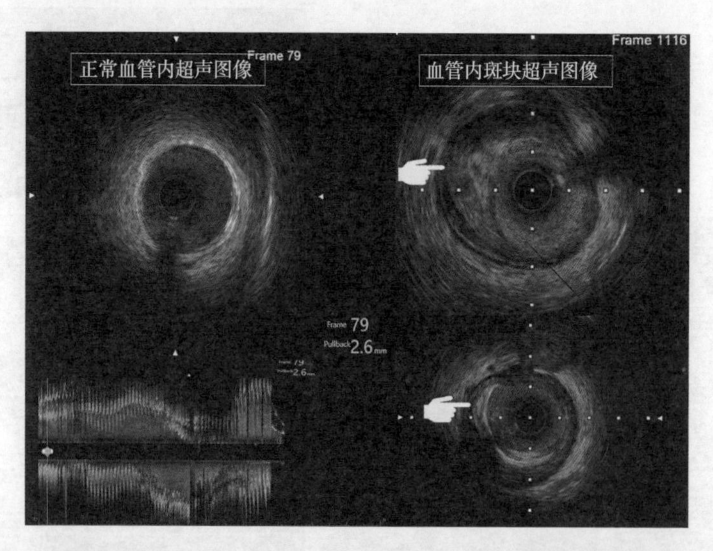

血管内超声检查判断斑块的严重程度（上图）及长度（下图）

第四章
心脏急症的识别与紧急处理

72岁的老王在地铁站候车时，突然觉得呼吸困难，两眼发黑，下一秒就倒在地上。一旁的小李前段时间刚刚参加了社区组织的心肺复苏心脏急救的培训，他见状后立刻到老王跟前，判断其颈部动脉搏动消失，胸廓停止了呼吸起伏，立刻开始了胸外按压，地铁工作人员也立刻赶来，拨打了120急救电话，呼叫紧急的医疗救援，经过持续的胸外按压以及地铁内的AED除颤，老王逐渐恢复了意识，众人将他运到救护车内送往最近的医院进行进一步的救治。老王是不幸的，但又是万分幸运的，小李对心脏停跳的及时识别和正确抢救救了他一命。

1 心脏停跳的识别

心脏停跳（心搏骤停）是最严重的心脏急症，及时识别非常重要。

心脏停跳患者的表现为突发的、完全的意识丧失，可伴有局部或全身性抽搐，往往呈“无自我保护”的倒地，出现头面部的摔伤。患者的呼吸往往出现断续、叹气样或短促痉挛性呼吸，随后呼吸停止。皮肤苍白或发紫，瞳孔散大，可出现大小便失禁。

如果发现了倒地的患者，识别是否心脏停跳的时间一定要短，以免耽误心肺复苏急救。如果患者“呼之不应，推之不醒”，基本

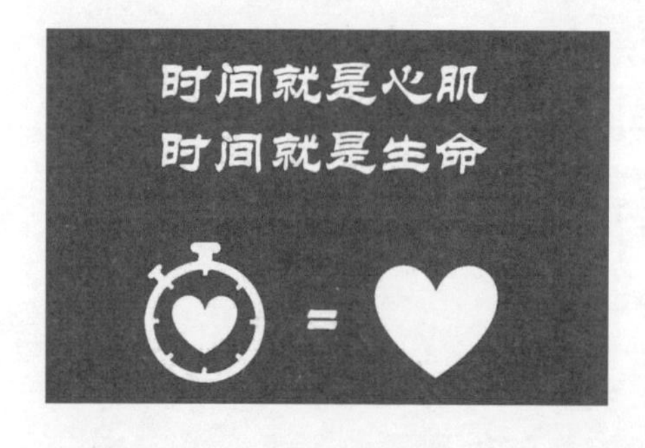

可以判断是心脏停跳了。这时候，就要立刻开始心肺复苏。

各种心脏病均可导致心脏停跳，冠心病最常见，其他的心脏疾病还有各种心律失常以及心力衰竭等，但是还有非心脏相关的原因，如触电、中毒、溺水、创伤等。因此，识别心脏停跳、开始心肺复苏的时候，还要注意环境的安全。

2 心脏停跳的急救程序

一般来说，心肺复苏开始时间越晚，复苏成功率越低。如果心跳停止超过4分钟后才开始进行复苏，幸存的机会就开始减少，如果延迟7～8分钟，救活过来的概率非常低了。心跳骤停后的4分钟是急救的黄金时间，也称为“黄金4分钟”。

心脏停跳后要立即开始心肺复苏，程序如下。

（1）将患者平放在硬板床上，地上也可以，头部不要高于胸部，以利于血液流入大脑。如果有2人以上在场，应该一人马上实施胸外心脏按压，另一人同时拨打120急救电话；如果只有一个人在场，则应先实施心脏按压。

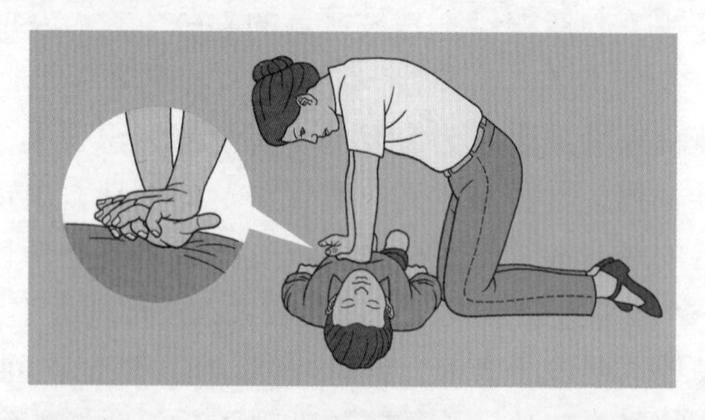

心脏按压

（2）胸外心脏按压（具体操作可以参考“如何进行家庭心肺复苏”）：按压的频率为每分钟100次，每次使胸骨下陷5 cm左右。如果有两个人在场，还可以配合进行人工呼吸，即一手捏住患者鼻子，缓慢地向患者口内吹气。

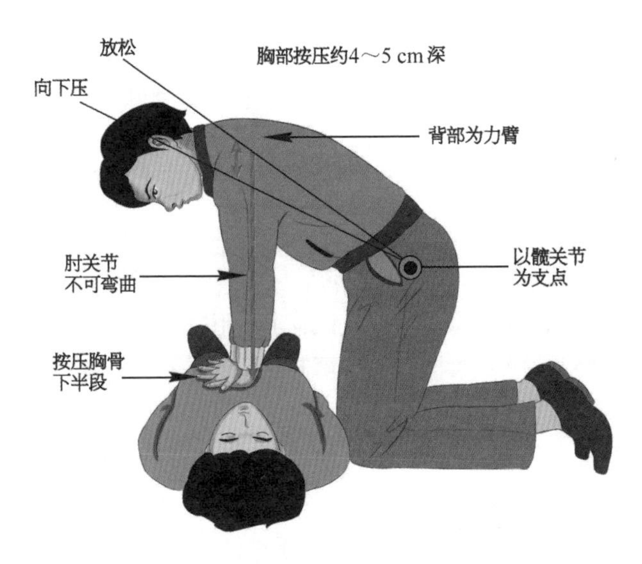

心脏按压方法

（3）心脏按压和人工呼吸的比例为30 ∶ 2，即按压30次，人工呼吸2次，考虑到急救场所以及卫生问题，人工呼吸并不是强制、必须的要求，有效的胸外心脏按压就足够保证心脏的泵血。如果要为患者进行口对口人工呼吸，之前首先要开放气道，救助者一手推患者的额头，另一手抬起患者下颌，使气道保持畅通。

（4）以30次按压和2次呼吸为一个循环，2分钟内要完成5个循环。

（5）要尽快就近拿到自动体外除颤器（AED）。目前国内在很多公共场所内均布置了AED，拿到以后，等完成5个循环的心肺复苏，才可以开始体外除颤。尽量不要打断正在进行的心肺复苏。

3 如何进行家庭心肺复苏？

家庭内心肺复苏的方法和公共场所的心肺复苏相同，要注意以下几点。

第一步，判断患者是否出现了“意识丧失”。

当患者突然发生意识不清时，首先需要判断患者的反应，可以拍打患者的双肩，俯身对双侧耳朵大声呼喊问“你怎么了?”。若患病的为婴儿可拍其足底，如无反应，初步判断为意识丧失，要立即大声呼救。

第二步，呼救求援+心肺复苏。

复苏之前，要将患者放到平地上。由于家庭场地一般较小，移动患者时注意安全，记住不可以在沙发等柔软的平面上开展心肺复苏；在身边无旁人帮助时，应先呼叫120救援，然后进行心肺复苏；若为1～8岁儿童应立即施行心肺复苏两分钟，然后呼叫120，迅速返回再行心肺复苏；若为未足1岁婴儿应立即实施心肺复苏术两分钟，然后抱着患儿边求援边复苏。身边有旁人时可安排其呼叫120救援，同时嘱咐其求援后回来帮助抢救。

家庭心肺复苏的主要措施如下。

（1）将患者仰卧在坚硬的平面上，若要在床上进行抢救，应在患者背部垫以硬板。施救者位于患者一侧，两腿与肩同宽，跪贴于（或站立于）其肩、胸部旁。

（2）解开患者衣物暴露前胸。

（3）打开口腔：若有异物，将患者头部偏向一侧，用手指钩出，有义齿松动也应取出。

（4）用仰头抬颌法开放气道：实施抢救者将一手置于患者前额用力加压，使头后仰，另一手的示指、中指抬起下颌，使下颌角与耳垂连线垂直于地面（见下图）。

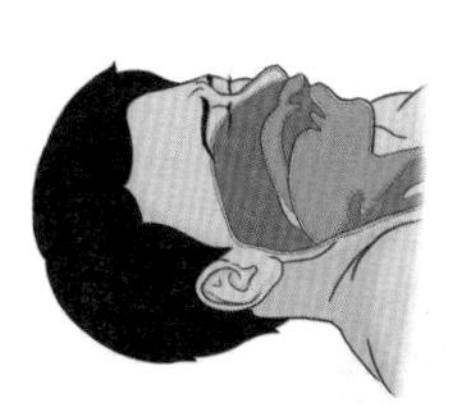
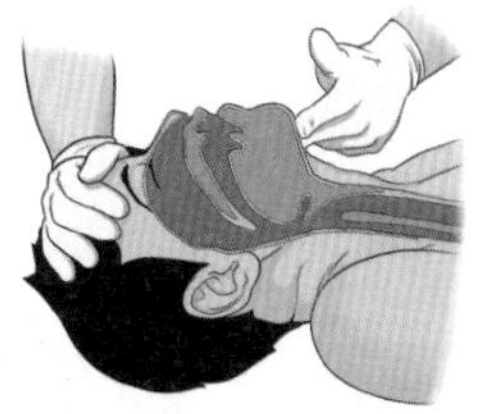
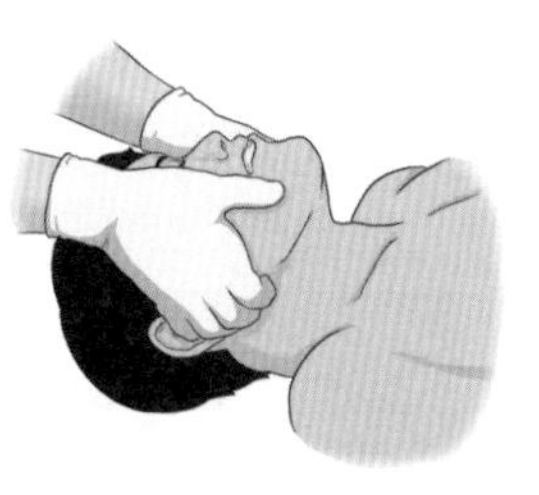

仰头抬颌法开放气道

（5）判断是否有呼吸：将脸颊靠近患者口鼻约3 cm，用眼观察胸部是否起伏，耳听是否有呼吸声，面颊感觉有无呼吸气流，判断时间5～10秒钟，无呼吸时准备人工呼吸。

（6）检查脉搏：成人与儿童触摸颈动脉，婴儿触摸肱动脉，用5～10秒钟判断有无脉搏，无脉搏立即胸外心脏按压。

（7）人工呼吸：对成人与儿童患者常用口对口人工呼吸法。对口不能张开、口部受伤者可用口对鼻呼吸法；婴儿因口鼻小，吹气时用口对口鼻法。

（8）胸外心脏按压

1）部位：成人与儿童按压部位为两乳头连线的中点处，婴儿为胸部正中紧贴乳头连线下方水平处。

2）方式：成人儿童可以双手掌根重叠方式按压，掌根横轴与胸骨长轴方向一致，儿童也可用单手掌根按压，婴儿则用中指与无名指的指尖按压。

3）方法及深度：按压时上身前倾，双臂伸直垂直于胸骨，以髋关节为支点，用上身重量用掌根将胸骨下压5 cm（儿童为3～4 cm，婴儿为2～3 cm，均约为胸廓前后径的1/3～1/2），按压后放松，但掌根不要离开胸部，按压时间与放松时间相等。

4）按压频率与吹气比例：以100次/分 的频率按压，节律要均匀，每按压30次后吹气2次为一个循环。

5）按压时要观察患者的反应及面色，约2分钟完成5个循环的按压与吹气，然后用5～10秒钟检查脉搏及观察循环征象，其后每2分钟检查1次。若患者仅有脉搏而无呼吸，应以每分钟12次的频率进行人工呼吸。

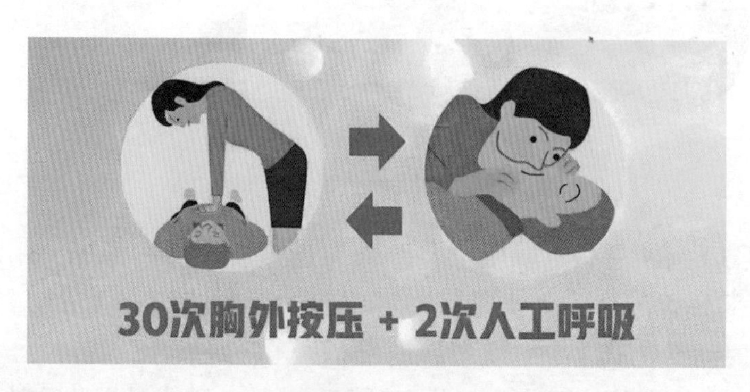

心脏按压与人工呼吸比例

如果心脏病患者出现下列情况，则是心肺复苏有效的表现：面色由苍白、青紫逐渐变红润，复检时有脉搏和呼吸恢复，瞳孔由大变小，对光反射恢复，有四肢抽动、眼球活动、发出呻吟声等，此时可以根据情况停止按压。

家中有高危心血管疾病患者、经济上有条件的家庭，可以购买家用心脏除颤器，出现问题时，家中电除颤后再心外按压。使用人员应该事先进行培训。

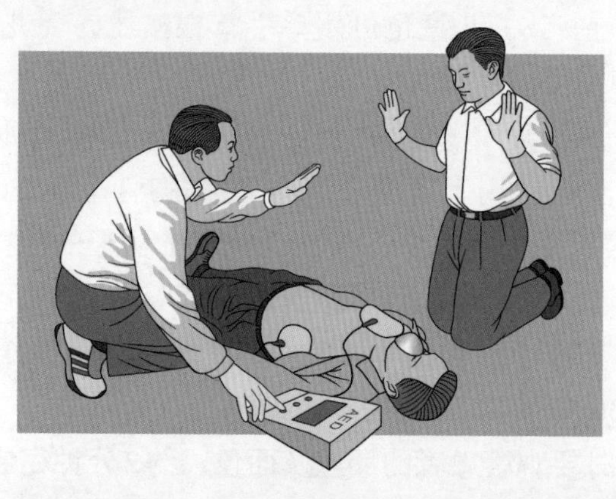

心脏除颤

4 在家里心动过缓了怎么办?

正常的心率范围是60 ～ 100次/分。正常的心跳频率才能保证大脑正常的血供，从而能够让人保证具有正常的意识和思维。按照从前的标准，低于60次/分 就算“心动过缓”。而在《心动过缓和传导异常患者的评估与管理中国专家共识》中，将窦性心动过缓重新定义为心率低于50次/分。

在家庭中，使用血压计来测心跳或使用可穿戴的手表等来测量心跳，非常容易受到干扰，会出现错误的判断，用于检测“心动过缓”并不可靠。但是，可以通过简易的搭脉搏数心跳的方法，来计算心跳。

严重的心动过缓往往会有相关症状，包括头晕、乏力、晕厥、黑矇等脑供血不足表现，不典型的症状包括眩晕、认知障碍、运动耐量下降、突发呼吸困难和胸痛等。一般心动过缓的患者也可能并没有症状，但严重的心动过缓可造成低血压、晕厥、心绞痛、心力衰竭加重甚至心脏骤停等症状。因此，当发现心动过缓，尤其是当老人出现心动过缓的现象时，需要马上提高警惕，暂时不要使用任何药物，先停止活动，用斜靠、平卧等体位重复测量自己的脉搏，同时注意自己是否有头晕、晕厥等症状，如果感觉不适，要立即到医院就诊，或者拨打120，说明自己心跳的频率，到就近医院查明原因，进行治疗。

对于心室率在40次/分以上的无症状心动过缓的患者，一般可不做针对性治疗，也无须过多担心，但是在日常生活中可以从以下几方面多加注意。

- 保证充足睡眠，避免过度疲劳，养成良好的作息习惯。
- 保持平和的心态，避免过分激动。
- 戒掉烟酒。
- 饮食注意清淡，应该避免吃高盐、高脂肪、高胆固醇的食物。

- 定期检查心电图、24小时动态心电图等相关项目，观察心率变化情况。
- 保持适量的运动，但不可剧烈运动，也不适宜运动过度。如果是运动员或者极限运动员，要停止高负荷的训练。

另外，不少心动过缓的患者是心脏疾病的一种表现，最常见的疾病有冠心病、心肌炎和心肌病以及高血压心脏病等，因此不建议发现心动过缓之后在家中处理，而是尽早去医院做一次心脏的全面检查。

5 在家里心动过速了怎么办？

心动过速指心跳突然增快，这种增快往往突发突止，发作的时候心率显著增快，可以达160～220次/分，节律规则，也可能不大规则，患者往往感到突然出现的心慌、胸闷，持续时间数分钟或数小时，甚至可达数天。心动过速停下来的时候，往往也很突然，患者感觉心脏里面似乎有个“开关”，心跳忽然就恢复，恢复后症状完全消失，这时到医院检查，心电图可以完全正常，很多患者症状反复发作，一直不能明确诊断。

当然也有少部分患者，因心跳太快而出现头晕、眼前发黑，甚至意识丧失。

如果是在家里突然发生的心动过速，可以这么做：① 立即停下所有活动，不要惊慌，保持安静，避免情绪激动和兴奋。② 采取刺激迷走神经方法，达到终止心动过速的目的。常用的方法包括：深吸气后用力屏气，再用力呼气；或者是用压舌板或筷子、手指刺激咽喉部，产生恶心反射；或者采取头低位或将面部浸入冰凉水中，有可能终止心动过速。③ 如果采取了上述方法，还是不能终止心动过速，不要反复尝试，而是及时赶到医院急诊检查和治疗。④ 心动过速和心肌梗死不一样，如果用一些扩血管的急救药物，例如硝酸甘油含服会可能会导致心动过速恶化，甚至引起晕厥，因此，不建议自行使用可能具有扩血管作用的“急救药”。

需要注意的是，并不是所有感觉到的心动过速都是室上性心动过速，因此发作时候的心电图十分重要。如果有可能，尽量在发作的时候到就近医院做心电图，对进一步的诊断和治疗有很大帮助，如果发作频繁，可以尝试做24小时动态心电图（Holter），也可能捕捉到心律失常。

6 急性心力衰竭的家庭急救

急性心力衰竭表现为突发的端坐呼吸、喘憋，常合并大汗淋漓，是非常严重的心脏疾病。主要还是要尽快送医救治，在家中等待急救时，可以这么做。

（1）急性心力衰竭患者往往有濒死感，这时候患者会心情紧张，心脏负担加重，对患者十分不利。患者家属应尽力安慰患者，消除其紧张情绪。如有吸氧条件可立即给患者吸氧。

（2）马上拨打急救电话，听从急救人员的指导，等待救援人员的到来。

（3）等待救援的时间内，一定要注意不要让患者躺下。可以采取端坐位、腿下垂，如坐在床边、椅子上等，保持双腿自然下垂。这种姿势能够有效地减轻心脏的负担，同时可帮助患者松开领口、裤带。

再次需要说明的是，虽然通过上述家庭救助，患者心力衰竭症状可能会有所缓解，但是绝大部分患者需要在进行家庭急救的同时，及时转到医院里救治。

急性心力衰竭的患者往往有慢性长期心力衰竭的病史，在特定的原因下忽然加重发作，因此，平时生活要做好保养，要做到以下几点：① 清淡饮食，避免暴饮暴食；建议低盐低脂饮食。② 戒烟戒酒，保证充足睡眠，避免熬夜和情绪波动过大，保持心情舒畅。③ 每日监测体重并做好记录，根据体重的变化情况控制饮水量。④ 注意保暖，根据天气适时增减衣物，积极预防呼吸道感染。⑤ 严格遵医嘱用药，不擅自增减药物和停药，定时复查。

7 心肌梗死的识别和家庭急救

心肌梗死的主要表现是胸痛、心口痛。胸痛主要指胸前偏左侧的一片区域的疼痛，可表现为闷痛、压缩样疼痛等。尽管胸痛可由循环系统、消化系统、呼吸系统及骨骼疾病引起，但心脏病最多见，所以出现胸痛特别是左侧胸痛应该首先考虑冠心病的可能。

典型的胸痛为心脏前区的压榨性疼痛，区域约“巴掌”大小，像一块石头压在心口，有时伴有出汗、憋气、呼吸不畅。常出现在体力活动后，这是心肌缺血最常见的症状。如疼痛剧烈难以忍受，或伴有面色发紫或者苍白、出冷汗，呼吸困难，要先考虑急性心肌梗死。

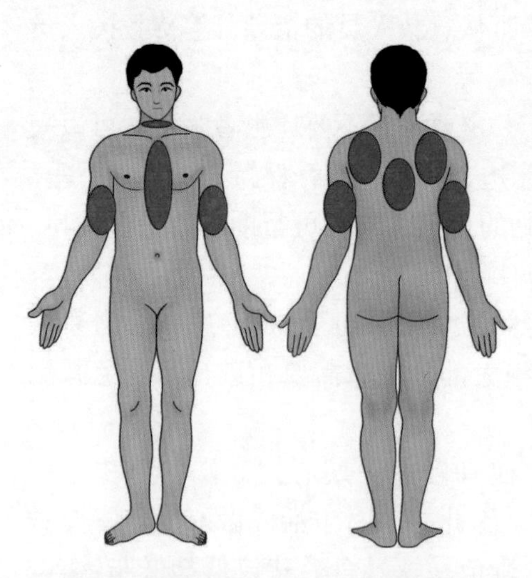

心肌梗死时胸痛传导的部位，有时胸部压迫感，伴肩、背、上肢、下颌部麻木或疼痛

这一症状其实早就被古代人发现，古书上记载“真心痛”就是指这种难以忍受的、心前区压迫样、像石头压迫样的胸痛。心脏病引起的胸痛另外一些特征包括胸痛可向颈部脖子处、左上肢肩部传导，或者表现为后背痛、脖子痛、左侧牙痛、左肩膀疼痛一起发生；心绞痛放射到右侧肩膀的很罕见。

如出现这类典型的胸

痛，应立即在安全的地方躺下或坐下休息，避免剧烈活动进一步加重心肌缺血。如有活动能力应每5分钟舌下含服硝酸甘油1粒或麝香保心丸2粒、复方丹参滴丸、救心丸也可以。一般来说，在数分钟内可通过休息及药物缓解的情况是心绞痛发作，可在病情稳定后到医院进一步检查；如果是超过15分钟，使用药物后及休息无法缓解的胸痛，可能是急性心肌梗死，需在保证患者安全的情况下立刻拨打120，马上到医院急诊或胸痛中心进一步评估。

急性心肌梗死是最严重的冠心病。主要是由于因冠状动脉出现急性堵塞，导致心肌突发血供消失，进而出现心肌坏死、使心脏功能受损的一种可能危及生命的急性病症。

（1）急性心肌梗死的识别：发生心肌梗死时，正确的处理方法能挽救生命。出现下面两点，要高度怀疑发生了心肌梗死。

• 心前区疼痛、胸闷合并出冷汗或者大汗。胸痛和大汗是急性心肌梗死患者最典型症状，发生突然，闷痛常从胸骨后或心前区开始，范围至少一个巴掌大小。疼痛可向左上臂、下颌、颈部、背或肩部放射，像胸口压了块大石，还常伴有濒死感、恐惧感、焦虑感。

• 持续时间超过5分钟。心肌梗死发生后，一般超过5分钟甚至数小时以上且不会自行缓解，服用硝酸甘油或速效救心丸也无效。除非发生心脏骤停，大部分急性心肌梗死并不会像电视剧里那样发病后立刻昏倒。

（2）急性心肌梗死的家庭急救：当患者在院外发生疑似心肌梗死的症状时（胸痛），要做到下列5点进行自救。

• 保持冷静，不要紧张。如心肌梗死发作时有他人陪同，陪同人员要拨打“120”电话，告知接线员您的准确位置，说明自己可能是急性心肌梗死发作。

• 保持房间门开放状态，以便急救人员到达后能够迅速进入房间。患者在最靠近门的合适位置平卧休息，保证急救人员到达后能够第一时间发现。

· 有条件的患者，可舌下含服硝酸甘油1片，必要时可以在5分钟左右再使用一次，但是不推荐多次反复使用。有冠心病病史，或者曾经植入支架的患者可以立即嚼碎了口服阿司匹林300 mg，但是非医务人员或者完全没有相关病史的人，吃阿司匹林可能导致不良反应，因此对普通公众而言，不推荐胸痛就吃阿司匹林。

· 有条件的要测量血压。血压偏低尤其是低于90/60 mmHg的患者，不能舌下含服硝酸甘油进行急救，因为硝酸甘油有扩管降压作用，它有可能导致血压进一步下降，从而导致病情恶化。

· 心肌梗死的患者可能出现呼吸心跳停止，因此家人要做好心肺复苏的准备，密切观察患者病情变化，如果患者出现呼吸心跳停止，立即行心肺复苏。

8 晕厥、晕倒的家庭处理

晕厥和晕倒是完全不同的两种情况。发生晕厥时，患者的意识完全丧失，数秒到2分钟，意识又可以自行完全恢复。晕倒是指肢体平衡出现异常，可能合并意识障碍，也可能完全清醒。意识丧失是晕厥的特征，也是最严重的情况，因此，晕厥发生之后，一定要尽早就医。

很多疾病都可以引起晕厥，根据病理生理机制不同，目前可分为神经介导的反射性晕厥、直立性低血压晕厥以及心源性晕厥三大类。

（1）神经介导的反射性晕厥最常见：这种晕厥是由于各种精神刺激、紧张、焦虑、饥饿、恐惧、疾病、外伤、感染等造成短暂的意识丧失而引起的晕厥，包括血管迷走性晕厥（如献血时发生的晕厥）、颈动脉窦性晕厥、排尿性晕厥（男性站立排尿时发生）、吞咽性晕厥（在吞咽过程中或吞咽后立即发生）、咳嗽性晕厥等多种类型。

（2）直立性低血压晕厥：直立性低血压晕厥是指患者由卧位或久蹲很快转变为直立时，血压明显下降而出现的晕厥。直立性低血压晕厥通常会出现头晕、恶心、视物模糊等症状。

（3）心源性晕厥：各种心脏疾病所引起心脏输出量减少，导致脑灌注不足，常见原因包括心律失常（心动过缓、心动过速）和器质性心脏病（如心脏瓣膜病、急性心肌梗死等），是危险性最高的晕厥。

如果发现家人在家中突发晕厥，要马上让患者躺到硬质地板上，做好心肺复苏准备，但是千万不要先"掐人中"，因为晕厥的原因非常复杂，掐人中未必有效，大拇指掐人中时，其余四指会自然地放到下巴（下颌）处用力，这样会让昏迷者的嘴紧闭，口腔分泌物无法排出，可能导致窒息。手指下压的动作还会让昏迷者低头，加重舌头后坠，引起呼吸道堵塞。

在家中急救，应该第一时间拨打120。同时，尽量不要搬动昏迷者，让其仰卧并且抬高下巴，清理口鼻里的异物，这样能保证呼吸顺畅，以免发生更多危险。

之后，可通过重重拍肩膀来判断患者的意识，还可以摸摸颈动脉是否搏动等，如果怀疑意识丧失、心跳停止，要立即、尽早开始心肺复苏。

9 哪些心脏病的相关情况需要呼叫120？

在家中发生下列情况，可能出现了心脑血管的急症，建议尽快呼叫120。

- 胸痛，压榨样，伴有出冷汗或大汗淋漓，持续5分钟不缓解时。
- 突发心慌、心跳乱，无法自行停止，无法正常活动时。
- 反复眼前发黑或者近似晕厥时。
- 突发嘴巴歪斜，说话不清楚，走路不稳，极有可能发生了脑卒中，需要第一时间拨打120。

· 呼吸困难，休息不能缓解时，请第一时间拨打120。

· 测量血压，发现血压大于180/110 mmHg，伴或不伴有头痛、头晕、视物模糊、心悸、胸闷等症状，也需要第一时间拨打120。

第五章
冠 心 病

“我从来没想到现在就会和冠心病搭上关系！我更没想到，胸部痛一痛竟然是急性心肌梗死！”家住静安寺街道的刘先生想起自己发病和抢救的过程仍然记忆犹新。34岁的刘先生平时有高血脂，除此之外自觉身强力壮，身体不错。一个休息日的早晨，刘先生突然觉得胸前区闷痛，同时肩背部也有些不舒服，他没怎么在意，想着可能是前一天晚上睡得晚没休息好的关系，忍一忍应该就没事了，谁知道休息了半天情况并没有好转，坐卧不安之下，刘先生决定出去活动一下，结果情况更严重了，头晕、出汗，晕倒后被家人急忙送到复旦大学附属华山医院急诊室，心电图提示急性下壁ST抬高性心肌梗死，是冠心病里最严重的一种情况。心内科医生立即开通绿色通道，经过积极抢救，刘先生总算转危为安。“太危险了！我还算幸运，医生最终救了我的性命！”

一、基础知识

1 什么是冠状动脉？

心脏上冠状动脉的前后观，可见3条冠状动脉，左侧2条，右侧1条。

冠状动脉就是供应心脏营养物质的血管，心脏有3条大血管，即左前降支、左回旋支、右冠状动脉，3根血管围绕心尖部，呈现“帽子状”，像古代的皇冠，故称为冠状动脉。

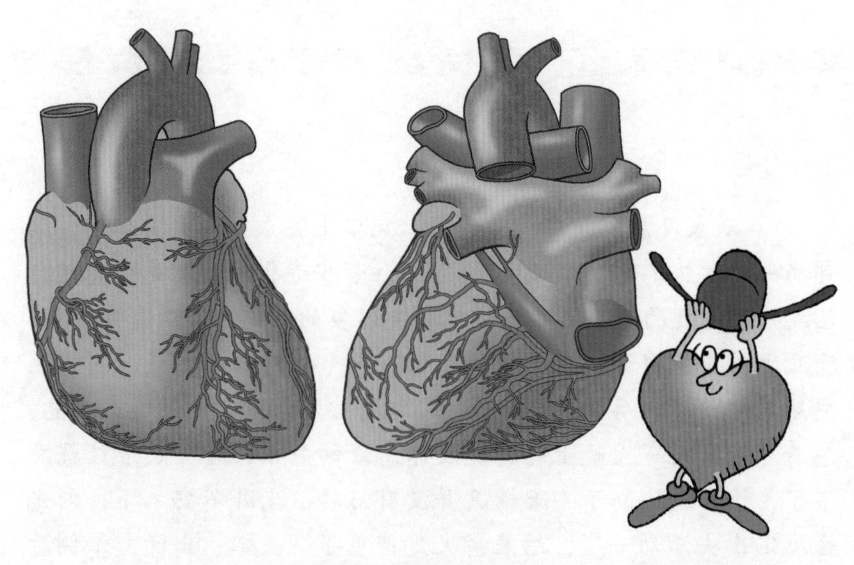

冠状动脉前面及后面观

2 什么是动脉粥样硬化？为什么会发生冠状动脉粥样硬化斑块？

动脉粥样硬化是多种因素导致的动脉管壁增厚、变硬，失去弹性，以及管腔缩小。因为堵塞的物质隆起呈现斑块形状而且表面像米粥一样，黄色及白色物质混合，故称为粥样硬化斑块。至于为什么会形成斑块现在还没有完全搞清楚。从临床实践中发现，有些疾病，例如血脂异常、高血压、吸烟、糖尿病、超重及肥胖的人容易发生动脉粥样硬化，这些易发条件称为“动脉粥样硬化危险因素”，但它们还不能叫“病因”，因为有危险因素的人不一定发生斑块，而发生斑块的人也不一定有许多危险因素，两者的关系是紧密关联，控制危险因素就可以极大地减少斑块发生的概率，但不能完全避免。

有研究表明，总胆固醇水平减少1%，冠心病危险性减少2%；总胆固醇水平升高1%，冠心病危险性增加2%。

动脉粥样硬化可以发生在全身各级动脉血管，包括肾脏血管、脑部血管、下肢血管，发生动脉粥样硬化时常关联，一起发病，需要同时治疗，现在称为“泛血管疾病”。心脏的冠状动脉、颅内的大脑动脉和肾动脉等是较容易受累且发生严重疾病的动脉，需要引起我们的重视。

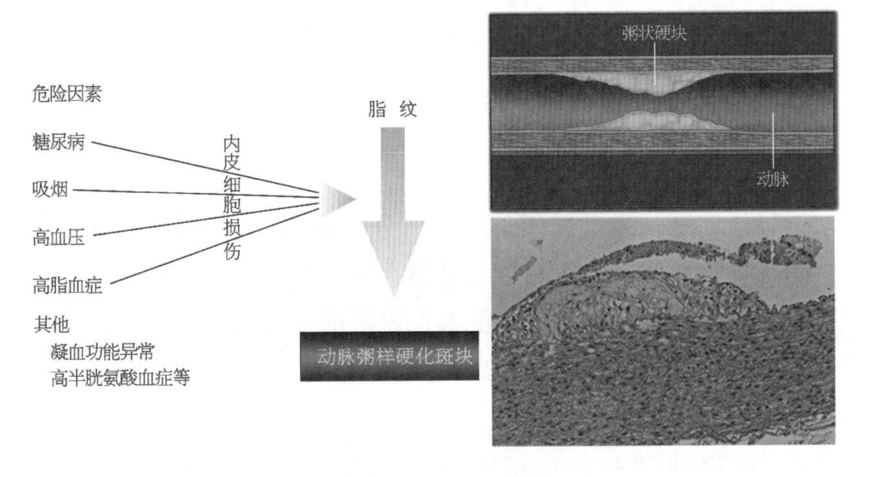

动脉粥样硬化的危险因素

发生动脉粥样硬化现有的理论有多种，例如血脂紊乱、血栓形成、慢性炎症理论等，但都不能完全解释清楚，还需要进一步的研究。比较公认的学说见下图：多种危险因素损伤血管内皮细胞，导致血脂沉积于血管壁、诱发血管炎症，炎症细胞吞噬胆固醇等物质形成斑块，斑块内吞噬了大量脂质的炎症细胞称为“泡沫细胞”，它们是斑块的主要成分。下图从左向右演示血管腔逐渐

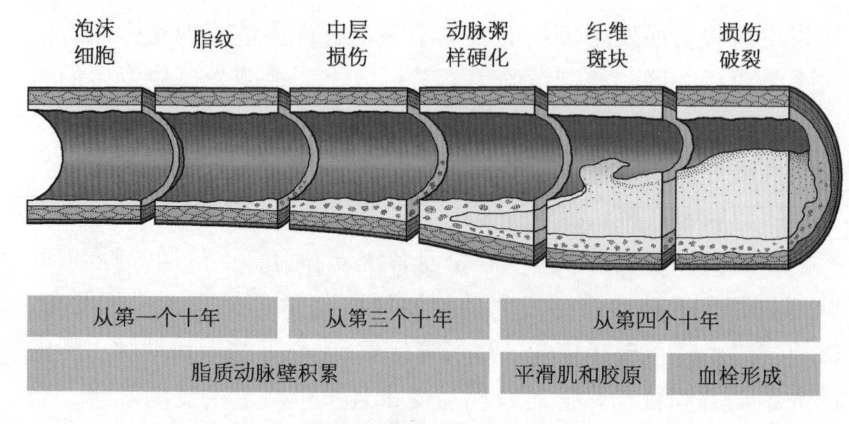

动脉粥样硬化的发展过程

被斑块所堵塞，最后斑块破裂、血栓形成，发生心肌梗死的缓慢过程。

3 什么是冠心病?

冠状动脉从主动脉根部发出，分支成3根大的冠状动脉，即左前降支、左回旋支、右冠状动脉，并不断分出细小的分支，供应心脏自身营养，保证心脏能够像汽车的发动机一样工作，供应各个器官足够的营养。冠心病是冠状动脉粥样硬化性心脏病的简称，又名“缺血性心脏病”，就是因为冠状动脉血管腔堵塞（狭窄）、导致心肌供血不足或者供血阻断而发生的心脏病，动脉狭窄的原因主要是动脉粥样硬化斑块形成，如同铁质自来水管，年代久了水管内部生锈导致出水不畅一样。通常局部血管堵塞程度≥50%时诊断为冠心病，绝大部分是动脉粥样硬化斑块造成堵塞，极少部分可能是血栓堵塞、炎症狭窄导致。医学教科书上冠心病的定义是冠状动脉粥样硬化使血管管腔狭窄或阻塞或/和冠状动脉功能改变（痉挛）导致心肌缺血、缺氧或坏死引起的心脏病（陆再英，钟南山主编.内科学［M］.7版.北京：人民卫生出版社，

2008：274），可见除了狭窄外痉挛、微循环障碍都可以导致冠心病发作。

4 动脉粥样硬化斑块形成等同于冠心病吗?

冠状动脉斑块形成不能等同于冠心病。医学上将斑块导致局部管腔狭窄程度大于50%以上称为冠心病，<50%狭窄的斑块称为“冠状动脉粥样硬化”，其差别主要在狭窄程度不同，造成的供血不足程度也不同。

5 冠心病有哪些症状?

患者一般会出现活动后胸闷、乏力的表现，我们常称之为心绞痛。需要注意的是心绞痛这种疾病，不是一定有胸痛症状，也可能是活动后全身无力、心慌，胸前区出现的范围不确定的闷胀感或胸闷，这些症状往往提示有冠状动脉狭窄的可能。部分心脏右侧血管堵塞的患者表现为消化道症状，上腹部胀痛不适，反酸、呕吐；部分老年人表现为晕倒，意识不清；有些人表现为活动后气促、水肿、夜间不能平卧、咳嗽。

总之，冠心病最常见的表现是胸痛、胸闷，胸部压迫感，但也可以有其他千奇百怪的症状。

6 临床上如何诊断冠心病?

西医所有疾病的诊断模式都是通过病史询问（病情评估）、医生体格检查、进行辅助检查（仪器设备检查）三大步骤来诊断疾病，冠心病也不例外。医生首先要问清楚有哪些危险因素、病史，并通过望触叩听等方式检查患者，进行心电图、心超、实验室检查、冠状动脉造影等辅助检查，最后诊断冠心病。

冠心病的诊断步骤如下。

- 病史
  - 主诉、症状、现病史、过去史。胸闷、胸痛、胸部不适。
- 体格检查
  - 望、触、叩、听。
- 辅助检查
  - 实验室检查：心肌酶（包括心肌标志物），血生化（血脂、血糖、肝肾功能）等。
  - 心电学检查：标准12导心电图，动态心电图，心电图平板试验，可穿戴心电仪。
  - 影像学检查：冠状动脉CT血管造影，冠状动脉造影，血管内超声，心脏同位素及MRI扫描等。
  - 心脏超声检查：常规心超，食管超声，三维超声，超声心动图负荷试验等。

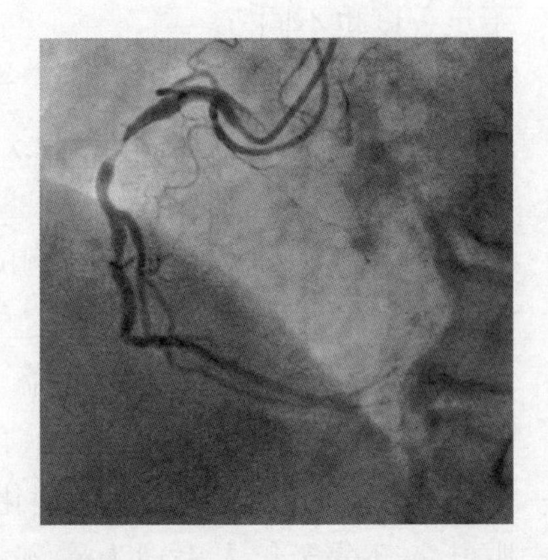

冠状动脉造影发现右侧冠状动脉严重狭窄

7 心肌缺血、损伤、坏死的关系如何？如何从心电图上发现冠心病迹象？

心电图是把心脏的电活动通过图纸或者屏幕显示出来的一种诊断方法，具有简单、实用、快捷等特点，在科技高度发展的近年，仍然是诊断冠心病的主要手段。如前所述，心脏的心电活动在心电图上依次表现为P波、QRS波、ST段及T波，冠心病诊断主要看QRS波、ST段及T波。

心肌供血不足时，先是缺血表现，供血恢复后，症状及心电图表现都可以迅速完全恢复正常；缺血发生的时间如果大于5分钟，就会发生心肌细胞的损伤，这时心肌细胞的结构发生了改变，但细胞还是活的，供血恢复后细胞需要数天到数月才能恢复正常；如果损缺血伤持续20分钟以上，就发生心肌细胞坏死，也就是心肌梗死，这时细胞坏死，再也不能恢复了，最后心肌细胞由瘢痕组织替代，就会发生心功能异常。

冠心病缺血最先表现是T波改变，倒置或者高耸；然后是损伤发生，表现在ST段，最后是细胞坏死（心肌梗死）、QRS波改变，表现为向下的坏死性QS波；但心电图的表现错综复杂，与世界上没有两片同样的树叶一样，世界上也没有两个心电图表现一样的冠心病患者；而且各种变化交替发生，需要专业人士判断。如下图所示，简要地讲，冠心病心电图改变就是T波看缺血、ST段看损伤、QRS波看坏死。

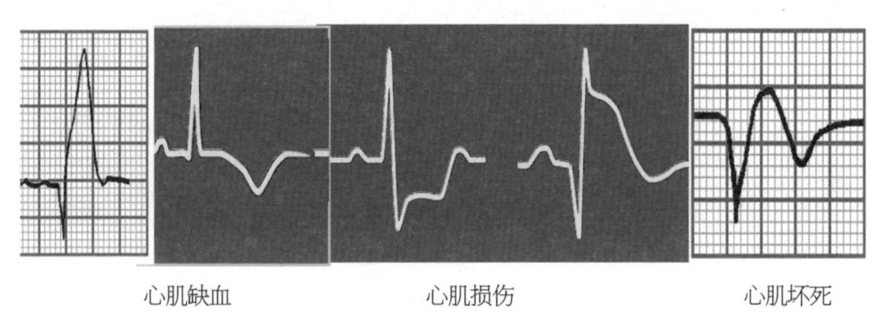

冠心病的心电图表现

8 冠心病有哪些分类?

冠心病的分类比较复杂，不同的历史时期有不同的分类方法，比较公认的是20世纪80年代世界卫生组织（WHO）的分类。① 隐匿性或者无症状型：患者可能没有症状，但心电图发现了心肌缺血的信息。② 心绞痛型：患者有心绞痛或者胸闷的表现，心电图发现心肌缺血的信息。③ 心肌梗死型。④ 心力衰竭和心律失常型：患者首发症状就表现为胸闷、气急、下肢水肿或者心悸、心慌等。⑤ 猝死型，即突然死亡者，其中心绞痛及心肌梗死最常见。近年来欧洲心脏病学会（ESC）按照发病机制及治疗需求重新进行了如下表分类，这个分类是临床上常用的方法。

冠心病的分类（ESC 指南）

• 慢性冠状动脉综合征（CCS）	• 急性冠状动脉综合征（ACS）
1. 疑似冠心病和有“稳定”心绞痛症状，有/无胸闷（呼吸困难）	• 急性心肌梗死（AMI）
2. 新发的心力衰竭或左心室功能障碍，怀疑为冠心病	• ST 段抬高型心肌梗死（STEMI）
3. ACS 发病后 1 年内无症状或症状稳定，或近期行血运重建	• 非 ST 段抬高型心肌梗死（NSTEMI）
4. 初诊或血运重建后 1 年以上患者（无论有无症状）	
5. 疑似血管痉挛或微血管疾病的心绞痛患者	• 不稳定性心绞痛（UA）
6. 筛查时发现的无症状冠心病患者	

9 什么是心绞痛？

心绞痛是心肌供氧量不足的表现，最常见的表现是心前区疼痛，但也不都表现为疼痛，也可能是一种胸闷、不舒服、压迫感。不过，心绞痛可以没有胸痛，表现为暂时性左胸前区部位不明确的胸闷、胸痛或胸部压迫感，并同时出现左肩部、背部、颈部的不适感。当然这些症状也会单纯发生在不典型的部位，如胳膊、头颈部、后背部，乃至牙痛。强体力活动、寒冷的天气、情绪的波动等都可能会诱发心绞痛发生。稳定型心绞痛一般由较大体力

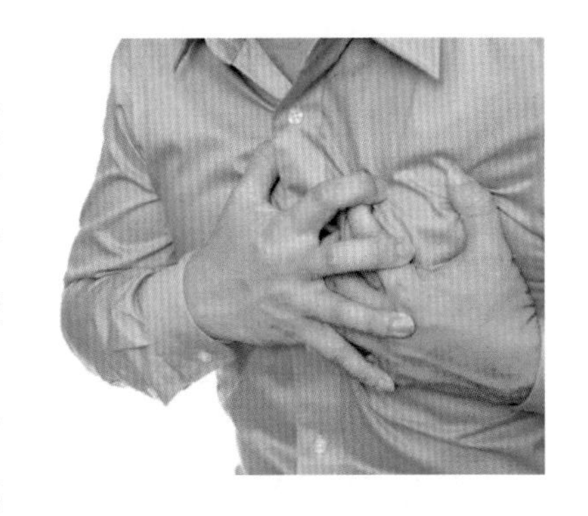

活动诱发，休息数分钟后可缓解；不稳定型心绞痛是指心绞痛的症状可能会在任何时候发生，与活动强度无关，或者几天内持续加重，通常休息后也很难缓解，较稳定型心绞痛严重。

如果你的心绞痛症状持续时间比之前明显延长，疼痛程度比之前更剧烈，或者在休息的时候出现，甚至服药后不缓解，这些现象是心脏疾病不稳定的危险信号，请及时就医。

10 什么是急性心肌梗死?

心脏正常功能的实现需要血液供应充足的能量和氧气，富含氧气和能量的血液通过冠状动脉供应给心脏。但是，当冠状动脉发生阻塞时（通常是由于冠状动脉壁上的斑块破裂导致血栓形成），相应区域的心脏便无法获得能量和氧气供应，60秒内该区域

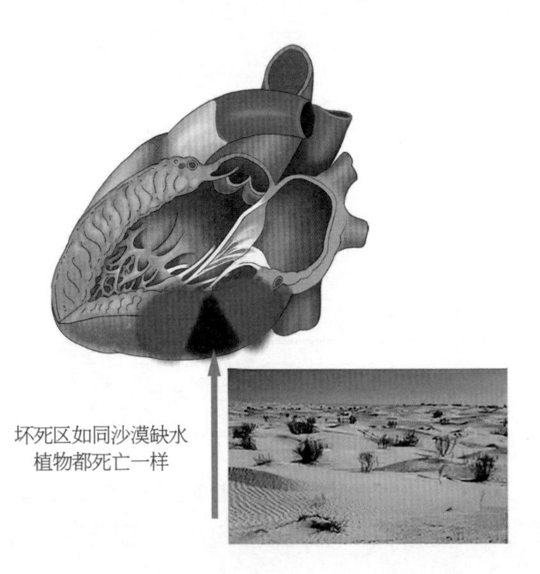

心肌收缩能力会严重下降，20～40分钟后相应区域的心肌活力会产生不可逆的损伤。随着缺血时间的进一步延长，心肌逐渐发生坏死。坏死的心肌从心脏内层向外层扩展，严重者会累及心脏全层。这种由于心肌缺血所致的心肌组织坏死的病理过程被称作“急性心肌梗死”。

诊断心肌梗死在下列三条中同时满足两个条件就可以诊断：① 缺血症状。心肌梗死的标志性症状是胸前区疼痛，可以呈压迫性、紧缩感、烧灼样，一般位于胸骨后，持续时间较长，超过15分钟，同时会出现冒冷汗、濒死感，部分患者会伴随有恶心、呕吐、呼吸困难和晕厥的表现。② 心电图的动态演变，主要是ST段抬高。③ 心肌酶检查异常，并有动态变化。

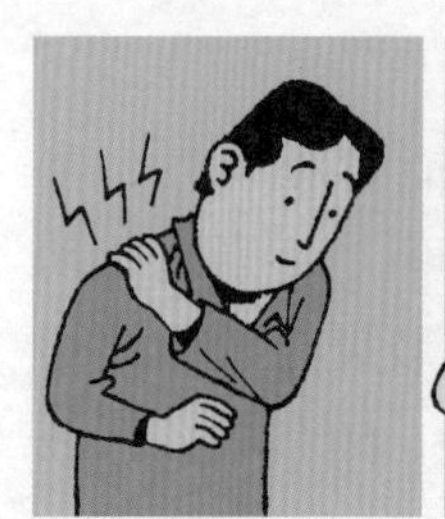

下颌、颈、肩、手臂或背痛

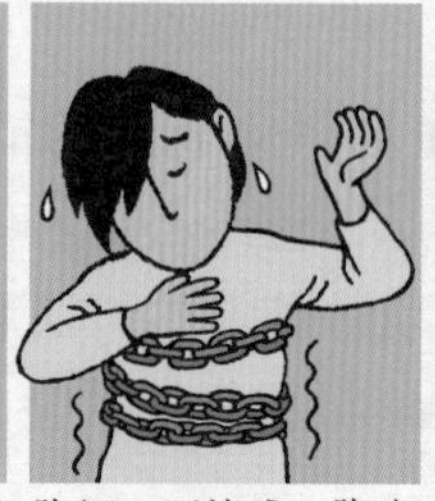

胸闷、压榨感、胸痛

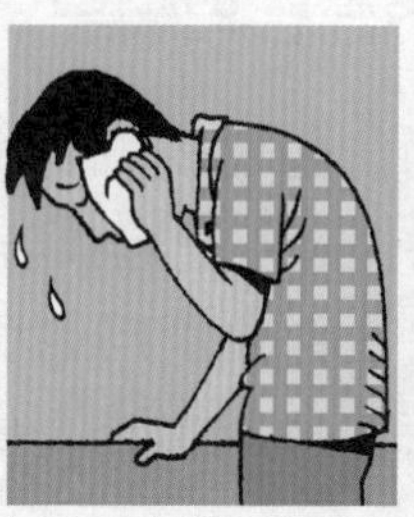

恶心、出汗、乏力

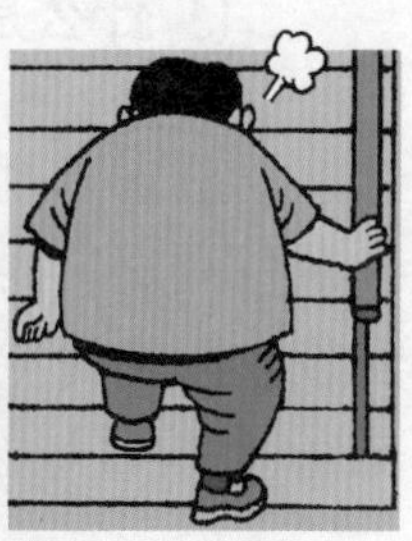

气短

但是，许多人心肌梗死也可能没有胸痛症状，只表现为持续性胸闷或憋闷，有时伴有冷汗，特别是合并休克症状，如面色苍白、皮肤湿冷、血压下降、脉细而快，应警惕心肌梗死。

11 心肌梗死为什么会突然发生？

冠状动脉生长斑块后，大部分患者长期无症状，临床上表现为“健康”的状态，就如同手枪中尽管子弹上了膛，但如果不扣动扳机，子弹就不会发射出去。冠心病也是如此，血管内有斑块，引起血流不畅，但患者可以代偿、适应，而无不适表现，当斑块不稳定，表面发生溃烂、破裂，诱发局部血栓形成，闭塞血管时，就如同扣动了手枪的扳机，临床事件就发生了，心肌梗死患者猝死随之而来。可见保持斑块稳定多么重要。

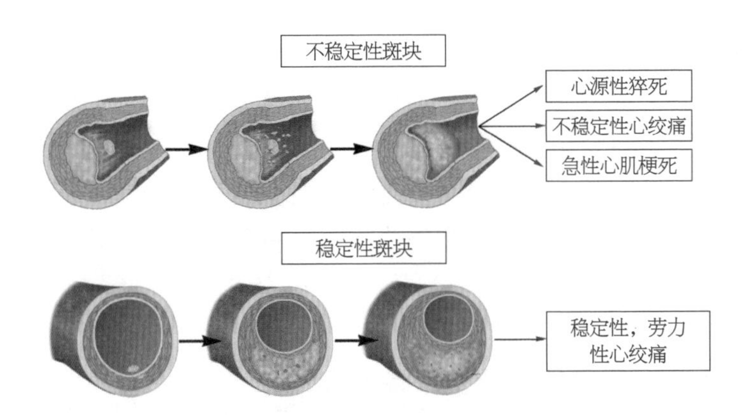

造成斑块不稳定的原因有许多，如情绪波动、疲劳、肺炎等炎症诱发、血压波动、暴饮暴食等，这些因素导致血管内皮破裂、溃烂、血管痉挛、血栓生长是心肌梗死发生的常见诱因。下图左侧是急性下壁心肌梗死患者冠状动脉造影发现血管内血栓，右侧图示从冠状动脉内抽吸出来的血栓。

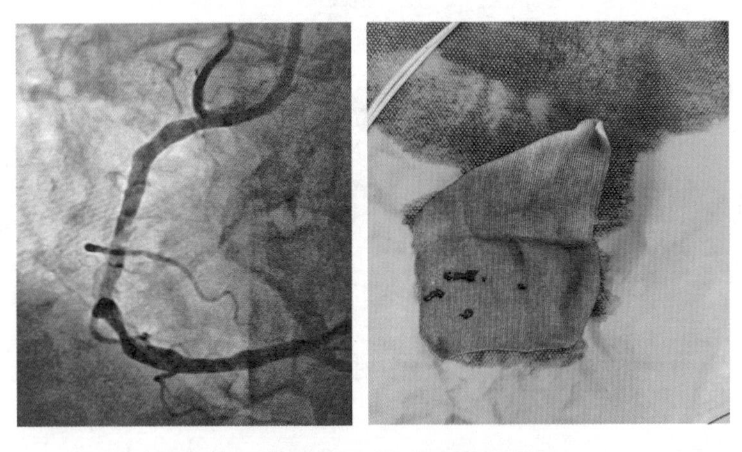

冠状动脉内血栓形成导致下壁心肌梗死

12 检查发现冠状动脉斑块就一定会发生心肌梗死吗？

答案显然是不一定！冠状动脉斑块形成后大致有三种结局：一是通过积极治疗、干预，斑块消退、减轻；二是斑块稳定、不进一步长大或者缓慢生长，一辈子无恶性事件发生；三是斑块急剧生长或者斑块破裂、血栓形成，堵塞血管，诱发心肌梗死、猝死。由上述可知，动脉血管发生斑块后只要积极治疗，避免第三种情况的发生，患者就可以终生平安、带斑块生存，而不发生心肌梗死。

13 什么情况下要上医院检查？

如果胸痛、胸闷、出冷汗、颈部紧缩感、左背部不适，或者呕吐、上腹部不适、胸部压迫感、面色苍白等症状持续 15 ～ 20 分钟以上，口服硝酸甘油、救心丸、麝香保心丸不好转，需要马上到医院就诊。

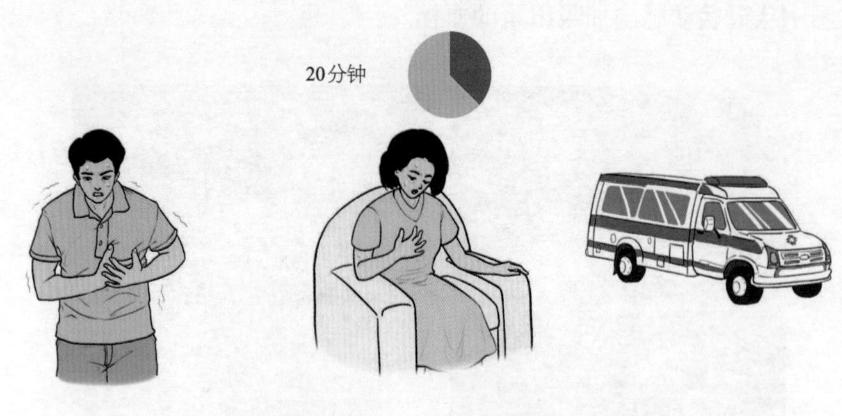

及时就诊：胸痛、胸闷20分钟不好转

14 除了冠心病，引起胸痛的病因还有哪些？

（1）主动脉夹层（一颗随时可能会引爆的定时炸弹）：主动脉是血液从心脏流向各个脏器的主要输出管道，是人体最粗的血管，主动脉的管壁是一种类似“三合板”的结构，主要有三层：内层、中层、外层。主动脉夹层就是主动脉的内膜破裂了，血液经内膜破裂口流入中层，导致内膜和中膜分离，形成夹层血肿。由于主动脉内血流速度快，并且压力很高，所以如果夹层血肿得不到及时处理，血肿可能越来越大，并且血肿随时可能破裂。而主动脉血管一旦破裂就会像洪水决堤一样凶猛，几乎没有抢救的时机。主动脉夹层是比较少见但又是极为凶险的心血管急症，就像埋藏体内的一颗定时炸弹。

主动脉夹层最多见于高血压病患者，尤其是那些血压平时控制不理想的病患，也会发生在动脉粥样硬化、先天性血管畸形、马方综合征、大动脉炎等慢性疾病基础上。急性主动脉夹层的患者常会突然发生剧烈的撕裂样或刀割样胸背痛，坐立不安，烦躁冷汗，严重的患者会突然死亡。主动脉夹层是危急重症，非常凶险，一旦毫无征兆地突然出现胸背痛，一定不能大意，需要及时到医院就诊。

（2）肺栓塞（沉默的杀手）：肺栓塞是一种急危重症，但通常很容易被我们忽视，肺栓塞通俗来讲是来自身体的不明栓子脱落，堵塞了肺动脉血管。其中，血栓是最常见的栓子，尤其是来自下肢的深静脉血栓（俗称“病在腿上，险在肺里”）。

什么样的人容易得肺栓塞呢？第一类危险人群是大型手术后的患者，髋部骨折，髋关节、膝关节置换术后等，术后久卧不动，血栓发生概率增加；第二类危险人群是久坐久站者，例如经常长时间玩电脑、打麻将、乘坐交通工具的人；第三类高危人群是长期卧床或制动的人，如脑梗死后瘫痪卧床的患者、慢性疾病影响行走的患者。此外，孕产妇、肥胖、血脂异常、肿瘤患者等也会发生肺栓塞。

肺栓塞的患者胸痛不是很典型，单凭胸痛往往不容易与心源性胸痛区别，但常会伴随着不明原因的呼吸困难，胸痛和呼吸常关系密切。如果存在不明缘由的晕倒也应警惕肺栓塞的发生。

远离肺栓塞，重在预防，养成良好的生活习惯，避免久坐久卧，久坐久站族要多喝水，勤锻炼，少抽烟，少油腻，多吃水果、蔬菜和纤维丰富的食物。如果突然腿部红肿，尤其是单侧腿肿，一经发现，尽早就医，早期科学处理是治疗肺栓塞、防止猝死、减少血栓后遗症的关键。

（3）气胸：正常人的胸腔是一个密闭的空间，没有气体。气胸根据病因不同，通常分为外伤性、自发性、医源性气胸三类。外伤性和医源性气胸一般有明确的原因，如受到了外伤、接受了某种医疗操作，不容易被大家忽视。这里我们主要介绍自发性气胸。自发性气胸通俗讲就是肺破裂了，空气通过破裂口进入本来密闭的胸腔。打个比方，就像是自行车车胎的内胎破裂了，气体漏到了内胎和外胎之间。由于外胎是硬的，弹性比较差，泄露的气体把胸腔内的空间都占满了，肺就没有地方膨胀了，漏入胸腔内的气体压缩了肺组织，影响了正常的呼吸。

自发性气胸主要发生在青壮年，尤其倾向瘦高体型，另外也常见长期吸烟人群，患有慢性支气管炎、支气管哮喘、慢性阻塞性肺疾病的老年人。自发性气胸的患者常有明显的诱因，如突然搬重物，剧烈的咳嗽，突然大声说话、唱歌，剧烈的体育锻炼，突然用力屏气等。当然，也有少量的患者是无辜躺枪的，没有丝毫诱因。

自发性气胸患者通常发病急，常是突然发作的单侧胸痛，胸痛到不能深呼吸，深呼吸胸痛会加重，同时可能伴随胸闷和呼吸困难。

自发性气胸的内科治疗关键在预防，锻炼应选取舒缓的运动，避免篮球、足球等身体对抗激烈的运动。另外，瘦高体型的人更要避免剧烈运动和重体力活动，如果在剧烈咳嗽或用力过猛之后出现胸痛和呼吸困难，要警惕自发性气胸的可能，及时到医院就诊，以免耽误治疗。

15 冠心病的治疗方法有哪些?

冠心病的治疗方法主要有三种。第一种方法是药物治疗，通过不同的药物来控制病情，药物治疗是冠心病治疗的基石，一旦确诊了冠心病，原则上需要终身服药治疗。轻度狭窄的冠心病患者以药物保守治疗为主，旨在防治动脉斑块狭窄进展及心肌梗死发生。第二种方法是介入治疗，对于比较严重的狭窄，中重度狭窄通常是动脉狭窄程度大于75%以上，需要在血管内放置支架或药物球囊扩张治疗，少部分钙化严重的患者需要冠状动脉内旋磨治疗。第三种方法是冠状动脉搭桥手术治疗，主要针对严重、多部位、左主干狭窄、慢性闭塞不适合支架治疗的患者，手术治疗，把手上或者大腿上的血管取下来，开胸手术时缝合到心脏上，达到血运重建的目的。本方法适用于支架无法植入的血管病变，以及较严重的三支血管病变。

冠心病的治疗方法

药 物 治 疗	介 入 治 疗
• 抗血小板治疗 • 溶栓治疗 • 调脂治疗 • 硝酸盐类药物治疗 • 其他治疗：治疗性血管再生治疗 • 干细胞移植治疗	• 单纯球囊扩张治疗（PTCA） • 药物球囊扩张术 • 支架治疗 • 金属裸支架 • 药物涂层支架

（续表）

冠状动脉搭桥手术治疗	其他介入治疗
• 体外循环手术搭桥 • 不停跳搭桥 • 微创搭桥手术 • 杂交手术	• 冠状动脉旋切治疗 • 冠状动脉旋磨治疗 • 冠状动脉斑块震波治疗

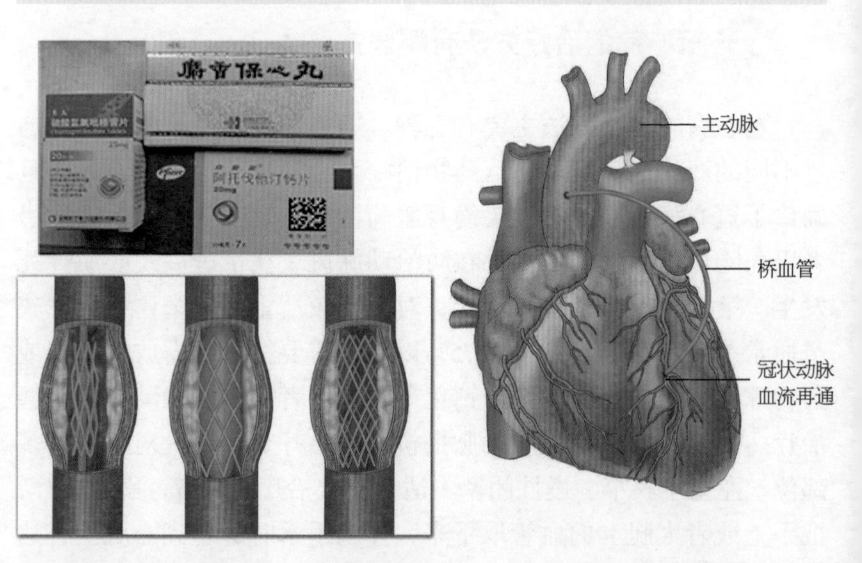

冠心病的三种主要治疗方法：药物治疗，介入治疗，搭桥手术治疗

16 冠心病有哪些药物治疗的方法？

药物治疗包括抗血小板药物、调脂药物、降压药物和改善心肌功能的药物。

（1）抗血小板药物：阿司匹林、氯吡格雷、西洛他唑等，通过抑制血小板的黏附和聚集，防止血栓形成。一般先选用阿司匹林，不能耐受阿司匹林者，可以换用氯吡格雷、西洛他唑、吲哚布芬等。

（2）调脂药物：他汀类药物、依折麦布、贝特类药物等，通过降低血脂水平，稳定动脉粥样硬化斑块，延缓乃至逆转粥样硬化斑块进展。一般首选他汀类药物，不能耐受他汀或他汀治疗效果不好的，可以换用或联用依折麦布、伊洛尤单抗或阿西利尤单抗等药物。

（3）控制血压：最好应用各种药物将血压控制在130/80 mmHg以下。

（4）控制血糖：包括二甲双胍、达格列净、恩格列净等药物。

17 冠状动脉造影检查和支架植入术的发展历史

1929年，首例心脏导管介入手术由德国医生Werner Forssmann完成。他从自己左手肘前静脉插入一根导管到达静脉系统，借助X线透视，把导管送至自己的右心房。20世纪40年代，法国医生André Cournand和美国医生Dickinson Richards开始借助心导管系统测量心脏的血流动力学参数。为了奖励3位开拓者在心导管领域的杰出贡献，他们共同获得了1956年诺贝生理和医学奖。

1977年9月16日，德国医生Andreas Gruentzig第一次在人身上成功实行了经皮冠状动脉腔内成形术（PTCA）治疗冠状动脉狭窄，这一事件为冠心病治疗开拓了新纪元，成为心脏介入史上又一里程碑。但是PTCA术后急性和慢性血管再狭窄发生率很高，这迫使人们尝试在血管腔内植入支撑物防止血管的再狭窄。

1986年，第一例冠状动脉支架植入术成功实施。当时所使用的支架无药物涂层，被称为“裸支架”，裸支架的植入减少了急性期血管闭塞的发生率，但是远期支架内再狭窄的发生率依然很高（15%～30%）。因为支架植入血管后，新的血管内膜会覆盖在支架上，血管内膜的过度生长就会导致支架内再狭窄，支架内再狭窄犹如一团乌云盘绕在人们头顶。

为了驱逐支架内再狭窄的乌云，人们尝试在支架上覆盖化学药物抑制内膜生长——药物支架应运而生。事实证明，药物支架显著降低了支架内再狭窄的发生率（但依然不能100%避免发生支架内狭窄），这也促使其成为目前支架市场应用的主流。

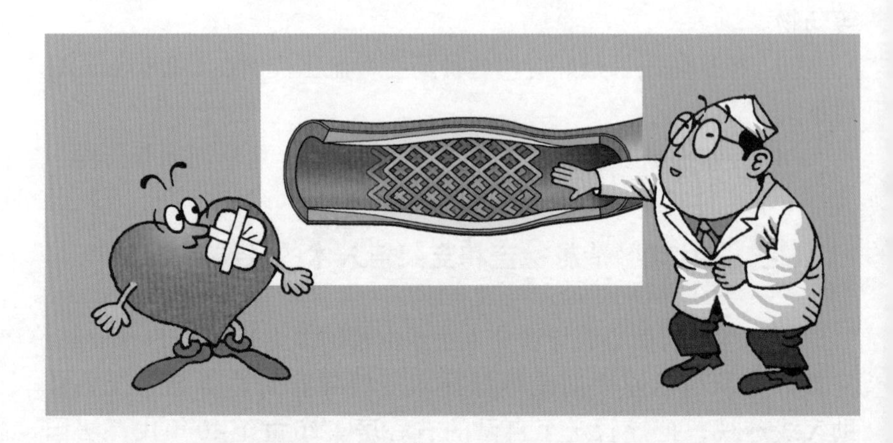

目前，许多新型的介入设备也为冠状动脉介入治疗提供了新的思路，如可降解支架、药物涂层球囊等。

18 如何预测自己得冠心病的概率？

总体来说，危险因素越多患冠心病的概率越大。预测自己发生动脉粥样硬化、冠心病的概率有许多方法，许多网站上有免费软件预测，最简单的是查表法。下表是欧洲心脏病学会推荐的10年心血管疾病发生概率预测表。红色表示发生概率大，绿色表示发生概率低。左侧是女性用表，右侧是男性用表。此表列举了4个危险因素，左侧是动脉收缩压，120～180 mmHg，第一列是不吸烟者，第二列为吸烟者；底下一排数字是血总胆固醇水平，4、5、6、7、8 mmol/L；中间是年龄，40、50、55、60、65岁。举个例子，一个60岁的男性，吸烟，需要160/88 mmHg，血胆固醇6 mmol/L，那么，他10年发病的概率查表得出17%的可能，为高危人群，需要积极预防。

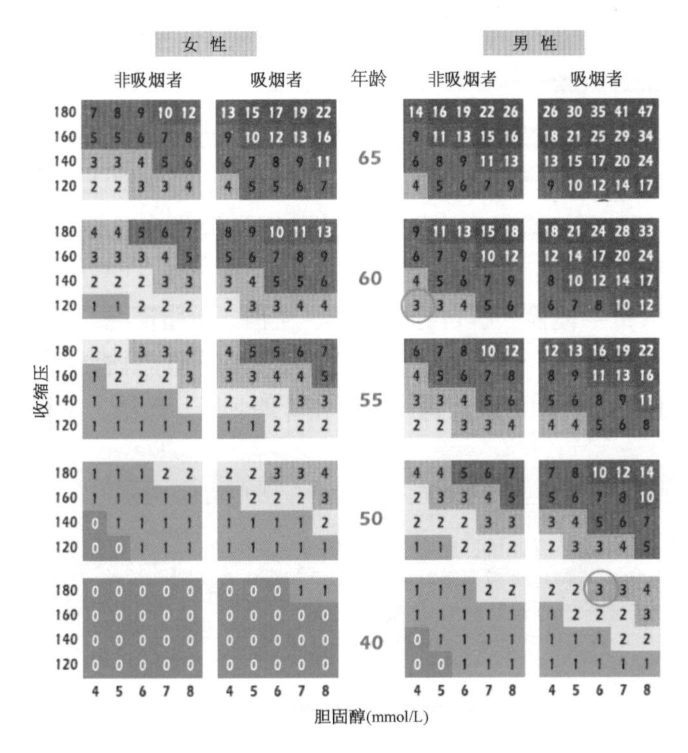

女性

年龄	收缩压	非吸烟者 4	5	6	7	8	吸烟者 4	5	6	7	8
65	180	7	8	9	10	12	13	15	17	19	22
65	160	5	5	6	7	8	9	10	12	13	16
65	140	3	3	4	5	6	6	7	8	9	11
65	120	2	2	3	3	4	4	5	5	6	7
60	180	4	4	5	6	7	8	9	10	11	13
60	160	3	3	3	4	5	5	6	7	8	9
60	140	2	2	2	3	3	3	4	5	5	6
60	120	1	1	2	2	2	2	3	3	4	4
55	180	2	2	3	3	4	4	5	5	6	7
55	160	1	2	2	2	3	3	3	4	4	5
55	140	1	1	1	1	2	2	2	2	3	3
55	120	1	1	1	1	1	1	1	2	2	2
50	180	1	1	1	2	2	2	2	3	3	4
50	160	1	1	1	1	1	1	2	2	2	3
50	140	0	1	1	1	1	1	1	1	1	2
50	120	0	0	1	1	1	1	1	1	1	1
40	180	0	0	0	0	0	0	0	0	1	1
40	160	0	0	0	0	0	0	0	0	0	0
40	140	0	0	0	0	0	0	0	0	0	0
40	120	0	0	0	0	0	0	0	0	0	0

男性

年龄	收缩压	非吸烟者 4	5	6	7	8	吸烟者 4	5	6	7	8
65	180	14	16	19	22	26	26	30	35	41	47
65	160	9	11	13	15	16	18	21	25	29	34
65	140	6	8	9	11	13	13	15	17	20	24
65	120	4	5	6	7	9	9	10	12	14	17
60	180	9	11	13	15	18	18	21	24	28	33
60	160	6	7	9	10	12	12	14	17	20	24
60	140	4	5	6	7	9	8	10	12	14	17
60	120	3	3	4	5	6	6	7	8	10	12
55	180	6	7	8	10	12	12	13	16	19	22
55	160	4	5	6	7	8	8	9	11	13	16
55	140	3	3	4	5	6	5	6	8	9	11
55	120	2	2	3	3	4	4	4	5	6	8
50	180	4	4	5	6	7	7	8	10	12	14
50	160	2	3	3	4	5	5	6	7	8	10
50	140	2	2	2	3	3	3	4	5	6	7
50	120	1	1	2	2	2	2	3	3	4	5
40	180	1	1	1	2	2	2	2	3	3	4
40	160	1	1	1	1	1	1	2	2	2	3
40	140	0	1	1	1	1	1	1	1	2	2
40	120	0	0	1	1	1	1	1	1	1	1

胆固醇(mmol/L)

10年心血管疾病发生概率预测表

19 如何预防动脉粥样硬化及冠心病发生?

防治冠心病、动脉粥样硬化斑块的进展，需要做到以下几点。① 健康饮食：多摄入水果、蔬菜、全谷类、健康脂肪（如橄榄油、鱼油）和坚果，减少摄入高胆固醇、高饱和脂肪酸和高糖食品，限制盐的摄入；② 控制体重；③ 坚持运动：进行适量的有氧运动，如快步走、慢跑、游泳或骑自行车，有助于降低胆固醇水平、控制血压和体重；④ 戒烟：烟草中的化学物质会损害动脉内膜，加速动脉粥样硬化的发展，戒烟可以大幅降低患冠心病的风险；⑤ 降低低密度胆固醇，控制在1.8 mmol/L以下；⑥ 控制血压；⑦ 控制血糖；⑧ 减少压力：长期的精神压力会影响心血管健康，采取有效的压力管理措施，如放松技巧、冥想、健身等，有助于预防冠心病。

事实证明，如果能够对以下9个重点方面进行管理和纠正：血脂异常、高血压病、吸烟、糖尿病、腹型肥胖、缺乏运动、不合理饮食、酗酒、紧张焦虑情绪，动脉粥样硬化及冠心病可以被有效预防。

建议每年体检了解自身的血压、血糖、血脂情况，一旦出现高血压病、糖尿病、高脂血症，需要开始低盐、低脂饮食，并在心脏科医生指导下合理口服药物，监测和管理血压、血糖、血脂。

定期检查：早期发现，及时治疗

- 半年左右体检，查血压、血脂、糖尿病等危险因素
- 心电图检查（包括平板运动试验），观察有无缺血表现
- 颈动脉B超检查，观察有无动脉斑块形成
- 心脏CT检查（冠状动脉CT血管造影）
- 必要时冠状动脉造影
- 心超检查，观察有无心脏室壁活动异常
- 心肌同位素扫描（包括心脏PET检查），观察有无灌注减少区域

良好的生活方式是预防冠心病非常重要的手段，积极运动，避免吸烟、酗酒、控制体重，心情乐观都将有效地帮助血管的健康。保持良好的生活方式可以减少冠心病发生的概率，具体的包括以下几点。

（1）控制胆固醇水平，特别是低密度胆固醇水平。坚持“低盐低脂”饮食，多食用新鲜蔬菜、水果、鱼肉、豆制品和奶制品等，尽量少吃或不吃动物内脏及高脂肪、高胆固醇食物。

（2）控制高血压，采用各种方法保持在130/80 mmHg以下。

（3）控制糖尿病，管住嘴，保持血糖及糖化血红蛋白在7 mmol/L以下。

（4）戒烟，并持之以恒。以前吸烟者，戒烟后仍然可以获得好处。

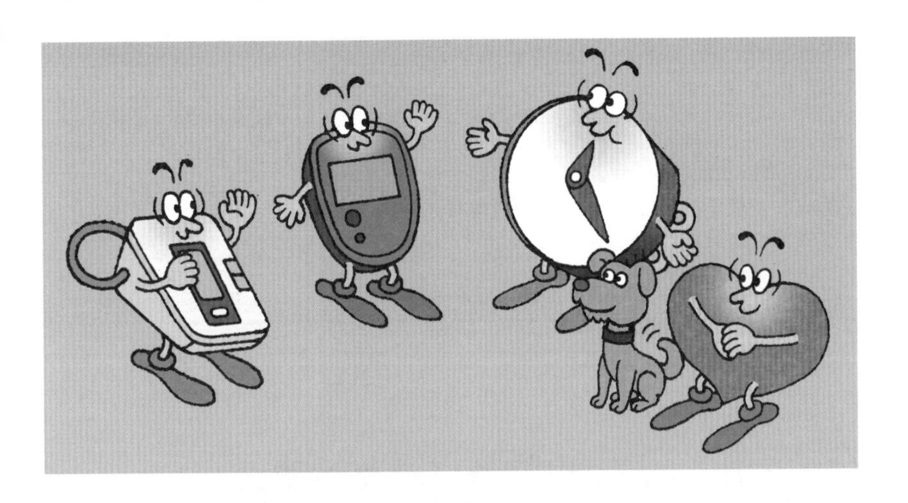

（5）适量饮酒：建议每天饮酒的量，白酒50 mL，或葡萄酒/黄酒 100 mL以内。

（6）运动锻炼：根据自身情况因人而异地制订运动锻炼方案，并循序渐进地进行。

（7）控制自己的体重：国内外指南均推荐，冠心病患者体重指数最好控制在25 kg/m^2 以下［体重指数=体重（kg）÷ 身高（m）的平方］。

（8）保持心理平衡和积极的生活态度。

（9）保持良好的生活作息规律，改善睡眠质量。

此外，如果出现有心绞痛等冠心病早期症状者，应及时到医院就诊，避免讳疾忌医，以明确诊断。一旦确诊冠心病，就要坚持长期正规的治疗。

心脏病康复学会关于运动减少心血管疾病的推荐意见

推荐意见	证据类别	证据等级
成人每周应进行至少150分钟中等强度身体活动或75分钟高强度身体活动（或等效的中等强度与高强度身体活动组合），以降低心血管病风险	I	B

（续表）

推荐意见	证据类别	证据等级
对于因疾病或身体状态等无法达到上述推荐活动量的成人，低于推荐量的中等或高强度身体活动也有助于降低心血管病风险	Ⅱa	B
减少静态生活方式可能有助于降低心血管病风险	Ⅱa	B

二、出院备忘录及运动、饮食康复指导

1 出院备忘录

冠心病患者出院以后的注意事项，我们都列在这张备忘录里，具体如下。

（1）坚持规范化的药物治疗：对于冠心病患者，药物治疗是基石，无论是否植入支架，都要按时服用药物，一来可以改善心绞痛症状提高生活质量，二来降低心肌梗死和死亡风险，改善预后。

1）抗血小板治疗：① 已确诊为冠心病的患者，若无禁忌证（如近期活动性消化道大出血、脑出血等），均应长期口服阿司匹林肠溶片治疗。② 接受PCI（经皮冠状动脉介入治疗）的患者，阿司匹林肠溶片需终身服用，同时联合氯吡格雷或替格瑞洛至少服用1年，1年后门诊随访医生指导用药。

注意：无论是阿司匹林还是氯吡格雷或替格瑞洛，都有一定的胃肠道刺激反应，若出现胃部不适、大便颜色改变等，应尽快至门诊就诊。

安装支架后胃出血，不能继续服用阿司匹林，可以将阿司匹林改为西洛他唑口服，同样可以达到效果。

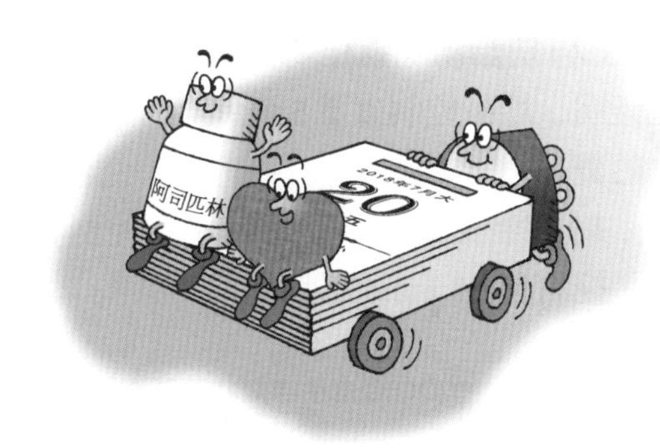

2）血管紧张素转换酶抑制剂（普利类药物）和血管紧张素Ⅱ受体拮抗剂（沙坦类药物）：若无禁忌证，应长期服用普利类药物。但有些患者会出现咳嗽的表现，此时可以至门诊调整为沙坦类药物，服药期间注意监测血压，但他的作用远大于降压治疗。

3）β受体阻滞剂（美托洛尔缓释片、比索洛尔等）：出院后继续口服β受体阻滞剂，在医生指导下根据患者耐受情况确定个体化的治疗剂量，服药期间注意监测心率。与普利类药物一样，在冠心病治疗中它的地位远大于降压治疗，长期有效的口服可以大大降低心力衰竭的发生。

4）他汀类药物：建议您长期服用他汀类药物，使低密度脂蛋白胆固醇（LDL-C）降至<1.8 mmol/L（70 mg/dL）。

此外，如果出院后仍然有心绞痛症状的发生，可以在医生指导下调整β受体阻滞剂剂量、加用硝酸酯类药物等，来减轻症状的发生，改善生活质量。

冠心病出院后的二级预防医嘱

- A、B、C、D、E
  - 两个A：抗血小板药物（阿司匹林、氯吡格雷），ACEI类药物（普利类、沙坦类药物）
  - 两个B：β受体拮抗剂（倍他乐克等），控制血压（130/80 mmHg以下）
  - 两个C：他汀类药物（降低胆固醇），不吸烟或戒烟
  - 两个D：控制糖尿病（空腹血糖、糖化血红蛋白7.0 mmol/L以下），合理清淡饮食
  - 两个E：适度运动，接受冠心病相关教育

（2）防治动脉粥样硬化斑块继续生长及促进其消退的措施：研究证明，严格控制以下 5 个危险因素，就可以减少斑块生长 80% 以上的概率。

1）控制血脂，血胆固醇水平控制在 3.1 mmol/L 以下，LDL-C 水平控制在 1.8 mmol/L 以下。

LDL-C 水平与冠状动脉粥样硬化斑块生长状态

LDL-C 水平	动脉粥样硬化斑块生长状态
<2.6（mmol/L）	斑块缓慢生长
<1.8（mmol/L）	斑块开始消退，缓慢生长
0.4 ～ 1.2（mmol/L）	斑块消退

2）戒烟，避免酗酒。

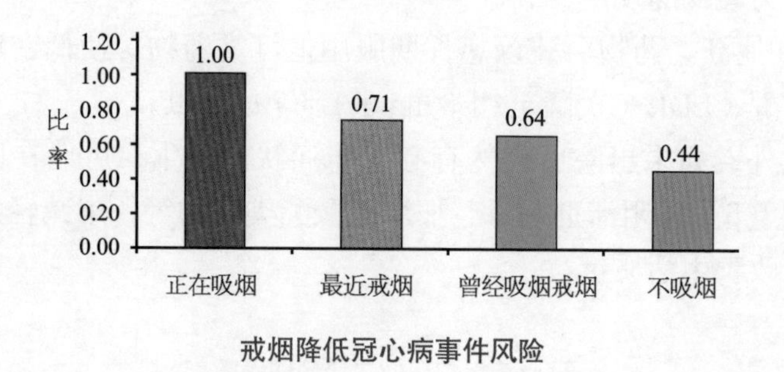

戒烟降低冠心病事件风险

3）控制血糖：空腹血糖控制在 5 ～ 6 mmol/L，餐后血糖控制在 8 mmol/L 以下，糖化血红蛋白<7%，最佳水平为 6.5%。

4）控制血压：控制在 130/80 mmHg 以下。

5）控制情绪，避免发怒、过分激动。避免过度劳累、紧张、用脑过度。

（3）随访：心内科门诊定期随访，复查血常规、肝肾功能、电解质、心肌标志物、血脂、血糖、凝血功能等指标，并每半年复

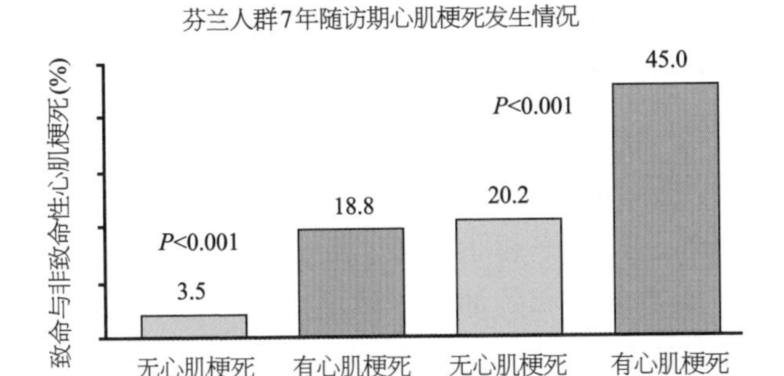

患糖尿病相当于发生过心肌梗死（IM）

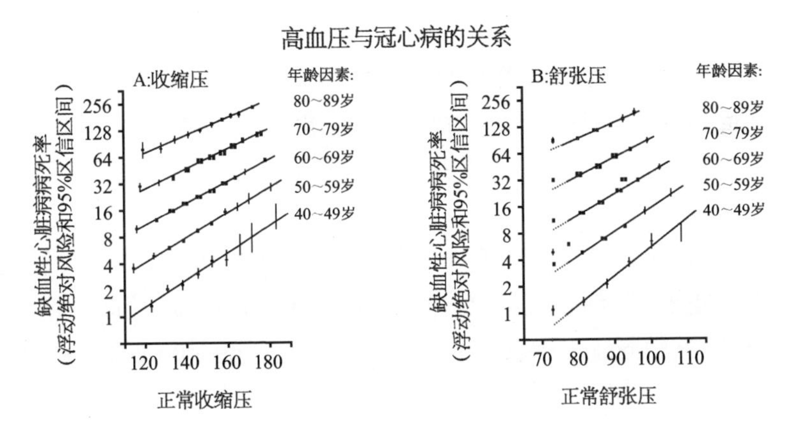

不同年龄人群中，血压越高，心血管危险性也随之增加

查心电图、心超等。每2年左右复查冠状动脉CTA。

2 冠心病饮食管理的原则

现有的循证医学证据显示，从膳食中摄入过多能量、饱和脂肪酸和胆固醇，蔬菜水果摄入不足将增加心血管病发生的风险，而合理科学膳食可降低心血管疾病风险，遵循以下原则。

（1）食物多样化，粗细搭配，平衡膳食。

（2）总能量摄入与身体活动要平衡：保持健康体重，体重指数（BMI）在18.5～24.0 kg/m^2。

（3）低脂肪、低饱和脂肪膳食：膳食中脂肪提供的能量不超过总能量的30%，其中饱和脂肪酸不超过总能量的10%，尽量减少摄入肥肉、肉类食品和奶油，尽量不用椰子油和棕榈油。每日烹调油用量控制在20～30 g。

（4）减少反式脂肪酸的摄入，控制其不超过总能量的1%：少吃含有人造黄油的糕点、含有起酥油的饼干和油炸油煎食品。

（5）摄入充足的多不饱和脂肪酸（总能量的6%～10%）：ω-6、ω-3多不饱和脂肪酸比例适宜（5%～8%、1%～2%），即ω-6、ω-3比例达到4∶1～5∶1。适量使用植物油，每人每天25 g，每周食用鱼类≥2次，每次150～200 g，相当于200～500 mg EPA和DHA。素食者可以通过摄入亚麻籽油和坚果获取α-亚麻酸。提倡从自然食物中摄取ω-3脂肪酸，不主张盲目补充鱼油制剂。

（6）适量的单不饱和脂肪酸：占总能量的10%左右。适量选择富含油酸的茶油、玉米油、橄榄油、米糠油等烹调用油。

（7）低胆固醇：膳食胆固醇摄入量不应超过300 mg/d。限制富含胆固醇的动物性食物，如肥肉、动物内脏、鱼子、鱿鱼、墨鱼、蛋黄等。富含胆固醇的食物同时也多富含饱和脂肪，选择食物时应一并加以考虑。

（8）限盐：每天食盐不超过6 g，包括味精、防腐剂、酱菜、调味品中的食盐，提倡食用高钾低钠盐（肾功能不全者慎用）。

（9）适当增加钾：每天钾摄入量为70～80 mmoL/L。每天摄入大量蔬菜水果获得钾盐。

（10）足量摄入膳食纤维：每天摄入25～30 g，从蔬菜水果和全谷类食物中获取。

（11）足量摄入新鲜蔬菜（400～500 g/d）和水果（200～

400 g/d），包括绿叶菜、十字花科蔬菜、豆类、水果。

3 冠心病康复饮食的具体建议

（1）冠心病患者的健康饮食推荐：如上所述，健康饮食包括各种水果和蔬菜、全谷物、低脂乳制品、无皮的家禽和鱼、坚果和豆类、非热带植物油。

1）全谷物饮食含有额外的蛋白质、纤维和其他营养物质，有助于预防慢性疾病及有益于心脏的健康。

2）大豆类饮食对心脏有益。豆类富含矿物质和纤维，而不含某些动物蛋白中所含的饱和脂肪酸。作为心脏健康饮食和生活方式的一部分，加入豆类可帮助您保持更长时间的饱腹感，还可以降低血液胆固醇水平。

3）松脆的坚果口感好，富含蛋白质、纤维素、维生素、矿物质、抗氧化剂，比如杏仁、榛子、开心果、核桃等，特别是核桃，其富含ω-3族多不饱和脂肪酸，对心血管健康有很大作用，尽可能选择无添加剂的坚果。

4）冠心病患者在饮食中需减少合成的糖，减少合成糖可以减少热量摄入，控制体重，改善心血管健康。在饮食中有两种糖：天然的糖和合成的糖。天然的糖指在水果（果糖）和牛奶（乳糖）中存在的糖；饮食中合成糖的主要来源是普通的软饮料、糖果、蛋糕、饼干、冰激凌、酸奶等。

5）一般来说，红肉（牛肉、猪肉和羊肉）比鸡肉、鱼和蔬菜蛋白质含有更多的胆固醇和饱和脂肪酸（有害的脂肪）。胆固醇和饱和脂肪酸会升高血胆固醇水平，鸡肉和鱼肉的饱和脂肪比大多数红肉少。鱼类中的不饱和脂肪，如鲑鱼，对血管尤其有益，在鱼和一些植物源中发现的ω-3族多不饱和脂肪酸可以降低患心血管疾病的风险。

6）水果和蔬菜：新鲜的水果和蔬菜是冠心病健康饮食计划的

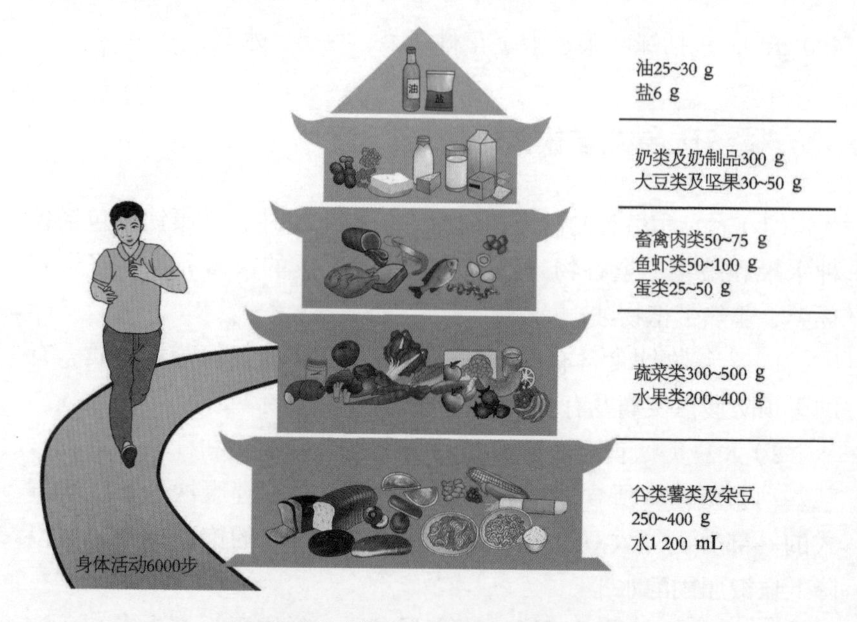

中国营养学会推荐中国居民平衡饮食宝塔

重要组成部分，它们富含维生素、矿物质和纤维，脂肪和热量含量低。芹菜、菠菜、洋葱、苦瓜、柑橘、山楂、猕猴桃等可以帮助控制体重和血压。另外，多吃水果蔬菜，有利于保持大便通畅，冠心病患者不能用力排便，否则会增加腹压，增加心脏负担，引发各种并发症。

7）在我们吃的食物中有4种主要脂肪：饱和脂肪酸、反式脂肪酸、单不饱和脂肪酸、多不饱和脂肪酸。饱和脂肪酸和反式脂肪酸会提高血液中的LDL-C水平，单不饱和脂肪酸和多不饱和脂肪酸可以降低LDL-C水平，作为健康饮食模式的一部分，有益健康。饱和脂肪酸主要来自动物，包括肉类和奶制品，如高脂肪的牛肉、羊肉、猪肉、家禽、皮、奶油、黄油、奶酪等；此外，许多烘焙食品和油炸食品都含有高水平的饱和脂肪酸。多不饱和脂肪酸和单不饱和脂肪酸来源包括大豆油、玉米油、向日葵油、橄榄油、菜籽油、花生油、深海鱼油等。

8）盐、钠摄入的控制：钠是一种对生命至关重要的矿物质，但当血液中有多余的钠时，会使血压升高，减少钠盐摄入能帮助减缓随年龄增长的血压，降低心脑血管疾病的风险，每日摄入盐控制在6 g以内。

下面是食盐中钠含量的大致含量：

1/4茶匙盐=575 mg钠；

1/2茶匙盐=1 150 mg钠；

3/4茶匙盐=1 725 mg钠；

1茶匙盐=2 300 mg钠。

因此，选择钠含量低的食品；避免烟熏、咸腊制品；选择新鲜和冷冻没有加工过的家禽；仔细地选择调味品，用洋葱、大蒜、香草、香料等代替盐，以增加食物的风味。

9）食用含钾的食物对控制血压很重要，有助于松弛血管内皮，降低血压。水果、蔬菜、无脂或低脂乳制品和鱼类都是钾的天然来源，含钾元素较多的食物包括土豆、菠菜、蘑菇、青豆、豌豆、番茄、橙子、哈密瓜、甜瓜、葡萄柚汁、西柚汁、西梅、杏子、葡萄干等。

（2）冠心病健康饮食“五宜”和“五忌”

1）“五宜”：

一宜食用植物蛋白及复合碳水化合物，前者主要指豆类食品等，后者则主要指淀粉类食物。

二宜食用富含维生素C的食物，因为维生素C可以使胆固醇羟基化，从而减少其在血液中的蓄积。

三宜食用包括粗粮在内高纤维食物，以保持大便畅通，有宜于粪便中类固醇及时排除，从而起到降低血清胆固醇的作用。

四宜食用水产海味食物，如海带、海蜇、淡菜、紫菜、海藻等，这些食物中除含有优质蛋白和不饱和脂肪酸以外，还含有各种无机盐，它们对阻碍胆固醇在肠道内吸收有一定作用，同时对软化血管也有一定作用。

五宜食用植物油，如豆油、花生油、菜油、麻油等，控制在每天25 g以内。

2）“五忌”：

一忌多吃高脂肪高胆固醇食物，如动物内脏、动物大脑、蛋黄等。

二忌多食用单糖食物，如含果糖、葡萄糖等的食物，以避免单糖转化脂肪而存积体内。

三忌烟、酒，经常吸烟、嗜酒往往会成为脂质代谢紊乱的诱因，从而促进胆固醇的合成，引起血浆胆固醇和甘油三酯浓度的增高。

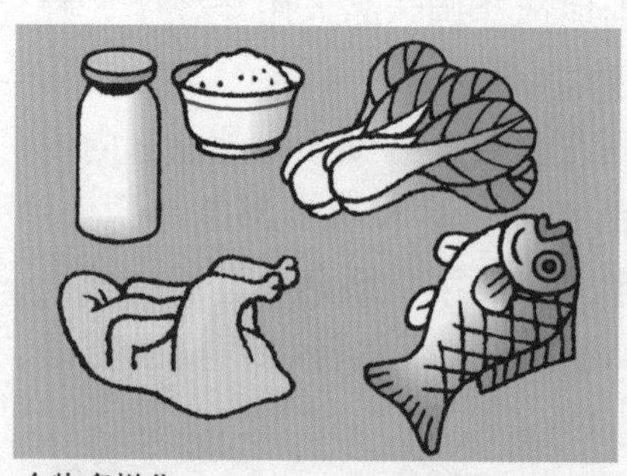

食物多样化

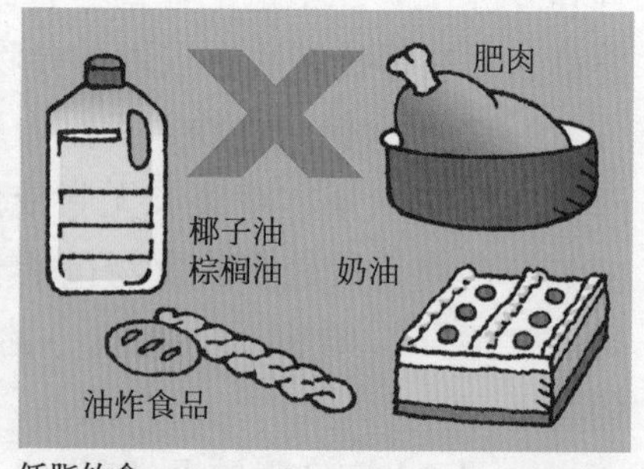

低脂饮食

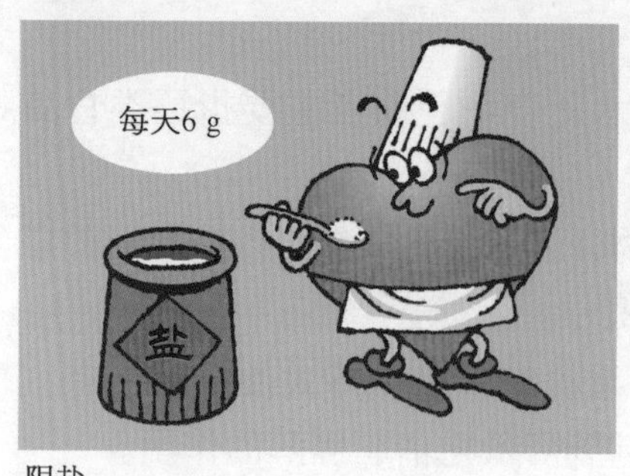

限盐

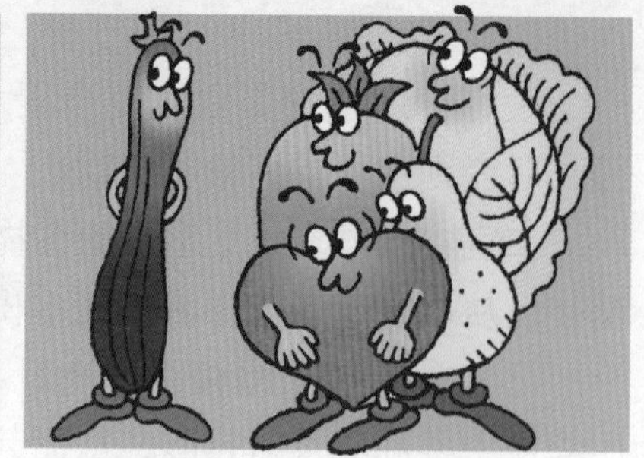

多食蔬菜瓜果

四忌高盐食物，食盐中的钠能增加血浆渗透压，促使血压升高，对冠心病患者会产生不利影响。

五忌饮食过多过饱，切勿暴饮暴食。一方面饮食摄入过多，可导致肥胖，加重心脏负担，同时容易加快动脉粥样硬化；另一方面，暴饮暴食可使大量血液积聚于消化道，从而导致心肌供血不足，发生心肌缺血。

（3）如何选购心血管健康相关食品：首先，查看营养标签表，从标签顶部的信息开始，了解食物的营养成分要素。第二，检查每份食物的总热量。第三，确保摄取足够的营养，如膳食纤维、蛋白质、钙、铁、维生素和其他您每天需要的营养。

4 冠心病如何进行康复管理?

心脏康复是通过综合的康复治疗消除因心脏疾病引起体力和心理的限制，减轻症状，提高功能水平，达到较佳的功能状态，使患者在身体、精神、职业和社会活动等方面恢复正常和接近正常。

冠心病的康复分为3期，即院内康复期、院外早期康复或门诊康复期以及院外长期康复期。

（1）第Ⅰ期（院内康复期）：该期为医生对患者病情评估、健康教育、日常活动指导、心理支持。康复目标是争取尽早生活自理和出院。在病情稳定无加重时，就可以逐渐开始体能活动，以渐进的关节活动范围内训练，被动活动到低强度的运动，减少由于绝对卧床造成的不利影响。两周左右达到2～3个代谢当量（MET）的活动运动量。

（2）第Ⅱ期（院外早期康复或门诊康复期）：患者出院开始，到病情完全稳定，这一阶段康复目标是改善出院时的心脏功能，逐渐恢复生活完全自理，并过渡到恢复正常生活。主要以居家和户外行走为主，坚持每天增强活动耐力。康复的内容，增加每周3～5次心电图和血压监护下中等强度运动，包括有氧运动、阻抗运动及柔韧性训练等。急性心肌梗死患者的这个阶段大约需要6～8周达到4～6个代谢当量（MET）的活动运动量。

（3）第Ⅲ期（院外长期康复）：也称为社区或家庭康复期。此期的关键是维持已形成的健康生活方式和运动习惯。患者经过两阶段康复，进入慢性冠心病期，这个时候需要巩固前一阶段的康复成果，逐渐提高身体活动能力，恢复生活和工作。常用的方式有快走、慢跑、骑单车、游泳等。在12周左右达到7～8个代谢当量（MET）的活动运动量。不过，运动量应因人而异，低危患者的运动康复无须医学监护，中、高危患者的运动康复仍需医学监护。因此，对患者的评估十分重要，低危及部分中危患者可进一步Ⅲ期康复，高危及部分中危患者应转上级医院继续康复。

5 冠心病患者可以运动吗？

首先要纠正一种误解，得了冠心病就不能运动了。不论何种程度的冠心病都可以参加运动，运动的原则是适度、不疲劳、不诱发心绞痛为度。

运动可改善机体物质代谢和血流状态，适宜的运动有利于增加冠状动脉供血，改善血管内皮功能，稳定冠状动脉斑块，促进侧支循环建立，改善心功能，降低再住院率和病死率，提高生活质量，因而冠心病患者应积极参加体育锻炼。

6 冠心病患者积极运动有哪些好处？

运动可以帮助冠心病患者降低血压，降低LDL-C水平，改善血液循环，控制体重，防止骨质疏松，帮助您戒烟，改善紧张情绪，改善睡眠质量，改善您的自我形象和自信心，提供与家人、朋友有趣的相处方式。

冠心病患者不能像正常人一样可以参加任何项目的体育活动，冠心病患者的运动应讲究科学性并有所限制，目的是保健并作为药物治疗和手术治疗的促进方法。

7 冠心病患者适合哪些运动?

心血管疾病患者的运动一定是以有氧运动为主。有氧运动是指有氧供能为主的运动，通常是大肌肉群参与、持续运动至少几分钟以上，如步行、游泳、骑车、舞蹈、某些球类等，包括高强度运动、中等强度运动和低强度运动等。此外，走路是低风险的运动，而且容易开始；散步也是一种很好的生活方式。

（1）平衡运动：良好的平衡可以预防跌倒，跌倒是卒中患者常见的问题。平衡运动应每周进行3天或更长时间，如瑜伽、太极；也可试着看看您能一只脚站多长时间，或者试着在每一边保持10秒。

（2）有氧耐力运动：有氧耐力运动让您心脏、肺和循环系统保持健康，改善您的整体健康状况，如散步、慢跑、游泳和骑自行车。

（3）灵活性锻炼（拉伸）：可拉伸肌肉，并能帮助您的身体保持灵活，做柔韧性练习前要热身，如伸展运动：向前弯曲-在站立或坐下时，将您的胸部朝向您的脚趾；瑜伽等。

（4）柔韧性运动：主要是肩部、腰部和腿部的拉伸；每部位拉伸6～15秒，逐渐增加至30～90秒，其间正常呼吸，不要憋气；每个动作重复3～5次；强度为有牵拉感觉同时不感觉疼痛。

8 如何制订冠心病患者的运动方案?

为了患者的安全，避免过度运动诱发冠心病，所有冠心病患者在实施运动计划前都需要进行运动风险评估。根据检查结果和心脏状况，并在医生指导下制订相应的运动方案。

评估内容包括：心血管病史及其他器官疾病病史；体格检查，重点检查心肺和肌肉骨骼系统；了解最近的心血管检查结果，包括血生化检查、心电图、冠状动脉造影、超声心动图、运动负荷试验、血运重建效果、起搏器或植入式心脏复律除颤器功能；目前服用的药物，包括剂量、服用方法和不良反应；心血管病危险因素控制是否达标；日常饮食习惯 和运动习惯。

9 冠心病患者各阶段运动方案推荐

（1）住院期间：4级运动功能锻炼方案。

A级：上午取仰卧位，双腿分别做直腿抬高运动，抬腿高度为30 cm；双臂向头侧抬高深吸气，放下慢呼气；5组/次；下午取床旁坐位和站立5分钟。

B级：上午在床旁站立5分钟；下午在床旁行走5分钟。

C级：在床旁行走10分钟/次，2次/天。

D级：在病室内活动。

（2）门诊随访期：大多数患者可在出院后1～3周内开始运动康复。建议患者出院后参加院内门诊心脏康复项目，即患者定期回到医院，参加有医师参与、心电监护下的运动康复指导，一般每周3次，持续36次或更长时间。如患者不能坚持门诊康复，建议低危患者至少参加心电监护下运动6～18次（或至出院后1个月），中危患者至少参加心电监护下运动12～24次（或至出院后2个月），高危患者至少参加心电监护下运动18～36次（或至出院后3个月）。

（3）院外期：完成院内门诊运动康复计划者，已经获得相关运动技能，养成运动习惯，掌握危险因素控制相关知识，建议回到家庭继续坚持规律的适当强度运动，推荐使用移动式心电监测系统保证运动安全性和运动效果，同时定期（每3～6个月）回到医院测定心脏运动能力，评估运动效果，不断调整运动处方。

10 冠心病患者如何控制运动量？

（1）运动一定要出汗，否则没有达到效果？否。冠心病患者运动量提倡因人而异，一般提倡从小运动量开始，从轻度活动到中度活动循序渐进，逐渐增加运动达到标准“负载量”，即指运动后不感到胸闷、心慌，可以有微汗，浑身感到舒坦，心情愉快。

合适运动量的标志是：运动后第二天早晨起床时感觉舒适，无疲劳感，疼痛感，也可以参考“目标心率”来控制活动量。

目标心率=（最大心率−静息心率）×运动强度+静息心率

（2）冠心病患者运动及持续的时间：晨起的鸟儿有虫吃，当然是早上锻炼最好。这种说法是不科学的，最好的运动时间需要“综合”考虑：地理位置、每天的空余时间、身体活动类型、社会环境等。总的来说，无论早上还是下午，这取决于自己，与持续的整体效果相比，这些差异其实是次要的。

（3）锻炼时间越长，收获越大？其实不然，这里推荐“1、3、5、7”原则：每日运动一次，每次运动达标保持在30分钟以上，您也可以把时间分成2～3次，每次10～15分钟，至少每周运动5次，目标心率不超过每分钟170次。应当注意，时间过长的运动，会加快心率，尤其心功能太差者的心率最好不超过每分钟140次，以防心率过快诱发心绞痛或心肌梗死。

（4）冠心病患者运动的三阶段：为了抓紧时间，运动越快完成越好？这种说法是不对的，每次锻炼时必须要有这三个阶段：准备活动使心血管系统得到准备；训练活动是为了促进血液循环，提高心脏的功能；放松运动又称为整理运动，目的在于使高度活跃的心血管系统逐步恢复到安静状态。

11 冠心病患者运动有哪些注意事项？

警惕信号：若出现胸痛、头昏、目眩、过度劳累、气短、出汗过多、恶心、呕吐及脉搏不规则等，应马上停止运动；停止运动后上述症状仍持续，特别是停止运动5～6分钟后，心率仍增加，应继续观察或入院诊治。

严格遵循运动处方：即运动强度不超过目标心率，并应注意运动时间和运动设备的选择；重视运动前后热身和整理运动，这与运动安全有关；根据环境调整运动水平，比如冷热、湿度和海拔变化；有其他原发疾病或合并症患者，活动需要谨慎，如果您合并糖尿病，避免在餐前运动，防止出现低血糖反应。

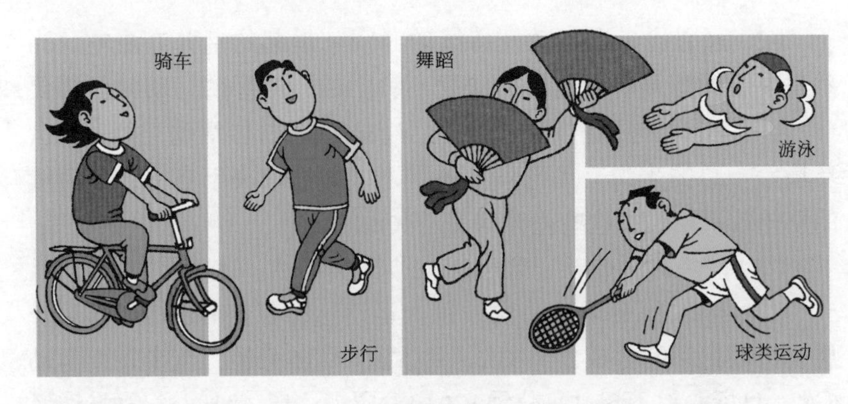

有氧运动

三、常见问题

1 心电图发现心肌缺血就是冠心病吗？

不一定！所有导致心肌血流供应减少的原因都会导致心电图改变，冠心病冠状动脉狭窄是其最常见的病因，心电图发现心肌缺血首先要考虑冠心病，但如下表所示，还有许多其他原因也同样导致心电图缺血性改变，所以要仔细鉴别。

心肌缺血的病因

全身原因（体循环问题）	局部原因（冠状动脉循环问题）
• 供氧减少 • 高原等低氧环境 • 各种肺部疾病氧分压降低（慢性阻塞性肺疾病、肺栓塞等） • 各种休克 • 贫血等 • 需氧增加 • 发热、各种炎症损伤 • 心动过速（心动过速、剧烈运动、甲状腺功能亢进、手术创伤等） • 妊娠等	• 冠状动脉痉挛 • 激动、惊恐、大量收缩血管药物等 • 冠状动脉狭窄 • 冠状动脉粥样硬化斑块堵塞 • 斑块破裂、血栓形成堵塞 • 冠状动脉栓塞（房颤、亚急性细菌性心内膜炎等） • 冠状动脉微循环障碍 • 内皮功能障碍 • 微循环栓塞（心肌梗死无复流）

2 体检发现颈动脉内膜增生，为预防冠心病应该如何治疗？

发现颈动脉内膜增厚或斑块形成，提示已有动脉粥样硬化了，此时，心脏血管发生斑块的概率在90%以上，需要重视，最好做冠状动脉CT血管造影检查，了解冠状动脉斑块的情况。动脉粥样硬化治疗主要包括两个方面：改变生活方式和药物治疗。改变生活方式包括戒烟、控制体重、坚持运动、低脂肪、低盐、高纤维的健康饮食等，这有助于控制血脂、血糖和血压，减缓病变的进展。药物治疗主要针对引起颈动脉内膜增生的疾病进行治疗，用他汀等药物降低胆固醇、降压药控制血压、降糖药控制血糖等。

3 冠状动脉轻度斑块患者需要长期吃阿司匹林吗？

一般情况下不需要，但如果同时合并高血压、高血脂、糖尿病等多种心血管危险因素，10年内发生心血管病的风险比较高，应在医生评估出血风险和心血管风险之后，再决定是否长期使用阿司匹林。

4 如何消除冠状动脉血管内斑块？

血管斑块一般情况下无法完全消除，特别是钙化斑块。血管斑块是动脉粥样硬化的结果，一旦形成，斑块往往会持续存在，但脂质斑块若用药适当还是可以部分消退的。如前所述，通过调整生活方式，药物控制高血压、高血脂、高血糖等相关的心血管风险因素，以及必要时手术或其他介入治疗等手段，可以在一定程度上减缓斑块的进展，降低心肌梗死、脑梗死等相关风险。其中最重要的是降低血中LDL–C水平，采用他汀类药物等把LDL–C降到1.8 mmol/L以下，就可以使斑块消退。

5 可以使用哪些方法来降低LDL–C水平？

首先是改变生活方式，清淡饮食，减少胆固醇食物的口服，降低食物胆固醇的来源。其次是口服他汀类药物，如下图有很多种，每种他汀类药降胆固醇的幅度不一样，按照一片药物降低胆固醇的强度，分为强效、中效及弱效三种。强效的阿托伐他汀钙片、瑞舒伐他汀钙片消退斑块的力度最佳。第三是口服依折麦布

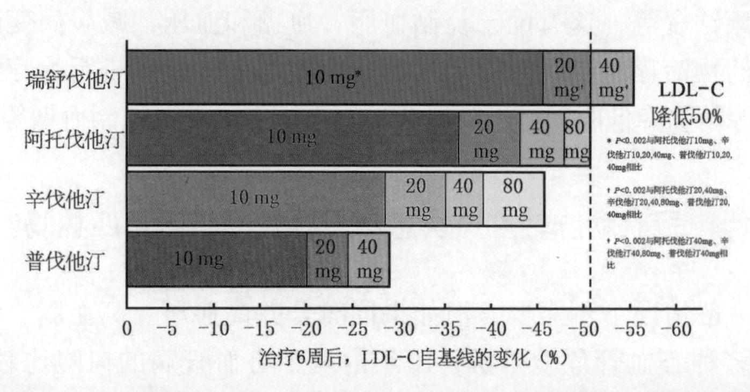

不同他汀类药物降低LDL–C的疗效及达到50%降幅所需他汀类药物的剂量

等肠道胆固醇吸收抑制剂，进一步减少胆固醇从肠道吸收。第四是定期皮下PCSK9抑制剂，包括英克司兰注射液，每半年一针；或者伊洛尤单抗，或者阿利西尤单抗，每半月一针。这3种药力度强，是目前消退斑块最有效的药物。

6 哪些冠心病患者需要使用PCSK9抑制剂皮下注射控制胆固醇水平?

单用英克司兰、伊洛尤单抗、阿利西尤单抗都能有效降低胆固醇水平，心血管专家推荐使用这类药物主要是严重的冠心病患者，包括家族性高胆固醇血症、50岁前早发冠心病、急性心肌梗死、不稳定性心绞痛、口服他汀类药物副作用、严重广泛的冠状动脉斑块、支架或者搭桥后反复出现再狭窄、斑块生长，具体见下图。

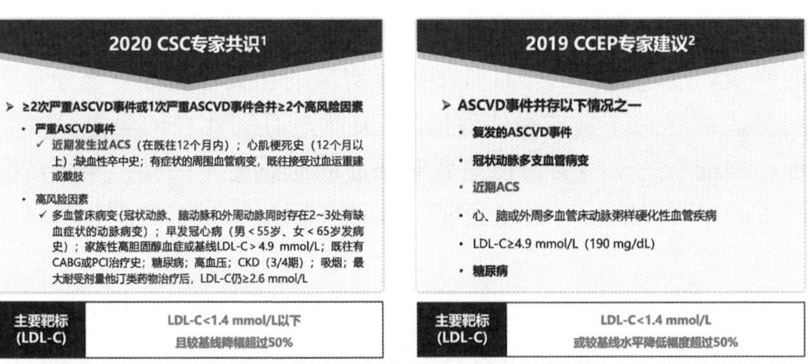

需要使用PCSK9抑制剂治疗的患者

7 高危冠心病患者使用PCSK9抑制剂有什么好处?

研究证明在他汀类药物的基础上，使用这类药物可以显著降低胆固醇水平，减少心血管病临床事件[心肌梗死、卒中等重大不良心血管事件（MACE）]发生，逆转动脉粥样硬化斑块生长，降低病死率。

有研究表明，阿利西尤单抗在他汀基础上显著降低近期ACS患者MACE风险15%，与降低近期ACS患者全因死亡率15%相关。

8 冠心病发作一定会胸痛吗？其严重程度可以按症状的轻重来区别吗？

冠心病发作不一定会胸痛。美国心脏协会调查了近50万名住院的冠心病患者，有1/3的患者没有出现胸痛。许多患者都是以胸闷、心前区不舒服为表现的。糖尿病、年龄超过75岁以及发生过心力衰竭的患者，最可能出现“无痛的”冠心病发作。我们要警惕冠心病发作时非疼痛表现：呼吸急促、牙痛、晕厥、胃部不适、不明原因的肩臂后背痛等。

另外，冠心病的严重程度也不是按症状的轻重来区别，病情的严重程度与症状的轻重程度没有明显的相关性。您可能经常听到身边的熟人平常“身体健康”、突然冠心病死亡的消息就是明证。如前所述，因为每位患者对缺血的敏感度不一样，很多情况严重的患者可能没有明显表现，所谓“无痛性心肌缺血”，所以要定期体检。

9 肥胖与心脏病有什么关系？

肥胖与心脏病密切相关。超过标准体重20%的人患心血管疾病的危险性比普通人高2倍。肥胖可与其他能够引起心血管疾病的危险因素相互影响，加重疾病症状。因此，肥胖不单纯是外表问题，它会对心血管健康构成潜在的危险。因此，肥胖者要想不得心血管疾病必须从减肥做起。

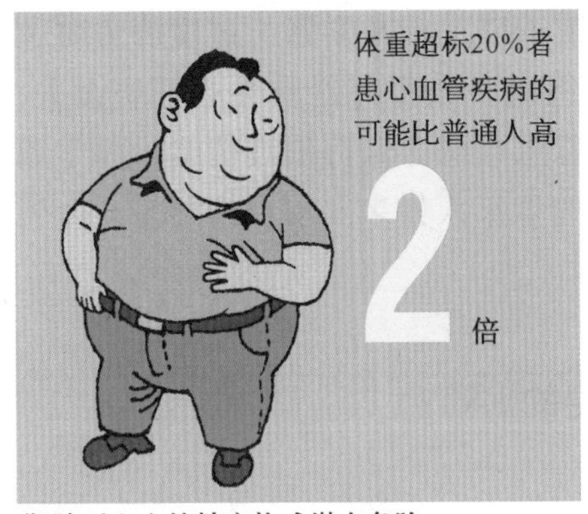

体重超标20%者
患心血管疾病的
可能比普通人高
2
倍

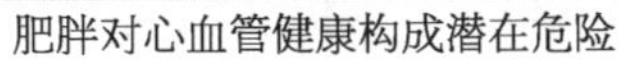
肥胖对心血管健康构成潜在危险

甲亢
运动
紧张
发热
心律失常

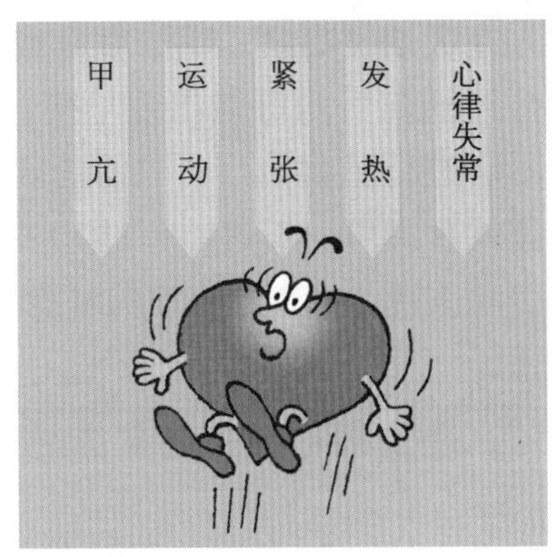

心跳快有很多原因

10 心跳快就是冠心病的前兆？冠心病患者降低心跳有什么好处？

不一定！心跳快的原因很多，不一定是心脏疾病，如甲亢、运动、情绪紧张和发热等，有些心律失常也表现为心跳加快，如阵发性室上性心动过速、心房颤动等，需要至医院做详细的检查才能够确诊。冠心病患者减慢心率可以减轻心肌耗氧量，减少心绞痛发作，同时也可以减轻斑块发生。冠心病患者如果心跳过快，静息时大于90次/分，需要口服降低心跳的药物，最常用的是倍他乐克（通用名称为美托洛尔，一种β受体阻滞剂），有研究证明倍他乐克可减小粥样硬化斑块的体积。

有研究表明，在校正LDL-C水平及其伴随药物治疗的因素后，服用β受体阻滞剂的患者粥样硬化斑块的体积减小。

11 早搏=冠心病吗？

早搏不等于冠心病！不少人在升学、就业体检时发现自己有了早搏，十分紧张，怀疑自己得了冠心病。其实，早搏是一种最常见的心律失常，多数人并无不适，或仅仅感到心悸不适。年轻人在吸烟、喝酒、喝浓咖啡或浓茶以及精神紧张、过度疲劳时及月经期前后均可能出现早搏，绝大多数都与器质性心脏病无关，不必进行药物治疗，只需消除思想顾虑，保持乐观情绪，科学调理饮食即可。不过，超过70岁的老年人如果发现早搏增多，应当引起重视，排查冠心病的可能。

12 冠心病是老年人才得的病吗？

不是！20多岁的年轻人也有发生冠心病的。冠状动脉的粥样硬化早在幼年时期就已经开始了，由于遗传、饮食、生活习惯以及外界环境等因素的影响，不同人发病年龄也不一样，有些人甚至一生也不出现明显症状，血管只有狭窄到一定程度，或合并急性血栓形成时才会有明显的症状。值得一提的是，高血压是冠心病发病最大的危险因素之一，而高血压在我国呈患者群年轻化和发病率增高的现状，但是对于有高血压家族史的年轻人，应当定期测量血压，以早期发现，及时治疗，改变不良的生活习惯，预防冠心病的年轻化。

13 我有好多亲戚都患有心血管疾病，我一定会得吗？

不一定！虽然有冠心病家族病史是冠心病发生的高风险族群，但只要及早开始控制饮食，管理血压、血脂、血糖、尿酸，维持心血管健康，科学有序运动，饮食营养均衡，控制糖分摄取，充分做好预防措施，即使有心血管病家族史，也可以很有效地预防其的发生。

14 定期输液可以预防心脑血管疾病吗？

不能！每到季节更替，总有人问预防性输液的事，输注中成药防治心脑血管疾病。其实这种做法没有用，目前没有任何一个科学实验证明其疗效，对预防心脑血管病无帮助。需要做的是，如果已经患有冠心病，每到季节交替更应当注意合理饮食、科学运动、控制体重、戒烟限酒、控制血压血脂血糖、坚持服用抗血小板药。定期预防性输液，既无必要也无科学依据。

15 没有高血压、高脂血症，就不会得冠心病吗？

不一定。尽管高危人群，如患有高血压和高脂血症，发生冠心病以及冠心病急性发作的概率要远远大于普通人群，但这并不代表没有这些危险因素的人群就不会患冠心病。例如基因在冠心病发病过程中起着重要作用，没有危险因素而仍患上冠心病的原因或许与此有关。还有其他原因如血管炎症也正在研究，因此，没有危险因素的人群同样需要注意饮食健康和生活方式的调整，防止冠心病的发生。

16 心超和冠状动脉造影都是检查心脏的，所以做了冠状动脉造影就可以不用做心超了？

这种说法是错误的。这两项检查关注的是心脏的两个不同方面，不可互相取代。心超可以帮助我们了解心脏腔室的结构及心室活动是否存在异常活动，观察冠心病患者的心功能，排查先天性心脏病等。冠状动脉造影可以帮助我们了解冠状动脉的解剖及其阻塞病变的位置、程度和范围，是诊断冠心病的重要方法。

17 女性不容易得冠心病吗？

冠心病患者中男性偏多，但并不意味着女性就是安全的。女性50岁以前因为有雌激素的保护血管内皮功能，相对男性这个年龄段可以减少心血管损害，但绝经之后，发生冠心病的机会与男性相当，甚至会更加加重，所有老年女性要尽早注意呵护心脏。

18 年轻人的冠心病比老年人轻吗?

不一定！尽管动脉粥样硬化随年龄的增加而逐渐加重，老年人的动脉粥样硬化程度总体比年轻人重，但临床上发现年轻人中严重病变、病情危重的发生率不比老年人少，因此，不能以年龄大小来判断病情轻重。

19 得了其他心脏病就不会发生冠心病吗?

不对！临床上常发现同时患有几种心脏病的患者，如肺心病合并冠心病、风湿性心脏病合并冠心病、肥厚型心肌病合并冠心病等，临床上需要仔细检查、甄别。

20 哪种食物可以预防冠心病?

没有哪种食物能绝对预防心血管疾病的发生。科学的饮食方式也许可以预防心血管疾病发生，对心血管健康有益的食物包括

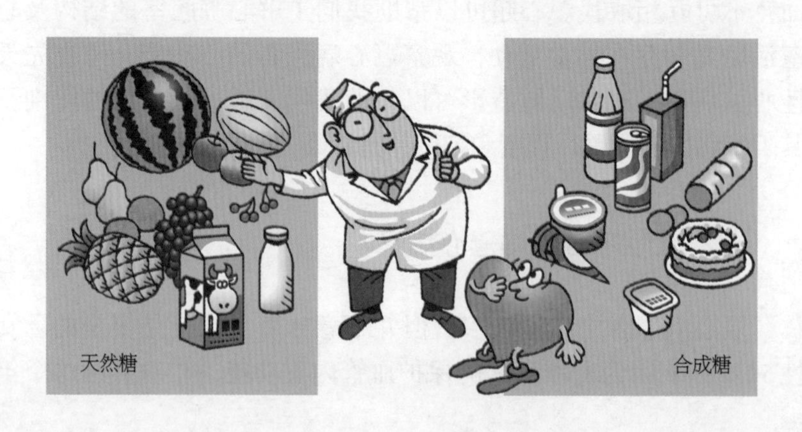

蓝莓、石榴、核桃和鱼等，多吃全谷类、豆类、鱼类、蔬菜、水果和橄榄油等不饱和脂肪酸，已被证明能降低心血管疾病风险，但是它们不能替代药物治疗。糖类是生命活动所必需，进食必要的淀粉类物质对冠心病患者还是必要的；为减少化学合成物质对人体代谢的影响，建议尽量选择天然糖类食物。

21 糖尿病只要按时吃药控制血糖，就能预防冠心病?

有好处，但不能完全预防冠心病。糖尿病患者血糖升高只是糖尿病代谢中的一种表现形式，对心血管疾病的影响虽然与绝对血糖值有关，但糖尿病患者的胰岛素抵抗及对心肌代谢的影响是持续存在的。即使血糖值稳定，也只能延缓或降低心血管疾病的风险，无法完全预防冠心病。当然，糖尿病患者控制血糖是延缓心血管疾病发生的第一步，同时还要积极控制高血压、服用他汀类药物控制血脂，以及改善生活方式，才会最大限度地预防冠心病发生。

22 瘦的人不会得冠心病吗?

不一定。一般来说肥胖者的血压、血糖和血脂都偏高，因此他们患心脏病的概率就高，所以医生经常要求人们要减肥瘦身，保持适当的体重。但身体偏瘦的人绝对不可因此而放松警惕，因为能够引发心脏病的因素很多，如人体内高半胱氨酸过多、情绪长期抑郁或紧张、不爱运动等，这些因素与人的体型关系不大。另外，高血压、高血糖和高血脂等也不是肥胖的“专利”，瘦的人同样会得这些疾病，希望大家能够做好每年的体检，及时干预。

23 不吃肉就不会得冠心病?

不对。很多人为了预防冠心病而拒绝高脂的肉类食品，这种做法是错误的。实践证明，人如果长期坚持只食用蔬菜和水果等低脂肪食品，会导致糖类的摄入量过高，使人体不得不分泌更多的胰岛素来帮助消化糖类，从而会引起人体内一连串的变化，如使高密度脂蛋白等对人体有益的脂量降低、甘油三酯等对人体有害的脂量升高，这些变化会损害血管，其结果与患有高脂血症一样，都会引发冠心病。由此可见，人们只有在饮食中遵循荤素搭配、粗细粮结合的原则才能更有效地预防冠心病。

24 冠心病患者为什么要戒烟?

烟草可以通过多种途径增加冠心病的风险，迄今为止人们发现，吸烟导致冠心病发生发展的机制可能与损伤血管内皮功能、诱发血管痉挛、加重炎症反应、破坏体内凝血和纤溶系统平衡、促进脂代谢异常、导致氧化应激反应、促进同型半胱氨酸升高、加重高血压、降低心脏自主神经功能的恢复效果、遗传易感性、与药物相互作用等因素有关。这些机制大家可能觉得很复杂，没

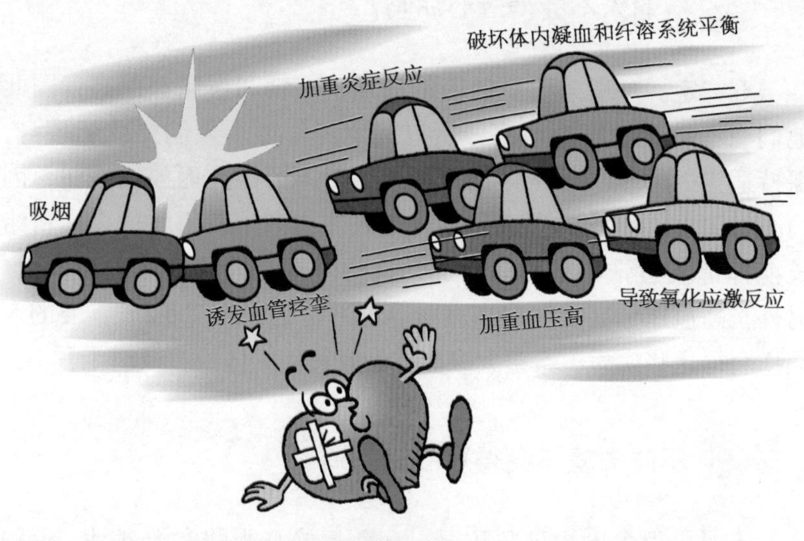

吸烟的危害

关系，你只要知道吸烟导致冠心病的途径多种多样就行了，如果把冠心病比作一场火灾，吸烟就是引燃大火的那根火柴。

与不吸烟者相比，吸烟者的寿命将缩短10年以上，如果你在40岁之前戒烟，那么吸烟相关的疾病风险将会降低90%；支架手术后吸烟，血管再堵塞的风险成倍增加，因此，越早戒烟带来的获益越大，但任何时候戒烟都为时不晚。

25 心脏经常疼痛，冠状动脉造影又没有看到狭窄，为什么?

如果胸痛同时伴有心电图缺血性改变，冠状动脉造影又没有发现狭窄，或者严重狭窄，通常是冠状动脉微循环障碍导致，就是血管内皮功能异常，细小血管功能差，导致心肌血流减少，或者冠状动脉痉挛，诱发心绞痛；这类患者需要改善内皮细胞功能，使用硝酸盐类药物或尼可地尔改善心肌微循环血流。下图为冠状动脉造影检查，冠状动脉内注射硝酸甘油前后血流对比图，可见在没有狭窄的基础上，用药后慢血流明显改善。

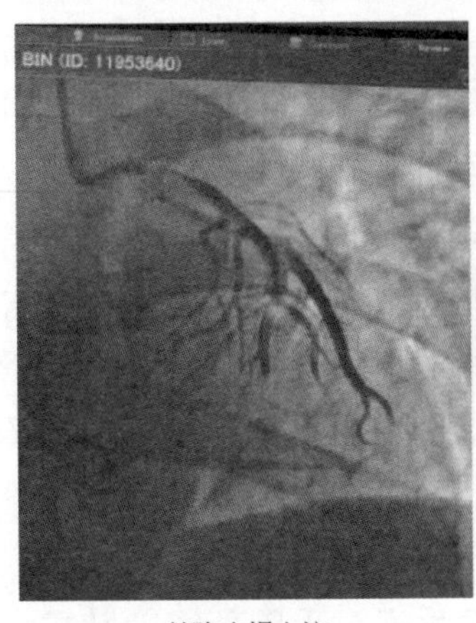

前降支慢血流

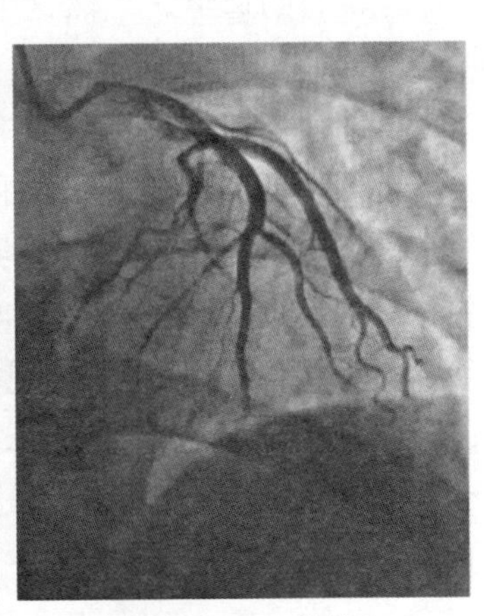
硝酸甘油200 μg注射后

造影发现冠状动脉微循环障碍

26 单用心电图就能诊断冠心病吗？

大部分情况不能！除了心电图上典型的心肌梗死表现，大多数情况下心电图不能诊断冠心病。心电图上T波改变和ST改变有可能是“心肌缺血”。但仅凭一张心电图，即使是最专业的心内科专家，大多数时候也不能确定是不是“心肌缺血”引起的T波改变或ST改变。需要结合患者的症状（如有没有活动后的胸闷、胸痛等）、心电图变化的动态观察以及平板运动试验、冠状动脉CTA的方法来辅助诊断冠心病，但是冠状动脉造影仍然是目前诊断冠心病的金标准，只有冠状动脉造影明确冠状动脉血管狭窄程度超过50%才能诊断为冠心病。

27 什么是冠状动脉造影？如何进行造影检查？

冠状动脉造影是一项有创检查，操作时首先在患者的手臂上或大腿根部用针穿刺一条动脉，然后插入一根鞘管，建立一条体外与血管内联通的通道，当然这个鞘有阀门，能防止血液流出来。随后通过这个通道插入一根细的、有特殊弯曲的塑料管到心脏血管开口处，这跟导管在体内走到什么部位、医生是需要一种特殊的数字减影X线机器来监视，这种机器叫DSA，所以有时冠状动脉造影也叫DSA检查。当导管插到位置后，医生就通过导管在血管内注射一种不透X线的药物，叫对比剂或者造影剂，在X线下将血管与心肌组织区别开来，观察血管的形状、有无狭窄存在，并在不同的角度拍照，就是冠状动脉造影检查。对于典型的心绞痛患者，冠状动脉造影是必须的，通过这些检查来确定血管的狭窄程度。

造影检查的步骤：心脏介入医生通过手腕部桡动脉或大腿股动脉进行冠状动脉造影，目前绝大多数可以通过手腕部桡动脉进行，1%左右通过股动脉进行。通过穿刺将2 mm粗细的造影导管送至冠状动脉口，用显影剂使冠状动脉显影，从而诊断血管有没有狭窄。通过桡动脉途径，术后患者可立即下床活动，而穿刺股动脉后则需平卧24小时。另外，穿刺股动脉后所出现的血肿、假性动脉瘤等并发症也多于经桡动脉途径。

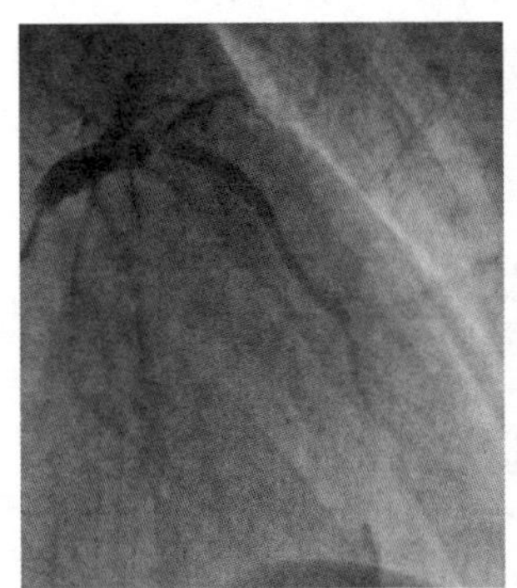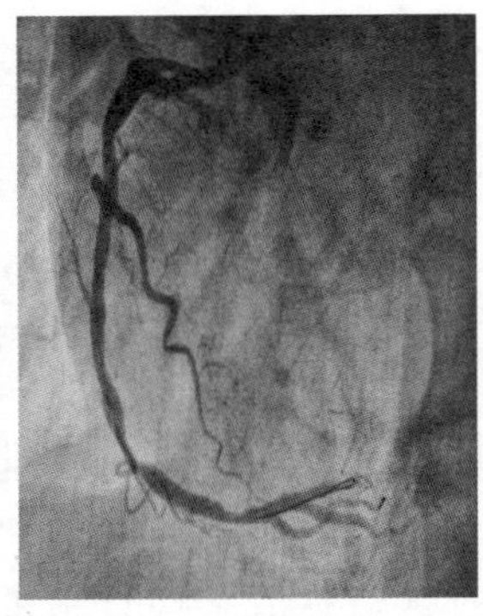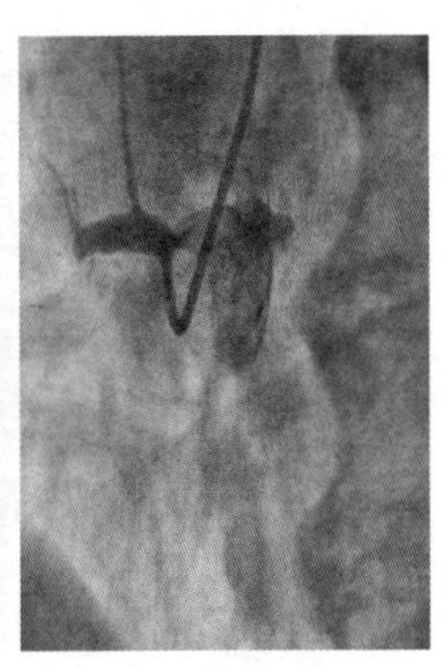

冠状动脉造影检查发现狭窄、完全堵塞

28 所有怀疑有冠心病的患者都要做冠状动脉造影吗?

不一定。随着医疗技术的不断进步，冠状动脉造影技术已日趋成熟，全国各大医院都已陆续开展。但大家必须认识到，冠状动脉造影虽是确诊冠心病的手段，但却不是“筛查”冠心病的方法。造影检查毕竟是有创性的手术操作，在决定行冠状动脉造影检查前，我们必须对患者进行详细的评估，也可以通过心电图平板试验、心肌核素扫描检查、门诊冠状动脉CTA等方法来筛选冠心病，不一定所有患者都要做造影。

29 患者如何配合冠状动脉介入手术安全进行?

介入手术前，医生会对每位患者进行充分评估，包括术前检查和药物准备。

如今的冠状动脉造影已经相当成熟，操作安全，患者不必过于紧张。焦虑的情绪可能导致桡动脉痉挛的概率增加，检查中切勿乱动、深吸气或剧烈咳嗽，在影响造影质量的同时也可能会导致血管开口夹层等严重并发症。

术后需适当多饮水（通常要喝2瓶矿泉水）以加快对比剂的排出，这样可减少对比剂所致急性肾损伤的发生。

同时需注意伤口情况，目前我们处理伤口的方式有两种：局部加压包扎或使用专门的桡动脉压迫器。需要注意的是不能随意拆除绷带或止血器，如发现渗血需及时通知医生。

30 所有做冠状动脉造影的患者都要放支架吗?

不是，只有当冠状动脉造影检查结果认定血管狭窄程度超过75%，或者病变血管斑块非常不稳定时才会进行支架治疗。通常做冠状动脉造影的患者只有30%～40%需要植入支架。30多年来，支架的发展可谓迅速，其实支架的原理很简单，通过气囊扩张将支架释放并使原本严重狭窄或已经闭塞的冠状动脉血管直径恢复至正常或接近正常，从而达到改善心肌供血的效果。特别是对于急性心肌梗死的患者，通过支架可以迅速地开通堵死的血管，使这些生命垂危的患者转危为安，同时创伤又非常小。

31 支架会移位、掉出来吗?

绝对不会！支架是非常细的金属钢丝，在血管内狭窄部位安装时用球囊、加压释放，钢丝深深地嵌入血管壁的组织中，嵌在肉内是不可能滑动的。当支架上的药物释放干净后，血管壁内的内皮细胞、平滑肌细胞就会把支架包裹，使支架埋在血管壁中，无论你如何活动，都是不可能移动位置的。

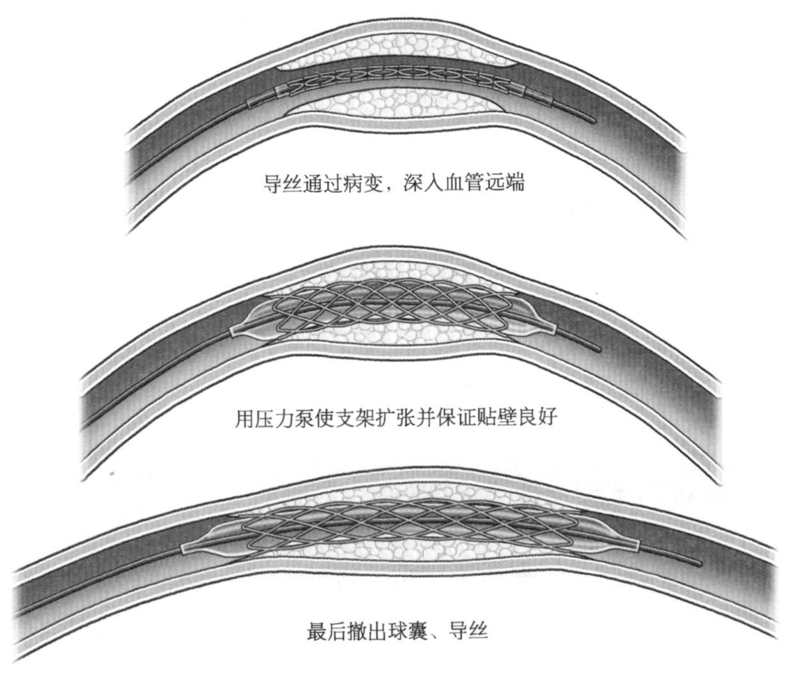

冠状动脉支架放置过程

32 支架为什么那么贵?

新上市的支架，或其他任何创新器械的研发都包括知识产权、前期研发投入等成本，这些费用计入成本，也就决定了支架或一些创新器械，上市早期会比较贵。随着支架的普及使用，成本均摊，就会开始逐渐降价。

有一个朋友说支架已经过时了，应该使用一些新的技术治疗冠心病。事实上，虽然有很多新的技术曾经昙花一现，也有很多技术历久弥新，而支架在冠状动脉介入中一直很坚挺地屹立不倒，而且还在不断创新。心脏支架也是被医学史上肯定的12项突破性发明之一。

33 支架能用多少年?

理论上支架是可以管终身的，但取决于如下条件：① 支架是对血管中狭窄的一段进行支撑，如果不出现再狭窄，安装支架的一段血管会通畅一辈子，但其他没有安装支架的血管段出现动脉粥样硬化斑块，患者也同样会发病。② 支架安装的一段血管少数患者由于血管反应性增生、有3%～7%的患者在放置支架后一段时间内会发生再狭窄，这部分患者需要重新处理，就不能管终身了。

34 进口支架比国产支架好?

目前国产与进口支架质量相当。其实，放置支架和吃药一样，应选择对患者最合适的支架。不同厂家、不同型号的支架以及不同长度的支架都有一定的特点，医生会根据病变的特点选择不同的支架。比如，有的支架有比较长的型号，有的支架支撑力比较强，还有的支架能通过扭曲的病变等，至于是国产的还是进口的，倒不一定是需要考虑的主要问题。

35 放了支架就不用吃药了吗?

错误的想法！很多装了支架的冠心病患者认为，装上支架，解决了血管狭窄的问题，冠心病就痊愈了，这是非常错误的想法。首先，大多数支架表面涂了细胞抗增生的药物，半年内缓慢释放，支架表面裸露在血液中，不用抗血小板聚集药物阿司匹林、氯吡格雷等随时都可能发生血栓，所有支架后通常联合使用两种药物12个月。一年后，至少要保留一种药物抗血小板聚集，防治血栓形成。其次，支架只是处理了血管最狭窄的地方，如果不吃药，其他部位的血管又同样会发生狭窄。另外，不用药支架内也会长血栓，出现再狭窄；因此，对已经确诊冠心病的患者，无论是否植入支架，都需要采用合适的生活方式及积极的药物干预，安装了支架的患者更应该积极坚持用药，防治冠心病进一步发展。

下图示安装支架后停药，导致支架内血栓、心肌梗死，死亡后尸体检查发现支架内大量血栓形成。

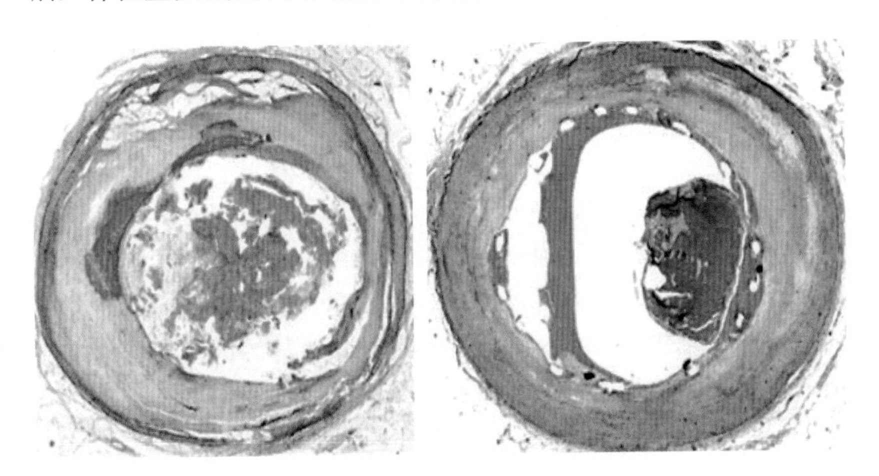

支架内血栓形成

36 支架装好，将来要取出来吗?

支架很薄，厚度大概在0.08 ～ 0.1 mm。在植入人体，血管内皮细胞生长愈合后，血管内皮会将支架覆盖起来，长在血管的壁中，因此目前的心脏支架一旦植入人体就无法取出。

37 植入支架后，这根血管是不是就不会再堵住了?

支架植入手术只是解决动脉粥样硬化的一部分病变，冠心病是一个慢性、逐渐进展的过程，即使放支架那条血管打通了，其他部位、其他血管也可能出现动脉粥样硬化、发生狭窄。患者还要服用药物来预防动脉粥样硬化斑块破裂和血栓形成，像阿司匹林这样的药物就要终身服用。如果患者除了冠心病，同时还合并高血压、高胆固醇血症、吸烟等，术后必须控制这些危险因素，管理好相关指标，例如：高血压患者要控制血压在 130 mmHg/80 mmHg 以下；高血脂患者低密度脂蛋白胆固醇（坏胆固醇）要小于 1.8 ～ 2.0 mmol/L；吸烟的患者要戒烟；糖尿病患者要控制糖化血红蛋白小于 7%。综合治理，才能让血管尽量不再堵塞。

38 冠心病患者为什么要吃阿司匹林？

服用阿司匹林可以降低血栓形成风险。从最初的消炎止痛作用，到预防和治疗心脑血管疾病，再到目前在肿瘤及其他领域最新的应用研究，阿司匹林展现出多种用途。小剂量阿司匹林具有抑制血小板聚集的作用，如果在使用阿司匹林的情况下动脉血管内的斑块发生糜烂或溃破，血小板聚集成血栓的可能性就大大降低，因此可以起到降低心肌梗死或脑梗死发生的风险。

常用的抗血小板药物

- 抑制血小板花生四烯酸代谢：阿司匹林（肠溶阿司匹林 25 mg，拜阿司匹林 100 mg）
- 增加血小板内环腺苷酸（cAMP）的药物（PDE 抑制剂）：前列环素（PGI2）、西洛他唑（培达 50 mg qd）、双嘧达莫（潘生丁 25 mg，2#tid）
- 血小板膜 ADP 受体拮抗剂
- ADP 受体拮抗剂：氯吡格雷、普拉格雷
- P2Y12 受体抑制剂：倍林达（普格瑞罗）
- 其他：血小板 GPIb 受体拮抗剂
- 糖蛋白 GP Ⅱ b/ Ⅲ a 抑制剂：替罗非班（欣维宁）、阿昔单抗等
- 中药：丹参、丹参多酚酸盐等

39 除了冠心病患者，还有哪些患者要吃阿司匹林？

按照目前阿司匹林临床应用的专家共识，动脉硬化性心血管

疾病的患者，包括冠心病、安装过心脏支架、急性心肌梗死、既往心肌梗死、冠状动脉搭桥术后、颈动脉狭窄、急性脑梗死、既往脑梗死及一过性脑缺血患者等，只要没有禁忌证，都应长期口服阿司匹林，用量是每天75～150 mg。另外，合并以下3项及以上危险因素者，也建议长期服用阿司匹林，用量是每天75～100 mg。

（1）年龄：男性≥50岁或女性绝经期后。

（2）高血压：血压应控制在<140/90 mmHg。

（3）高胆固醇血症：总胆固醇（TC）>6.22 mmol/L（240 mg/dL）或LDL-C≥4.14 mmol/L（160 mg/dL）。

（4）糖尿病：空腹血糖≥7.0 mmol/L或餐后血糖≥11.1 mmol/L，糖耐量试验2小时血糖≥11.1 mmol/L。

（5）早发心血管疾病家族史：一级男性亲属发病<55岁，一级女性亲属发病<65岁（一级亲属：父母、子女以及同父母的兄弟姐妹）。

（6）肥胖：体重指数≥28 kg/m^2。

（7）吸烟。

40 阿司匹林应该什么时候吃？阿司匹林有哪些副作用？

口服阿司匹林要记住每日餐前半小时服用，长期服用阿司匹林的作用是持续性的，早晚没有多大区别，关键是坚持。

任何药物都具有“双面效应”，阿司匹林也不例外。使用过程中最常见的是胃肠道不良反应，包括恶心、反酸、胃灼热、不消化，以及消化道出血（黑便、严重者呕血）等。此外，服用阿司匹林出现牙龈出血、皮肤出血点、淤点、淤斑也是比较常见的，出现这些情况应该找医生咨询一下是否需要调整剂量。

41 哪些人要注意阿司匹林的副作用?

有消化道溃疡、出血病史，或年龄在65岁以上使用激素和消化不良或胃食管反流病、有幽门螺杆菌感染的患者，在使用阿司匹林时应使用胃肠保护药物，有效减少潜在的胃肠道不良反应。

42 支架植入术后为什么要终身服用阿司匹林?

患者接受支架植入后，血管内皮短时间内无法完全康复，有很大可能性形成新的支架内血栓，积极的抗血小板治疗，在支架内皮化的过程中，阻碍新的血栓形成。下图示支架内血栓形成，左图为支架内皮化不良，血栓形成；右图为支架被血管内皮细胞覆盖，不发生血栓。

预防支架内血栓形成是长期口服阿司匹林片的理由。

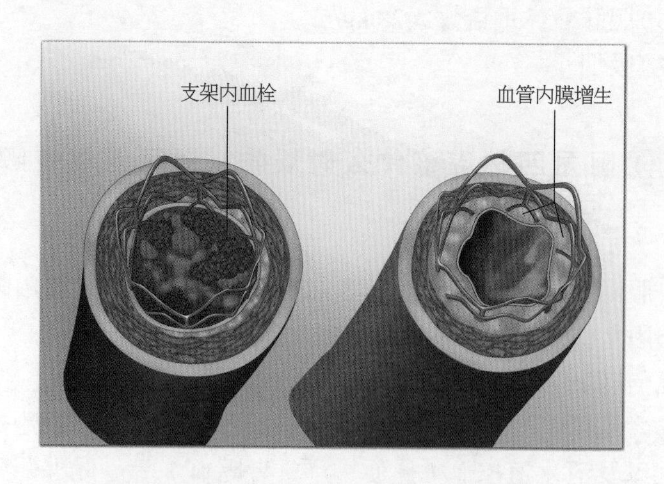

43 放了支架后，氯吡格雷、替格瑞洛片可以调换吗?

可以，如果没有药物不良反应，通常不需要调换。如果氯吡格雷片换成替格瑞洛片，只需要停药，直接改服替格瑞洛片即可；如果替格瑞洛片换氯吡格雷，需要第一天增加剂量，至少口服氯吡格雷4片一次，然后每天1片（75 mg）即可。这是因为氯吡格雷发挥作用时间长，需要大剂量强化治疗一次。

44 放了支架一年内，口服阿司匹林片发生了胃出血怎么办？

首先要停药2～3天，等待出血停止。其次，需要消化科会诊检查，查找并治疗出现的病因。第三，如果是阿司匹林引起胃黏膜糜烂导致，需要加用质子泵抑制剂（PPI）类药物、泮托拉唑等口服。第四，替换阿司匹林为西洛他唑片50 mg，一天2次；或者吲哚布芬片一天1次。

45 放了支架，同时又有房颤、脑卒中怎么吃药？

心血管指南有规定，如果容易发生血栓的患者，支架后服用利伐沙班15 mg，或者艾多沙班30 mg，+氯吡格雷75 mg+阿司匹林100 mg，三药吃1个月，2～12个月后停用阿司匹林。出血风险大的患者，放置支架后服用利伐沙班15 mg，或者艾多沙班30 mg，+氯吡格雷75 mg+ 阿司匹林100 mg，三药吃7天，7天～12个月后停用阿司匹林，一年后口服利伐沙班即可。

心血管指南批准用于冠心病合并房颤患者抗血小板药的选择

<table>
<tr><td rowspan="2">达比加群[2]</td><td>150 mg BID</td><td>推荐剂量</td><td rowspan="2">以下患者需进行血栓栓塞和出血风险评估：
• 年龄75～80岁
• 中度肾损害
• 胃炎、食管炎、胃食管反流
• 出血风险增加（如，同时接受阿司匹林/氯吡格雷治疗）
• 出血风险较高的患者推荐使用达比加群110 mg BID[1]</td></tr>
<tr><td>110 mg BID</td><td>≥80 岁的患者，或同时使用维拉帕米</td></tr>
</table>

药物	剂量	说明
利伐沙班[3]	20 mg OD	推荐剂量
	15 mg OD	CrCl 15 ～ 49 mL/min的患者
阿哌沙班‡ [4]	5 mg BID	推荐剂量
	2.5 mg BID	具有≥2个下列情况的患者：年龄≥80岁，体重≤60 kg，血肌酐≥1.5 mg/dL
艾多沙班[5]	60 mg OD	推荐剂量
	30 mg OD	CrCl 15~20 mL/min的患者，或≤60 kg，或同时使用强P糖蛋白抑制剂*

‡ 利伐沙班在国内获批适应证只有治疗和预防深静脉血栓和肺栓塞；BID：一天2次；OD：一天1次；CrCl：肌酐清除率

1. 中华心血管病杂志血栓循证工作组.中华心血管病杂志，2014，42（5）. 2. Pradaxa: EU SPC, 2016. 3. Xaretto: EU SPC, 2016. 4. Eliquis: EU SPC, 2016.5. Lixiana EU SPC, 2016.

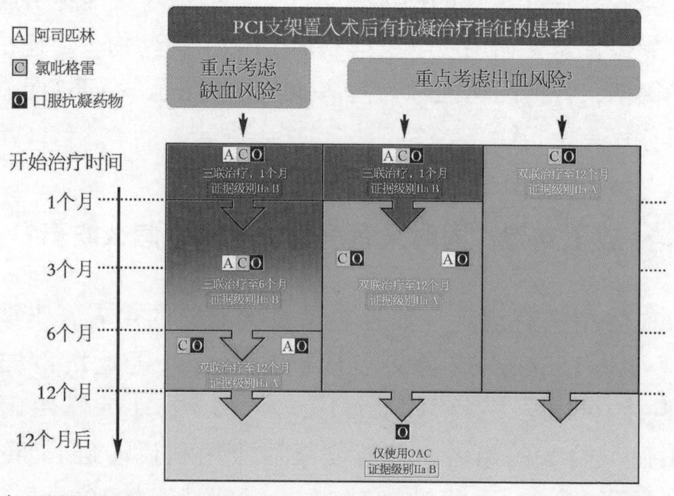

[1] 不论使用何种治疗策略，在PCI支架置入围手术期间推荐使用阿司匹林和氯吡格雷；[2] 高缺血风险被认为是一种可能增加心肌梗死风险的急性临床表现或解剖/程序特征；[3] 出血风险可通过HAS-BLED或ABC评分评估。Vaigimigli M, et al. Eur J Cardiothorac Surg, 2018 Jan 1,53(1): 34–78.

支架置入术后患者的抗栓治疗（2017 ESC冠脉疾病双联抗血小板治疗指南）

46 植入支架后需要拔牙、开刀怎么办？

目前支架后使用的抗血小板药物，阿司匹林、氯吡格雷片通常停药后7 ～ 10天药效作用才会消失，因此，停药3 ～ 7天还有部分药理作用，对于平衡防止拔牙、开刀出血，同时又避免支架内血栓形成是一个良好的窗口。就是小手术手术前停药5天，大手术前停药7天，手术后48小时后恢复抗血小板药物即可。

47 放了支架后发生脑出血怎么办？

首先是停药，至少48小时，止血。其次是神经外科检查，找出脑出血的病因并及时处理。第三，脑出血稳定后48～72小时，根据患者的具体情况，多学科医生会诊后决定何时恢复抗血小板药物口服，以及以后是否需要减量用药，这是非常专业的问题，患者无法自己选择。

48 支架植入后可以做MRI检查吗？

患者安装支架在6～8周以后就可以安全地进行MRI检查。早在2007年美国心脏学会就明确指出，几乎所有上市的冠状动脉支架产品都已经过测试，支架产品在≤3T的MRI检查中都是安全的。

49 得了冠心病，还能进行正常夫妻生活吗？

许多人错误认为冠心病患者的夫妻生活会诱发患者再次发病。事实上，这种情况很少发生。通常夫妻生活可使心率加快到130次/分，随之血压也会有所升高，这个心率水平仅仅相当于中等强度的运动。如果患者能够在10～5秒内爬完20步楼梯未感呼吸急促、胸痛等症状，心跳与安静时相比增加不超过20～30次/分，或进行心脏负荷试验，最大心脏负荷>5 METs，进行性生活是安全的。METs为代谢当量，是指运动时代谢率对安静时代谢率的倍数，用来评估运动时热量消耗的大小；医院可以做这个检查。人在坐着不动的时候，身体的METs为1，性生活时METs在3～5。

一般情况下，我们建议患者出院2～4周后可以重新开始夫妻生活，量力而为。如患者在夫妻生活时出现心绞痛或其他相关不适，应及时停止并就医，同时我们建议患者在性生活的时候随时备用硝酸甘油。要特别提醒患者，西地那非（伟哥）类药物与硝酸甘油最好不要同时使用，以避免出现严重低血压。

下列这些患者属于夫妻生活高危人群，不建议进行夫妻生活，需要等待疾病得到良好控制之后再考虑，这类人群主要指：不稳定性心绞痛；血压未控制（在180/110 mmHg以上）；存在明显心力衰竭表现（心功能NYHA分级Ⅲ/Ⅳ级）；心肌梗死后2周内；肥厚性梗阻性心肌病；中到重度瓣膜病，尤其是重度主动脉瓣狭窄的患者。

50 冠状动脉植入支架后，如何运动？

运动是预防冠心病复发的手段。其实，冠心病的本质是生活方式病。大量研究表明，药物治疗基础上加上安装支架之后，与改善生活方式相结合是预防冠心病复发最有效的策略。生活方式干预重要的一环就是运动。目前，运动不仅是健身手段，也是防治冠心病的措施，已获得医学界的肯定。研究证实，通过有效强度的运动刺激，可改善血管内皮功能，稳定冠状动脉斑块，促进侧支循环建立，改善心功能，降低再住院率和病死率，提高生活质量。

51 胸部疼痛时哪些不可以忍着，不可以等待疼痛消失？

心前区疼痛是心脏病的早期症状，忽视早期症状是很危险的。正确的做法是如果胸痛超过20分钟不缓解，应该是赶紧送医院检查治疗，以防酿成大祸。心脏病早期发作的典型症状是：持续数秒至数分钟不等的胸前区疼痛；疼痛放射到双肩、颈部或双臂；

胸部不适，并伴随气短、轻微的头痛或恶心。

52 如何识别缺血性胸痛症状？

心肌梗死的标志性症状是胸前区疼痛，可以呈压迫性、紧缩感、烧灼样，一般位于胸骨后，一般持续时间较长，超过15分钟；冒冷汗、濒死感是心肌梗死胸痛的典型伴随症状，部分患者会出现恶心、呕吐、呼吸困难和晕厥；身体其他部位的疼痛也可能与心肌梗死有关，部分患者可能出现下颌痛、背痛、上腹痛等症状。通俗地说，下颚到肚脐的任何持续性疼痛都需引起重视。

53 如何在家中处理疑似心肌梗死引起的胸痛？

一旦发现疑似心肌梗死的胸痛症状，请立即停止体力活动，马上坐下或躺下；如果休息1～2分钟后胸痛症状没有缓解，有冠心病病史、医生曾经处方过硝酸甘油的患者可以舌下含服硝酸甘油1片，如果3～5分钟症状不缓解可以加服一片，如果还是效果不佳，一定要尽快前往医院。

注意：硝酸甘油不是“万灵丹”，使用前最好检测血压保证没有低血压存在；硝酸甘油不可频繁使用、不可根据“自我感觉”借来随意使用，以免救命药用错害命。此外，没有硝酸甘油片，也可以用麝香保心丸、救心丸、复方丹参滴丸等药物代替。

急性胸痛可能发生致命性危害，因此应尽快拨打120，尽量选择救护车去医院急诊，进入胸痛绿色通道。

54 急性心肌梗死时，我们应如何抢救血管？

心肌梗死最佳的救治时间是前120分钟！尽早把血管打通，恢复心肌血供；在发病（ST段抬高型心肌梗死）12小时以内也都可以抢救受损的心肌。要记住，“时间就是心肌！心肌就是生命！”目前抢救血管、恢复通畅的方法主要有介入手术和药物溶栓治疗。

介入手术治疗：目前为止，急诊支架植入、打通血管是最为迅速的、成功率最高的血管再通方式。

药物溶栓：就是使用血栓溶解药物将冠状动脉内的血栓溶解，实现血管的再通，建议溶栓在发病后2个小时内进行，因为一开始形成的血栓较松软，溶栓容易成功，但是合并脑血管疾病的患者溶栓要谨慎，因为这类患者溶栓后容易产生脑出血等严重并发症。

介入手术在发病12小时内都有很大的抢救血管价值，药物溶栓只在发病2小时内可以获得与介入手术差不多的效果。

55 急性心肌梗死能用药物保守治疗吗？

急性心肌梗死如果在12小时以内最佳方法是介入手术治疗；超过12小时的患者最好也做冠状动脉造影，了解血管情况。药物保守治疗风险大，除非是存在禁忌证的患者，比如急性发热、严重感染、对比剂过敏等。有些冠心病患者认为手术有风险，在紧急时刻不愿选择急诊介入手术。资料表明，在我国仅有30%的急性心绞痛、急性心肌梗死等患者在发病后6小时内接受了紧急介入手术；高达70%的急性冠心病患者由于种种原因选择了药物保守治疗，效果很不理想。因此，要改变这种认识上的误区，在发生急性心肌梗死时，介入治疗无疑是一种明智的选择。

56 患心肌梗死后，要好好补一补？

其实完全不需要。因为心肌梗死后心肌部分坏死，心肌会发生重构，逐渐引发心功能不全。对于患者而言，多食多餐、液体容量过多、摄入高能量食物以及易引起腹胀的饮料会导致胃肠道血流增加，而使心脏供血减少，并且加重心脏负担，诱发急性心力衰竭的发作。

57 心肌梗死患者出院回家后一定不能运动吗?

可以运动，但一定要在医生指导下制订合理的运动方案。以体力活动为基础的心脏康复可降低急性心肌梗死患者的再梗死发生率，有助于提高运动耐量和生活质量。建议患者在专业医生的指导下进行运动负荷试验，客观地评估自己的运动能力，制订合理的日常活动及运动康复计划。建议病情稳定者出院后每日进行30～60分钟中等强度有氧运动（如快步走等），每周至少5天，活动因人而异，应循序渐进，避免诱发心绞痛和心力衰竭。

58 心肌梗死支架后发生再次堵塞的可能性有多大？怎么办?

临床资料显示，药物支架后再次狭窄的可能性在3%～7%，总的发生率比较低。发生的原因有许多，包括患者的血管条件、

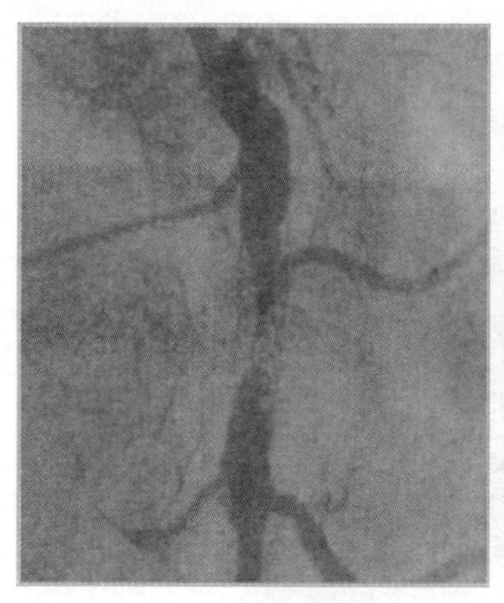

右前斜位（RAO）

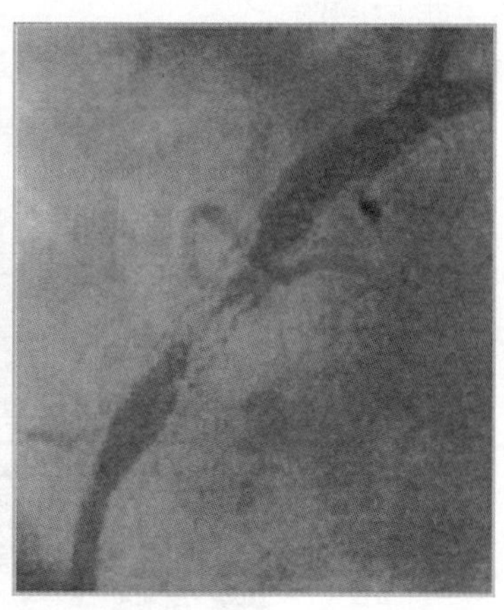

左前斜位（LAO）

花纹状支架内再狭窄，黑色为血流不通

危险因素的控制、支架植入的技术、支架大小及长度的影响等，需要综合防治。发生了支架内再狭窄，最常用的方法是再次扩张、用带刀片的切割球囊处理，最后药物球囊高压扩张；有时也在支架内重复植入支架，有时用斑块旋磨技术处理，如果狭窄不严重，可以药物保守治疗。

59 什么是冠状动脉慢性完全性闭塞（CTO）？

CTO是chronic total occlusion的简称，即冠状动脉慢性完全性闭塞，是一种较为严重的心脏疾病。2007年欧洲慢性完全闭塞病变俱乐部将CTO定义为闭塞血管段前向血流TIMI0级，且闭塞时间至少3个月。CTO往往不单单是血管狭窄，而是整个动脉的堵塞，这一过程会导致血管失去对心脏的供血和氧气。研究显示，CTO的发病率并不低，在接受冠状动脉造影的患者中有约1/4～1/3的患者存在CTO。因其手术的成功率低，并发症发生率高，对手术医师的经验及技术要求较高，往往需要具有心脏病治疗团队的医疗机构方可进行。故CTO手术又被称为冠状动脉介入医生“最后的壁垒”。

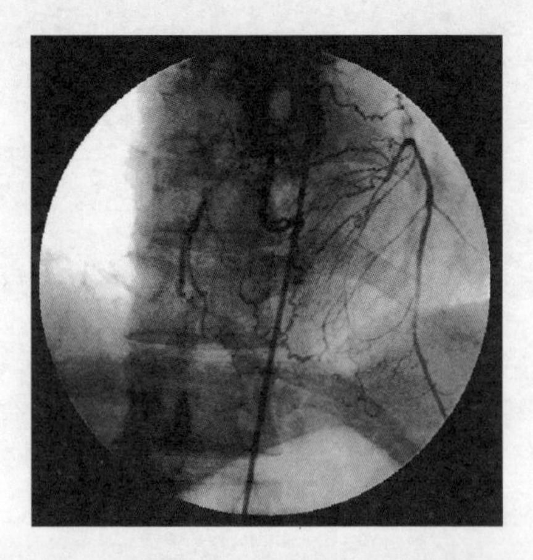

一例前降支CTO，右侧冠状动脉提供侧支循环患者的造影图

60 冠状动脉慢性完全性闭塞的临床表现有哪些?

CTO患者的临床表现往往存在较大的个体差异，大部分患者只在疾病的初期出现胸闷、胸痛，甚至一部分患者没有任何症状或只有非常轻微的劳力性心绞痛表现。导致患者就医的原因往往是疾病后期所产生的活动耐受度下降、乏力等慢性心功能不全表现，但也有少数患者在日常活动中出现突发的恶性心律失常并可诱发猝死。究其原因可能与CTO的病理过程有关，由于CTO往往发展较为缓慢，在主血支管完全闭塞后会有侧支循环形成，从而使闭塞血管仍有一定的血流供应，但侧支循环往往无法代替主支血管的血供，仅能提供相当于主支血管10%的血流供应，仅能维持静息状态的心肌存活，当心肌耗氧量增加时患者便会产生心肌缺血症状，如心绞痛、运动耐量下降等。由于这一特征，CTO又被称为冠心病中的“隐形杀手”。

61 冠状动脉慢性完全性闭塞如何治疗?

（1）生活方式的改善：CTO患者属于冠心病患者群中一种较为严重的群体，故其首先要做到的便是自身生活方式的改善，生活方式的改善有助于减慢疾病的进展，提高远期生存率非常重要。在饮食上应避免摄入油腻的食物，控制盐和糖的摄入，避免进食一些腌制的食物，如泡菜、咸菜及含糖量高的食物。建议多进食一些富含营养以及维生素的食物，如菠菜、胡萝卜、橘子等。生活上需要严格戒烟，保持大便通畅，避免情绪激动，保证充足的睡眠，避免熬夜，可以适当运动，如散步、慢跑等。但由于大多数CTO患者都存在一定程度上的心功能不全，故不建议剧烈活动，一旦出现不适，应及时停止。

（2）药物治疗：任何已经明确CTO的患者均应该接受充分合

适的药物治疗，药物治疗是CTO患者改善生活质量，提高远期生存率的基本保障。常规的药物除了有冠心病患者所必需的抗栓药物，如阿司匹林、氯吡格雷、替格瑞洛等，降血脂药物如他汀类药物、依哲麦布之外，还包括可以改善心室不良重构的血管紧张素转换酶抑制剂（ACEI）、血管紧张素Ⅱ受体拮抗剂（ARB）类药物以及可以降低心脏负荷的β受体阻滞剂等。而由于大多数CTO患者往往同时合并如糖尿病、肾功能不全等多系统的慢性疾病，故一些可以带来心脏获益的降糖药物如SGLT2类药物（如达格列净、恩格列净）、胰高糖素样肽-1受体激动剂（GLP-1RA）类药物（如利拉鲁肽、司美格鲁肽）也开始被越来越多的心血管医生所重视。

（3）手术治疗：手术治疗主要包括冠状动脉介入治疗以及外科心脏冠状动脉搭桥手术（CABG）。冠状动脉介入治疗是目前唯一可以在微创下完成CTO患者完全血运重建的方法，但由于CTO患者往往冠状动脉闭塞的时间较长，其血管内病变迂曲，钙化较为严重，应用常规器械往往难以通过闭塞段。其整个手术过程如同在伸手不见五指的岩洞中匍匐前行，难度极高，稍有不慎即有整个循环崩溃的可能，故其风险往往较高。虽然目前随着冠状动脉介入器械和技术不断的发展和进步，以及越来越多的辅助循环装置，如主动脉球囊反搏术（IABP）、体外膜肺氧合（ECMO）也被应用到手术操作中来，但CTO的总体开通率仍然较低，手术并发症发生率也较高。其根本原因是CTO介入手术对术者的要求较高，需要有经验丰富的术者才可以开展，并且有些高危手术往往需要在有心脏外科保驾护航前提下才可以进行，故常规医院往往难以开展。

目前冠状动脉介入开通CTO病变的技术策略主要分为“正向技术”和“逆向技术”两大类。正向技术是指应用指引导丝及其他器械从原有闭塞血管的近段突破闭塞段纤维帽，进入远端血管真腔，开通闭塞血管的介入治疗技术。逆向技术指利用冠状动脉闭塞后所形成的同侧或对侧的侧支循环进入并通过闭塞血管的远端，最终突破闭塞段的介入治疗技术。

62 什么是冠状动脉斑块旋磨、激光技术?

在许多复杂性冠状动脉病变中都存在钙化病变，它的存在使得PCI治疗难度大大增加，同时也对患者的生活质量及预后情况产生了重要影响。旋磨技术是目前钙化病变处理最有效的手段，可通过旋磨头的快速旋转达到斑块修饰的目的。有时候钙化病变会受到旋磨头尺寸及患者血管迂曲的限制，采用旋磨技术的手术风险及穿孔等并发症发生率将显著增加，此时准分子激光冠状动脉内斑块销蚀就能弥补这一缺点，通过光脉冲、声波效应及空泡效应实现斑块减容，裂解组织分子键，销蚀各类斑块。

63 药物球囊与支架哪个好？如何选择可降解支架?

目前药物涂层支架是血管狭窄堵塞治疗的主流方式，但部分适用的情况下使用药物球囊有优势：① 原有的支架内发生再次狭窄堵塞。② 小血管病变：小血管病变（血管直径≤2.75 mm）支架植入后再狭窄发生率高，目前研究数据显示药物球囊疗效更好。③ 分叉病变：血管分叉处狭窄，以往常采用的是双支架术，手术操作比较复杂，手术后支架内再狭窄发生率也比较高。而主支植入药物支架、分支采用药物球囊，可以大大简化手术方式，减少手术时间，目前研究数据也显示这一术式更有优势。④ 有高出血风险或近期需要外科手术患者。

总结起来，药物球囊主要的优势有以下几点：① 不存留异物：心脏微创介入手术后需要服用双联抗血小板（阿司匹林+氯吡格雷或替格瑞洛）的时间大大缩短，药物只需联合使用1 ～ 3个月，而支架植入之后则一般需要12个月。② 出血风险低：由于所需要联合服用阿司匹林和氯吡格雷（或替格瑞洛）的时间很短，出血风险大大降低，适用于那些高出血风险的人群。③ 心脏血管严重狭窄合并外科疾病需要手术，冠心病血管严重狭窄需要介入手术，支架手术后至少需要12周才能接收外科手术，而药物球囊手术后最短只要1个月即可接受外科手术。④ 血管弹性保留更好：血管狭窄后植入支架，血管狭窄得到解决，危险得以解除，但存留支架的血管弹性有所下降，特别是长支架和多个支架植入的情况，而支架内再狭窄在原位置再次植入支架者更是弹性明显下降。药物球囊由于不存留异物，血管弹性保留更优，这也是支架内再狭窄首选药物球囊治疗的重要原因。

64 冠心病患者支架植入后的长期管理

冠心病患者植入支架后，长期管理也十分重要，可以用药物预防支架再狭窄、心血管事件的发生。以下是一些长期管理措施：① 生活方式管理包括戒烟、控制体重、合理饮食、适度运动等，这些措施有助于降低心血管疾病的风险，提高患者的生活质量。② 药物治疗：患者需要长期服用药物，包括抗血小板药物（如阿司匹林、氯吡格雷）、他汀类药物、β受体阻滞剂、血压控制药物等。这些药物有助于降低心血管事件的风险，减少支架再狭窄的发生。③ 定期复查、定期随访：患者需要定期进行心电图、心脏超声、冠状动脉CTA、血脂、血糖、肝肾功能等相关检查，以监测、及时发现并处理心血管病变。定期随访是长期管理的重要环节，医生会根据患者的情况调整治疗方案，并提供健康教育和指导，帮助患者更好地管理冠心病。④ 心理支持：冠心病患者可能面临焦虑、抑郁等心理问题，需要关注并予以支持。

65 中西医结合治疗冠心病的有何进展，现有的中药中有哪些对冠心病的疗效被循证医学所证实？

中西医结合治疗在心血管疾病领域已经得到越来越多的重视

和应用，但是被循证医学证实的中药治疗冠心病的疗效相对较少，而大多数中药在这方面的疗效尚未得到充分证实。目前，国内外指南对中药治疗冠心病的推荐程度也较低，主要原因是缺乏大规模、高质量的临床试验数据支持。如下几种中药被一些研究证实对冠心病有一定的疗效。

（1）丹参：丹参提取物可以用于冠心病的治疗，尤其是稳定型心绞痛。一些研究表明，丹参提取物可以改善心肌缺血、减轻心绞痛症状，并且对冠状动脉的扩张作用有一定的帮助。

（2）积雪草：一些研究表明，积雪草具有抗氧化和抗炎作用，可以改善心血管功能，减少动脉粥样硬化斑块的形成，从而有助于预防和治疗冠心病。

（3）川芎：川芎被用于治疗冠心病和心绞痛已有一定的历史。它具有活血化瘀、扩张血管等作用，可以改善心肌缺血、减轻心绞痛症状。

需要注意的是，尽管这些中药在一些研究中显示出一定的疗效，但其作用机制、治疗效果和安全性还需要更多的研究来加以验证。因此，在选择中药治疗冠心病时，应该在医生的指导下进行，并结合个体情况合理的选药和用药。

66 冠心病支架手术后胸痛不止有什么原因？如何处理？

经常有患者植入支架后胸痛，早期胸痛的原因可能有：① 支架植入手术中斑块碎片脱落，堵塞心肌小血管；② 支架撕裂血管狭窄处，出现血管炎症反应；③ 手术中小血管闭塞；④ 支架覆盖不全，血管夹层；⑤ 支架内血栓形成；⑥ 支架再狭窄；⑦ 其他部位的血管斑块发病，出现心绞痛；⑧ 微循环障碍，血流慢；⑨ 冠状动脉痉挛；⑩ 肋间神经痛等心脏外原因。可见原因林林总总，需要到医院随访、评估。大部分情况下血管炎症反应及微循环障碍口服硝酸盐类药物、尼可地尔、曲美他嗪等就可以缓解，不必焦虑。

67 冠心病合并脑梗死怎么办?

如上所述，冠心病、脑梗死同属动脉粥样硬化疾病，治疗方案基本相同，冠心病的抗血小板药物对脑梗死同样有效，如果不合并房颤，通常不需要增加药物剂量。

第六章
高 血 压 病

Jennifer供职于四大会计师事务所，父母生活在北方。4年前大学毕业来到上海工作，拼命女郎一枚，除了加班就剩加班了，短短几年就快成合伙人了。不过，工作太忙，就对家人疏于照顾。前段时间父母来电话说，家里舅舅发现了急性脑梗死，还好抢救及时，未酿成严重后果，母亲说最近自己的血压波动挺大的。Jennifer心生担忧，赶忙给母亲买了可以远程监测的血压计，在上海就可以了解自己母亲的血压情况。顺便给自己量了血压，电子屏上显示150/98 mmHg，吓了自己一跳。她高血压了吗？怎么才30岁出头就高血压了呢？她该注意什么呢？

一、基础知识

1 什么是高血压？

高血压是指动脉血压增高（通常测量手臂的动脉——肱动脉的压力）。目前我国高血压指南定义高血压为诊室测手臂血压，收缩压≥140 mmHg，或舒张压≥90 mmHg。

中国高血压联盟按高血压的程度进行了分级，见下表。

血压水平的定义和分类

分　类	收缩压（mmHg）	舒张压（mmHg）	
正常血压	<120	和	<80
正常高值	120～139	和/或	80～89
高血压	≥140	和/或	≥90
1级高血压（轻度）	140～159	和/或	90～99
2级高血压（中度）	160～179	和/或	100～109
3级高血压（重度）	≥180	和/或	≥110
单纯收缩期高血压	≥140	和	<90

注：当收缩压与舒张压属不同级别时，应该取较高的级别分类。

2 如何确定是高血压？

测量血压的方法有创伤性及无创性两类方法。① 创伤性测量：直接穿刺动脉，在血管内插入导管测量，通常在心血管造影检查、麻醉、抢救中应用。② 医院诊室测血压：指在医院门诊或者病房，由医生通过水银汞柱血压计或者电子血压计给患者绑上袖带，充气加压后测血压。由于医生接受过专业训练的原因，检测较准确；但部分患者见到医生后紧张，存在白大衣效应，即在医院血压高，回家后血压正常。③ 24小时动态血压监测：在医院安装上一个小机器，带回家后机器定时自动测量患者血压，能反映患者血压的动态改变。④ 家庭自测血压：指患者自己在家应用家用血压计测量的血压，更能反映血压的自然状态。国外的研究表明，这些方法同等有效。只要在休息15分钟以上、不同的时间内2次以上测量血压超过140/90 mmHg，就是高血压。

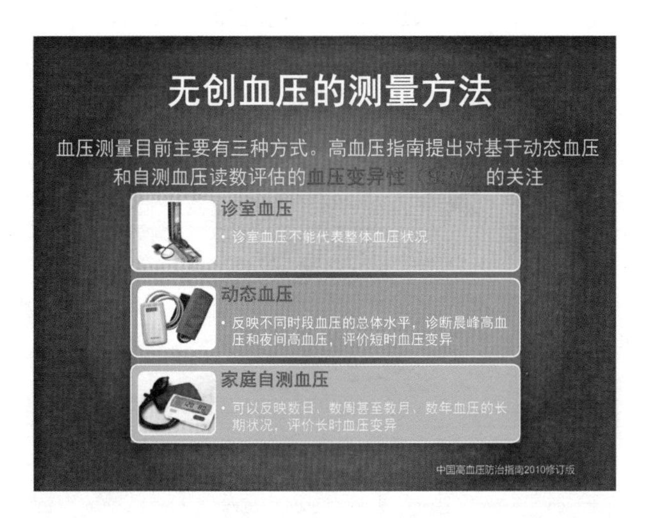

24小时动态血压高血压的定义（引自2013年ESH/ESC高血压管理指南）

时间或地点	收缩压（mmHg）		舒张压（mmHg）
诊室血压	≥140	和/或	≥90
动态血压 白天（或清醒状态）平均	≥135	和/或	≥85
晚上（或睡眠状态）平均	≥120	和/或	≥70
24小时平均	≥130	和/或	≥80
家庭自测血压	≥135	和/或	≥85

3 自己在家多次血压测量有波动，但都在正常范围，是否有问题？

正常人血压、心率应该有波动，高高低低，医学上称为血压变异性（BPV）及心率变异性（HRV）。正常的24小时动态血压，早上高、夜晚低，呈现“勺子”的形态。心率也基本同步，上午快、夜间慢。如果一个人血压一天到晚都不波动，是心血管功能异常的表现，容易心律失常、猝死；因此，在正常范围内血压波动是心血管系统健康的表现，不要焦虑。

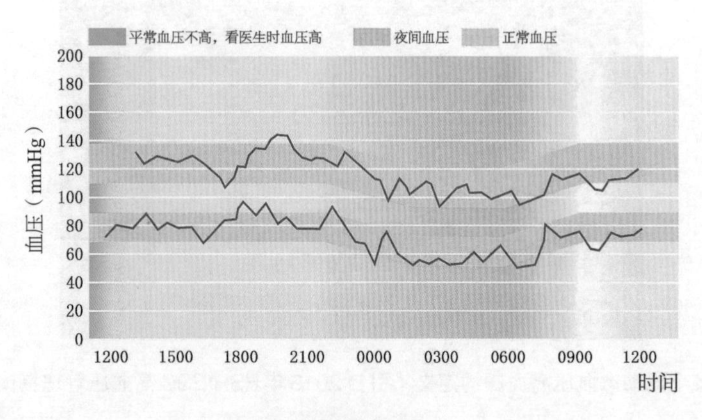

24小时动态血压

4 为什么会出现高血压?

目前高血压病因还没有完全搞清楚，与基因遗传、精神紧张（交感神经兴奋）、内分泌失调、肥胖、酗酒、糖尿病血管硬化等多种因素有关。按照高血压的原因进行高血压分类：原发性高血压和继发性高血压。基于目前的医学发展水平和检查手段，能够发现导致血压升高的确切病因，称之为继发性高血压；反之，不能发现导致血压升高的确切病因，则称为原发性高血压。原发性高血压占90%以上。

原发性高血压除了遗传因素不能控制以外，目前明确的高血压病因还包括水钠潴留、神经内分泌活性增高、肥胖代谢等可控制因素，这一部分是可以通过生活方式的调整来改善的。

继发性高血压的原因更多，如库欣综合征、醛固酮增多症、甲状腺功能亢进、肾动脉狭窄、肾功能不全等。

5 哪些人容易出现高血压?

Jennifer的母亲有高血压，那么Jennifer就属于高血压的易感人群，遗传是很重要的危险因素。

其次，工作压力大、焦虑、不注意锻炼，工作状态是久坐的人群，吃的也比较咸，摄入的饱和脂肪酸较多，那么这些生活方式将导致你体型肥胖，腹围较大，让你成为高血压的易患人群。

睡眠呼吸暂停也是很常见的易感高血压的人群，如果出现睡眠呼吸暂停，必须要好好治疗啦。

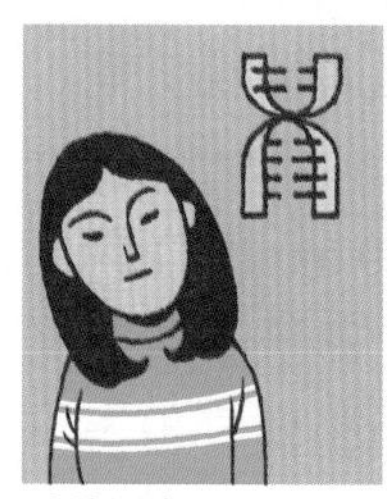

遗传因素

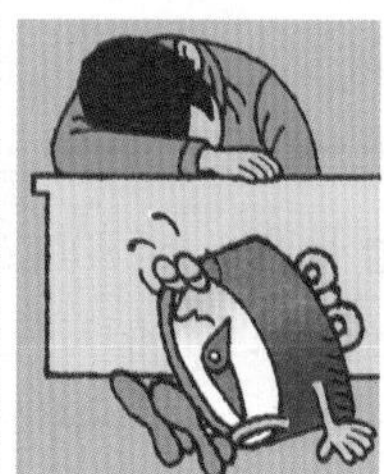

缺少锻炼

过度疲劳

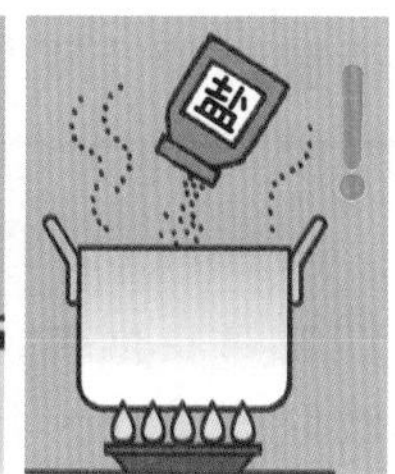

饮食偏咸

6 高血压有哪些危害?

高血压的危害在于：① 血压急剧升高，导致动脉破裂，出现脑出血等问题危及生命。② 血压长期升高，出现内脏功能的慢性损害。例如大脑：发生脑出血及脑梗死的大多数患者与高血压有关，是我国的重要死亡原因；心脏：诱发动脉粥样硬化、动脉堵塞、心绞痛、心力衰竭发生；肾脏：诱发肾功能不全，出现尿毒症。

高血压的慢性损害早期没有任何症状，一旦发生心肌梗死或者脑梗死，患者及其家人的生活质量将严重受损，这时就不是一粒普通的降血压药可以控制病情和挽救心肌的了。因此，早期发现血压升高，积极控制血压非常重要，千万不可讳疾忌医。

7 什么是高血压危象？哪些情况下高血压需要到医院急诊处理？

高血压危象指短期内血压急剧升高（收缩压>180 mmHg或舒张压>120 mmHg），常伴有一系列严重症状，甚至危及生命的一类情况，分为高血压急症和高血压亚急症两大类。

高血压急症指血压急剧升高并伴发急性内脏功能的损害（见下表），包括高血压脑病、脑梗死、颅内出血、急性左心力衰竭、主动脉夹层、肾功能衰竭、子痫。高血压急症需要急诊或住院治疗，静脉用药控制血压。高血压脑病为高血压急症中的一种，以急性脑水肿、颅内压升高、脑功能障碍为主，患者出现头痛、视物模糊、呕吐、意识障碍。

高血压亚急症指虽然血压显著升高（>180/120 mmHg）但不伴急性靶器官损害，通常不需要急诊处理，但应立即给予口服降压药物联合治疗，并仔细评估和监测高血压导致的靶器官损害，确定高血压的可能原因。

常见的需要到医院急诊科就诊的高血压见下表。

需要急诊就医的高血压

伴有视乳头水肿的急进型恶性高血压
脑血管 高血压脑病（头痛、恶性、呕吐、看不清楚东西） 动脉硬化性脑梗死具有严重高血压者（高血压伴有明显卒中症状） 颅内出血（高血压、四肢活动异常）
高血压病伴以下心脏病发作 急性主动脉夹层（高血压剧烈胸痛） 急性左心功能衰竭（高血压剧烈呼吸困难、出冷汗、不能平卧） 急性心肌梗死（高血压胸痛、胸闷20分钟不好转） 冠状动脉搭桥术后（心脏手术后血压控制不好）

（续表）

高血压肾脏疾病 急性肾小球肾炎 肾移植后严重高血压
过度的循环儿茶酚胺水平 嗜铬细胞瘤（血压突然剧烈升高、有时又正常、忽高忽低） 突然停抗高血压药物后的血压剧烈反弹
子痫（怀孕后高血压伴有抽筋）
外科手术后 术后严重高血压 高血压术后血管缝线出血

高血压危象的症状与体征非常明显，若不给予处理，患者可能很快死于严重的脑损伤或肾损伤。若无有效的治疗手段，恶性高血压1年生存率不超过25%，5年生存率不超过1%，所以要高度重视。

8 治疗高血压有哪些方法？

高血压的治疗方法分为药物治疗及非药物治疗两大类。

（1）非药物治疗

1）行为干预：改变生活习惯，多运动，控制体重（体重降低1 kg，血压可下降2 ～ 4 mmHg），少吃盐，改善睡眠质量，多吃蔬菜、水果等健康生活方式，这些方法也可以控制血压，并不是所有的高血压均需要药物治疗。

2）高血压手术治疗：包括肾动脉交感神经射频消融治疗、颈动脉迷走神经刺激仪治疗、下肢动静脉造瘘分流治疗等方法。

（2）药物治疗：服用抗高血压的西药、中药，是治疗高血压的主要方法。

9 常用高血压非药物降压措施的内容及效果预测

高血压可以通过改变生活方式、运动、针灸、器械治疗等控制血压，这些措施在高血压早期、无器质性脏器损害、因情绪波动而发生的高血压患者中有效果；当然也可以作为药物治疗的补充，联合使用。

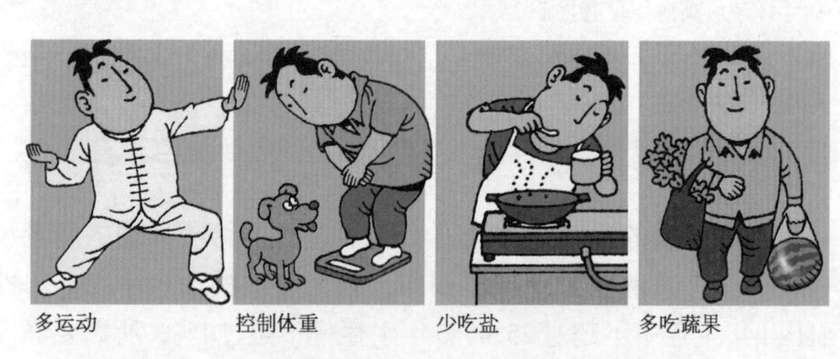

多运动　控制体重　少吃盐　多吃蔬果

常用非药物降压措施的内容及预测效果见下表。

常用非药物降压措施的内容及预测效果

内容	目　标	手 段 措 施	收缩压下降范围
减少钠盐摄入	每人每日食盐量逐步降至6 g以下	日常生活中食盐主要来源为腌制、卤制、泡制的食品以及烹饪用盐，应尽量少用上述食品 建议在烹调时尽可能用量具（如盐勺）称量加用的食盐 用替代产品，如代用盐、食醋等	2 ～ 8 mmHg
规律运动	强度：中等量；每周3 ～ 5次；每次持续30分钟左右	运动的形式可以根据自己的爱好灵活选择，步行、快走、慢跑、游泳、气功、太极拳等均可 应注意量力而行，循序渐进。运动的强度可通过心率来反映，可参考脉率公式 目标对象为没有严重心血管病的患者	4 ～ 9 mmHg

（续表）

内容	目　　标	手段措施	收缩压下降范围
合理膳食	营养均衡	食用油，包括植物油（素油），每人<0.5两/日 少吃或不吃肥肉和动物内脏 其他动物性食品也不应超过1～2两/日 多吃蔬菜、水果，每日400 g 每人每周可吃蛋类5个 适量豆制品或鱼类	8～14 mmHg
控制体重	BMI（kg/m^2）<24；腰围：男性<85 cm，女性<80 cm	减少总的食物摄入量 增加足够的活动量 肥胖者若非药物治疗效果不理想，可考虑辅助用减肥药物	5～20 mmHg/减重
戒烟	彻底戒烟；避免被动吸烟	宣传吸烟危害与戒烟的益处 为有意戒烟者提供戒烟帮助，一般推荐采用突然戒烟法，在戒烟日完全戒烟 戒烟咨询与戒烟药物结合 公共场所禁烟，避免被动吸烟	——
限制饮酒	每天白酒<1两，葡萄酒<2两，啤酒<5两	宣传过量饮酒的危害：过量饮酒易患高血压 高血压患者不提倡饮酒；如饮酒，则少量 酗酒者逐渐减量；酒瘾严重者，可借助药物	2～4 mmHg

10 临床常用降压药物及其用法

临床常用降压药物及其用法见下表。

临床常用降压药物及其用法

口服降压药物	每天剂量（mg）	分服次数	主要不良反应
利尿药			
噻嗪类利尿药			血钾减低，血钠减低，血尿酸升高
双氢氯噻嗪	12.5 ～ 25	1	
氯噻酮	12.5 ～ 25	1	
吲哒帕胺	0.625 ～ 2.5	1	
吲哒帕胺缓释片	1.5	1	
襻利尿药			血钾减低
呋塞米	20 ～ 80	2	
保钾利尿药			血钾增高
阿米洛利	5 ～ 10	1 ～ 2	
氨苯蝶啶	25 ～ 100	1 ～ 2	
醛固酮受体拮抗剂			血钾增高
螺内酯	25 ～ 50	1 ～ 2	
B受体阻滞剂			支气管痉挛，心功能抑制
普萘洛尔	30 ～ 90	2 ～ 3	
美托洛尔	50 ～ 100	1 ～ 2	
阿替洛尔	12.5 ～ 50	1 ～ 2	
倍他洛尔	5 ～ 20	1	
比索洛尔	2.5 ～ 10	1	
α/β 受体阻滞剂			体位性低血压，支气管痉挛
拉贝洛尔	200 ～ 600	2	

（续表）

口服降压药物	每天剂量（mg）	分服次数	主要不良反应
卡维地洛	12.5 ～ 50	2	
阿罗洛尔	10 ～ 20	1 ～ 2	
普利（ACEI）类			咳嗽，血钾升高，血管性水肿
卡托普利	25 ～ 100	2 ～ 3	
依那普利	5 ～ 40	2	
苯那普利	5 ～ 40	1 ～ 2	
赖诺普利	5 ～ 40	1	
雷米普利	1.25 ～ 20	1	
福辛普利	10 ～ 40	1	
西拉普利	2.5 ～ 5	1	
培哚普利	4 ～ 8	1	
喹那普利	10 ～ 40	1	
群多普利	0.5 ～ 4	1	
地拉普利	15 ～ 60	2	
咪哒普利	2.5 ～ 10	1	
沙坦类（ARB）			血钾升高，血管性水肿
氯沙坦	25 ～ 100	1	
缬沙坦	80 ～ 160	1	
厄贝沙坦	150 ～ 300	1	
坎地沙坦	8 ～ 32	1	
替米沙坦	20 ～ 80	1	
奥美沙坦	20 ～ 40	1	

（续表）

口服降压药物	每天剂量（mg）	分服次数	主要不良反应
钙拮抗剂			
二氢吡啶类			水肿，头痛，颜面潮红
氨氯地平	2.5 ～ 10	1	
非洛地平	2.5 ～ 20	1	
尼卡地平	60 ～ 90	2	
硝苯地平	10 ～ 30	2	
缓释片	10 ～ 20	2	
控释片	30 ～ 60	1	
尼群地平	20 ～ 60	2	
尼索地平	10 ～ 40	1	
拉西地平	4 ～ 6	1	
乐卡地平	10 ～ 20	1	
非二氢吡啶类			房室传导阻滞，心功能抑制
维拉帕米	90 ～ 180	3	
地尔硫䓬	90 ～ 360	3	
α受体阻滞剂			体位性低血压
多沙唑嗪	1 ～ 16	1	
哌唑嗪	2 ～ 20	2 ～ 3	
特拉唑嗪	1 ～ 20	1 ～ 2	

（续表）

口服降压药物	每天剂量（mg）	分服次数	主要不良反应
中枢作用药物			
利血平	0.05 ～ 0.25	1	抑郁，心动过缓，消化性溃疡
可乐定	0.1 ～ 0.8	2 ～ 3	低血压
可乐定贴片	0.25	1/周	皮肤过敏
甲基多巴	250 ～ 1000	2 ～ 3	肝功能损害，免疫失调
莫索尼定	0.2 ～ 0.4	1	镇静
利美尼定	1	1	心悸，乏力
直接血管扩张药			
米诺地尔	5 ～ 100	1	多毛症
肼屈嗪	25 ～ 100	2	狼疮综合征

11 什么时候要开始药物治疗？如何选择降血压药物？

对于高血压患者需要服药，很多患者都有所顾忌，希望不吃药治疗血压是最好的，事实上，部分轻度血压升高的患者单纯通过饮食和运动确实可以控制血压，但这并不适用于所有高血压患者群。

发现高血压就需要药物治疗的主要情况有：① 首次发现血压超过160/100 mmHg者；② 已有心血管系统疾病的高血压患者，包括动脉斑块形成、冠心病、支架手术后、心力衰竭、糖尿病、肾脏病、脑梗死等，均需要吃药；③ 高血压、心血管疾病危险分层高危的患者。

高血压药物的选择参考下图。

中国高血压指南推荐联合治疗方案

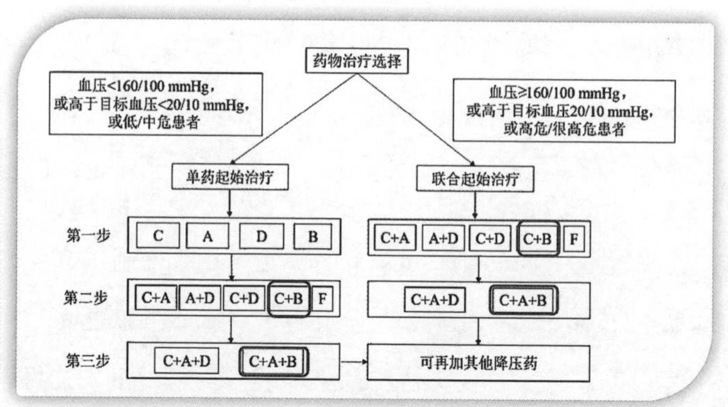

注：A：ACEI或ARB；B：β受体阻滞剂；C：二氢吡啶类钙通道阻滞剂；D：噻嗪类利尿剂；α:α受体阻滞剂
ACEI：血管紧张素转换酶抑制剂；ARB：血管紧张素Ⅱ受体阻滞剂；F：低剂量固定复方制剂

2018年中国高血压防治指南(修订版)

12 高血压患者为什么要进行危险分析？如何分析？

根据中国高血压病治疗指南，医生会根据每个人的危险因素、靶器官损伤、伴随疾病情况，进行危险分层。根据危险分层，危险分析的目的在于：① 决定适当的给药时机和药物剂量。对于低危患者，建议给予3个月的生活方式调整期，通过运动、饮食、自我监测血压的方式来改善血压；若3个月后，血压仍不能达标，我们就要开始启动药物治疗；中危患者的宽限期是1个月；但对于高危和很高危的患者，必须立即启动药物治疗。② 找出预后差的重点人群进行强化治疗，重点监测及保护，见下表。

高血压患者心血管危险分层

其他危险因素和病史	血压（mmHg）		
	1级高血压	2级高血压	3级高血压
无	收缩压40～159或舒张压90～99	收缩压60～179或舒张压100～109	收缩压≥180或舒张压≥110

（续表）

其他危险因素和病史	血压（mmHg）		
	1级高血压	2级高血压	3级高血压
1～2个其他危险因素	低危	中危	高危
≥3个其他危险因素或靶器官损害	中危	中危	很高危
临床并发症或合并糖尿病	高危	高危	很高危
	很高危	很高危	很高危

将合并糖尿病患者划为很高危人群。

常见的危险因素通常有吸烟、高脂血症、糖尿病、冠心病、心力衰竭、肾脏病等，一般高血压合并3个以上危险因素肯定是高危人群。

13 高血压的控制目标是多少?

降压目标简单来说，通过生活方式调整和药物治疗将血压至少下降至≤140/90 mmHg，对糖尿病或慢性肾病的降压标准更加严格。

新版的高血压病指南定义认为高危高血压患者（合并冠心病、糖尿病、慢性肾病、心力衰竭、卒中）的降压目标必须<130/80 mmHg。其他人群的降压目标也以<130/80 mmHg为宜。部分高血压患者可不必立即进行药物干预，可以用生活方式干预的调压手段（运动、饮食等）先行干预，但当收缩压≥140 mmHg时，必须立即启动药物治疗。

中国高血压指南降压目标

降压对象（高血压）	目标水平（mmHg）
普通人群	140/90
冠心病、糖尿病、卒中、心衰患者	130/80
糖尿病、肾脏病患者	125/75
80 岁以上老年收缩压	150

14 降低血压有什么好处?

高血压指南推荐的目标血压是通过大量临床数据统计出来的最佳值。血压降到这些目标血压，可以明显减少心血管病的发生率，延长寿命。

降压可以带来明显的心脑血管保护作用

收缩压每降低10～12 mmHg
和/或舒张压每降低5～6 mmHg

脑卒中
风险
减少
38%

冠心病
减少
16%

总的
主要
心血管
事件
减少
20%

国际大量随机化对照的降压临床试验

15 什么样的情况才叫“顽固性高血压”，危害性如何？

在血压测量正确的前提下，大多数高血压患者在改善生活方式的基础上，经药物治疗后血压能得到满意控制，但有少数患者即使服用了搭配合理且可耐受剂量的3种或以上降压药物（包括利尿剂）治疗≥1个月后，血压仍在目标水平之上，称为顽固性高血压。

顽固性高血压如果不控制，2年左右大概率发生肾功能不全、心肌肥厚、脑卒中，病死率成倍增加。

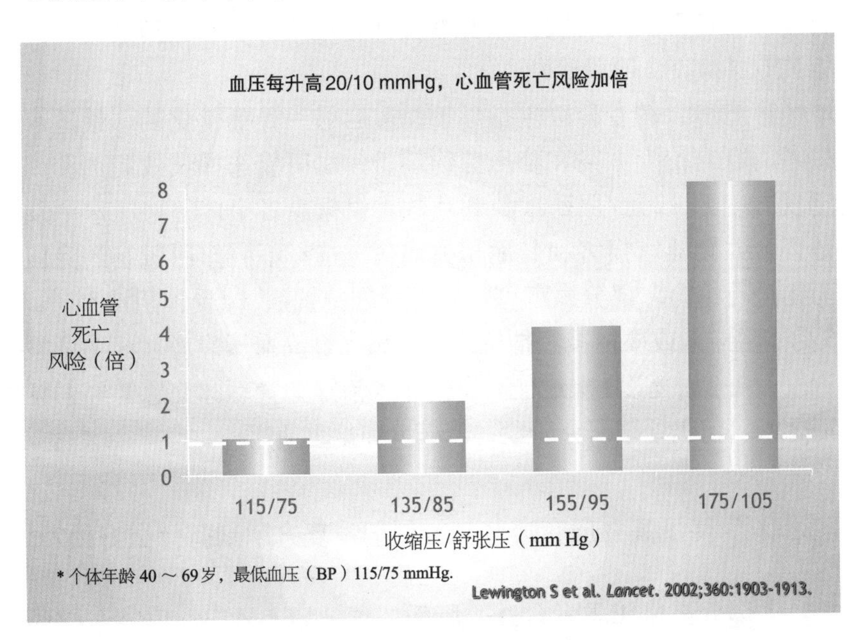

血压与心血管死亡风险的关系

16 顽固性高血压该怎么办？

第一步：需查找血压下降不理想的原因，比如：不注意饮食控制，有吸烟、过多饮酒、喝浓咖啡、高盐高脂低纤维摄入等不良习惯，运动过少，体重控制不力，情绪欠佳，长期焦虑，睡眠障碍，夜间打呼噜严重，伴有慢性疼痛性疾病，不按医嘱服药而是按照病友或药店推荐服药，不定期去医院复诊，是否正在服用升高血压的药物（如口服避孕药、非甾体类抗炎药、糖皮质激素、拟交感类药、环孢霉素、促红细胞生成素、可卡因、甘草、麻黄素等），这些影响因素不清除会严重影响降压药物治疗效果。

第二步：应排除导致顽固性高血压的继发病因，如原发性醛固酮增多症、嗜铬细胞瘤、库欣综合征、垂体瘤、肾实质性病变、肾血管性疾病、系统性红斑狼疮、主动脉缩窄、阻塞性睡眠呼吸暂停综合征等。对高度疑似有继发性高血压的患者，需进一步到相关专科检查，明确诊断。

第三步：在专科医生指导下，重启另一种更优化的、最适合患者的联合治疗方案和降压药物剂量，尽可能选择长效制剂和固定复方制剂，减少服药次数和片数。根据患者个体的血压水平及是否合并靶器官损害和其他相关疾病，选择不同作用机制的降压药物进行组合。部分患者可加用醛固酮拮抗剂、α受体阻滞剂、α/β受体阻滞剂或中枢神经拮抗剂等。顽固性高血压患者在药物调整阶段，每2周复诊1次最佳。有创介入治疗如肾动脉交感神经射频消融术目前仍处于研究阶段，需谨慎和慎重使用。

17 降低高血压有哪些复方制剂？复方制剂有什么好处？

大部分高血压患者合并心脏病、肾脏病、卒中，单靠一种药物不能达到降压目标，需要联合用药。临床上一个患者同时患多种疾病很常见，每天要吃一大把药物，对于吞咽困难、记忆力差的老年人有许多不便，因此，药厂根据药理机制将相互增加效果的药物做成复方制剂，可以达到减少费用、服用方便、降低不良反应、用药依从性的效果，这些制剂层出不穷。

目前市场上高血压常用复方制剂如下。

目前市场上高血压常用复方制剂

钙拮抗剂+其他类	沙坦类+利尿剂	普利类+利尿剂
氨氯地平缬沙坦平	缬沙坦氢氯噻嗪	培哚普利吲达帕胺
氨氯地平培哚普利平	氯沙坦氢氯噻嗪	卡托普利氢氯噻嗪
氨氯地平比索洛尔	替米沙坦氢氯噻嗪	
	奥美沙坦氢氯噻嗪	

18 中药在降低高血压中的效果如何?

中药是祖国医学的瑰宝，目前的许多降血压药物最初也是从植物中提取的，例如从罗布麻中提取的利血平，因此，发挥中药降血压作用方面还大有可为，一方面可以采用辨证施治的方法，煎服汤剂调整血压；同时也可以使用市场上已有的中药复方制剂控制血压，例如珍菊降压片、复方降压片、降压0号片等，对于部分患者也是一种治疗选择，关键是否达到目标血压。

二、出院备忘录

高血压患者出院后，要注意以下事项，以长期管理血压水平，预防或稳定心脑血管事件发生。

（1）坚持服药：高血压患者出院后，必须坚持服用高血压药物来控制血压。降压药不能吃吃停停，调整药物尽量根据医嘱进行。

（2）自测血压、心率，并做好记录：建议每次服用降压药物前自测血压、心率，并做好记录，方便随访时回顾血压控制情况。家庭自测血压的记录是调整药物的重要依据。

（3）定期检查：高血压患者应注意半年到一年随访一次肝肾功能、血脂、血糖、尿常规（尿白蛋白/肌酐），长期服用利尿剂的患者，应该随访电解质。

（4）有严重症状时及时就诊：如果收缩压>180 mmHg或舒张压>120 mmHg，或已出现头痛、恶心等症状，应及时到医院急诊就诊，医生根据情况判断，可能需要静脉用药控制血压。

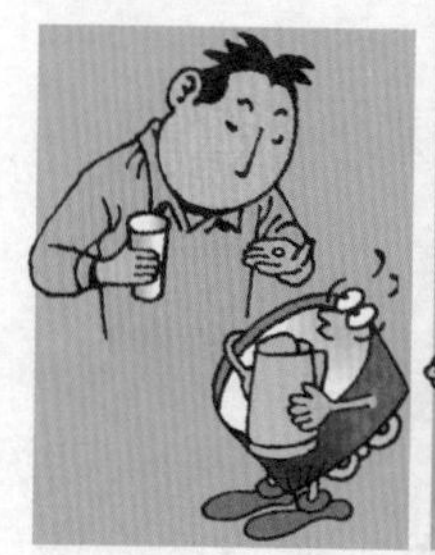
坚持服药

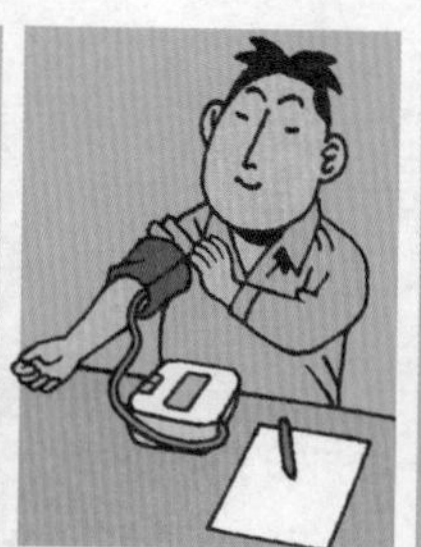
自测血压、心率，做好记录

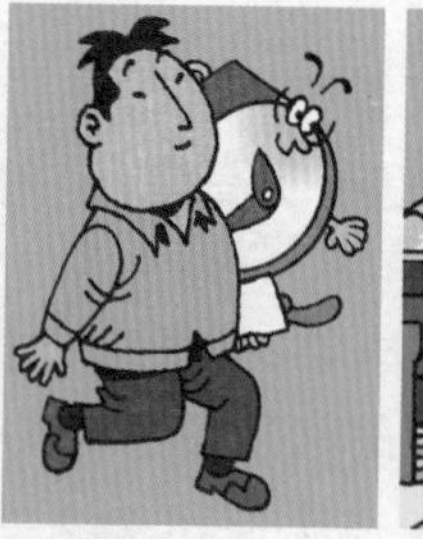
定期检查

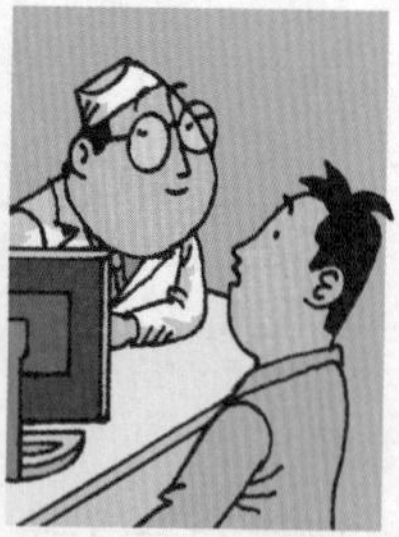

有严重症状时及时就诊

三、常见问题

1 电子血压计可信吗？

一台好的血压计对于诊断高血压尤其重要，在中国医院门诊最常用的是水银血压计，但对于家庭监测来说，我们应当选择电子血压计，不建议任何形式的水银血压计。其实在很多欧美国家已经摒弃了水银血压计。原因有二：首先，因为水银属于重金属范畴，无法在自然界降解，一旦泄漏，对环境或生物体造成永久伤害；第二，水银血压计需要专门培训后才能准确测量，一般人群很难掌握。

《中国血压测量指南》指出，高血压患者在家庭中测血压时，应选择上臂式电子血压计，测得上臂肱动脉处的体表动脉压，与心脏同一水平，此处血压值的准确性和重复性较好，是家庭血压测量的优先推荐。

市面上的手臂式电子血压计都需要通过严格的质检标准才能够上市销售，只要每年进行校准一次，就能放心使用，其测量值一定是准确可信的。

2 如何准确测量血压？

在购买电子血压计的时候必须要测量一下自己的臂围，过松或者过紧的袖带都会导致测量误差。仔细阅读如何绑扎袖带到自己的上臂，袖带连接导管的朝向，这些都不要有错误。

（1）测量血压前30分钟不吸烟、饮酒或喝茶、咖啡，排空膀胱，至少静坐5分钟。

（2）测压时必须保持安静，不讲话。

（3）测压时将上臂放在桌子上，与心脏同一水平，两腿放松、落地。

（4）选择大小合适的袖带，或大或小的袖带都将影响血压数值。

《2012年家庭血压监测中国专家共识》建议：

（1）在血压不稳定或用药起始期间，应每日早（起床后）、晚（睡觉前）各测量1次血压，连续测量5～7天。

（2）当血压控制良好后，可降低测量频率，每周测量1天。

（3）将测量的数值科学的记录下来，就医时携带。

（4）家庭血压 ≥135/85 mmHg可诊断为高血压，<130/80 mmHg为正常血压。

（5）电子血压计使用期间需要定期校准，每年至少1次，可在购买电子血压计处进行校准。

3 盐、烟、酒是如何使血压高起来的？

（1）盐摄入：普通人群摄盐量每天在9～12 g，若将食盐量下降至每天5 g，可以在普通人群中降低收缩压1～2 mmHg，在高血压患者群中降低收缩压4～5 mmHg。所以，推荐普通人每日的摄盐量不超过6 g，这样可以显著降低心脑血管事件发生率。除了我们看得见的每日放到菜里的盐，必须警惕隐形的盐！罐头食品、腌制品、冷冻食品，甚至冰激凌、面包、甜品。

（2）酒：中等饮酒量不会引起血压升高，但过度饮酒一定会造成血压升高并导致卒中发生率增加。人生如酒，酒是一定要喝的，但要适量饮酒。建议：高血压病男性每天不超过20～30 g酒精，每周不超过180 g酒精；高血压病女性每天不超过10～20 g酒精，每周不超过80 g酒精。

（3）香烟：一定要戒烟。被动吸烟和主动吸烟同样有害，每位高血压病患者均需评估其吸烟状态，吸烟后的15分钟内，血压和心率均有明显的升高。吸烟者的心脑血管发病率非常高！戒烟很难，成功率很低，有必要的话可以辅助药物。

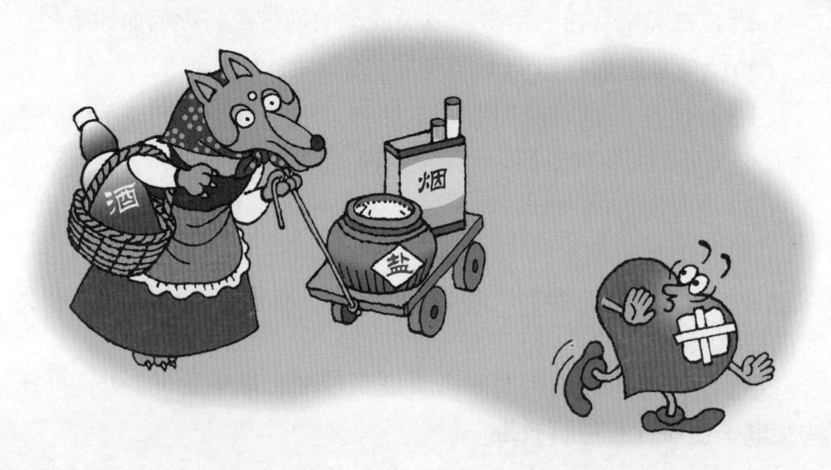

4 高血压患者一旦开始吃了降压药物，是不是一辈子都不能停了?

绝大多数高血压患者服用降压药后，都需要终身服用。原因是降压药仅仅是对症治疗，而不是对因治疗，也就是我们常说的“治标不治本”，高血压的原因并没有得到根除，因此停了降压药，血压就又会升高。由于90%以上的高血压都是原发性高血压，也就是目前的医疗水平找不到明确的病根，因此绝大多数高血压患者需要终身服药控制血压。这与是不是开始服用降压药物无关，降压药物不是依赖成瘾性药物。打个比方，服用降压药物对高血压患者来说，就如同吃饭，我们从来不会怀疑是因为吃了平生第一口饭，导致一辈子要吃饭的。吃饭是因为人需要饭提供能量，服降压药是因为高血压患者的需要把血压降下来，减少高压力对各脏器的损伤。我们要区别“饭”和“毒品”的差别，很多患者是把降压药当成了具有成瘾性的“毒品”来抗拒，这是非常常见的误区。

5 高血压患者是不是越晚开始吃药越好?

年龄不是开始口服降压药物的标准，我们需要根据每个个体的风险评估、血压绝对值来决定何时开始进行药物降压治疗。千万别认为越晚吃药对自己的身体越好。

6 刚开始吃药，是不是该吃“差”一点的药?

选择药物，应该根据疗效和副作用来评价，还要结合每个个体合并疾病情况等来综合评估。所谓“差”一点的药，如果能够控制血压到目标水平，而且适合患者个体情况，副作用又不大，那么就不是“差”的药，而只是“便宜”的药。

7 一开始就吃“高级”的药，是不是以后病情加重后会没有药吃了?

如果“高级”药是指降压疗效和对脏器的保护作用强，适合患者个体情况的药，那么当然是先选择“高级”药。再打个比方，高血压患者选择降压药，就像给婴儿选择奶粉，哪个家长不会选择高级一点的奶粉开始吃呢?

8 长期吃降压药，对身体的伤害有多大?

前面讲过降压药需要长期服用，是因为停药就可能出现血压升高，而血管内压力高对各脏器（最主要是脑、心、肾）的损害很大，这种血压没有控制造成的器官损害，远远大于降压药可能造成的损害，这是经过无数大型的临床试验证实了的。在临床上由于降压药物的毒副作用导致肝肾损害的例子非常少见，而血压没有控制好，导致脑卒中、心肌梗死、肾衰竭的例子却比比皆是。因此，在该口服降压药物的时候积极使用药物，一定会带来非常好的获益；不吃药，反而对身体会造成不可逆的损伤。

9 降压药是不是可以吃吃停停?

我们知道血压稳定在一个适宜的水平，对血管的保护作用也最强，如果降压药物吃吃停停，今天漏了1顿，后天掉了1粒，会使我们本身不稳定的血压产生更大的波动，加重对脏器的损伤，是非常不正确的做法。

10 降压药什么时候吃都一样吗?

降压治疗需要规律服药，但是很多高血压患者不知道这很重要，时常忘了吃药，什么时候记起来了就补上一片；还有些高血压患者只要不舒服就随便找点降压药吃下去，也有一些患者因为早晨要抽血化验，就不吃降压药。这些做法都是既不科学又不安全的。

11 保健品能降血压吗?

保健品的降压功效根本就没有经过科学的临床认证，有时可能起到的是安慰剂效应。使用这类保健品降压，即使保健品没有危害，也会延误高血压的治疗，降压除了改善生活方式外，应首选正规药物治疗。

12 高血压是老年人才得的病?

不少年轻人认为，高血压是老年人才得的病，与自己无关。其实不然，就高血压而言，仅在我国6～18岁的中小学生中，高血压的发病率就已经达到约8%，当然这其中部分是继发于其他疾病而出现的高血压，但是对于有高血压家族史的年轻人，还是应定期测量血压，尤其是30岁以后，以便及早发现，及时治疗，并且纠正诱发血压增高的饮酒、口味过咸等不良习惯。

13 为什么不能把控释片研碎后服用?

有些患者或家属应为担心吞咽的问题或其他的原因，把一些药片研碎后吞服，这并不是一种可以普遍采用的方法。一些名字中带有“控释片”的药物制剂，外部包裹了特殊涂层，来控制药物在体内不同的代谢时间或吸收部位，以达到最佳的治疗效果。研碎药物的做法可能会导致较大剂量药物迅速吸收，有些肠溶剂研碎后会损伤胃黏膜。

14 天天喝芹菜汁就可以降低血压不用吃药吗?

经常有患者问关于食疗是否可以降血压，比如芹菜汁。没有临床证据显示长期使用芹菜汁可以降低血压，但长期坚持地中海饮食对于降低血压是有帮助的，地中海饮食不单单包括大量蔬菜水果，还包含了富含钙质食品的摄入。需要指出的是，这只适用于血压轻度升高的患者，如果血压已经有中度以上升高，不能单靠食疗，必须服用药物，把血压控制在正常范围内。

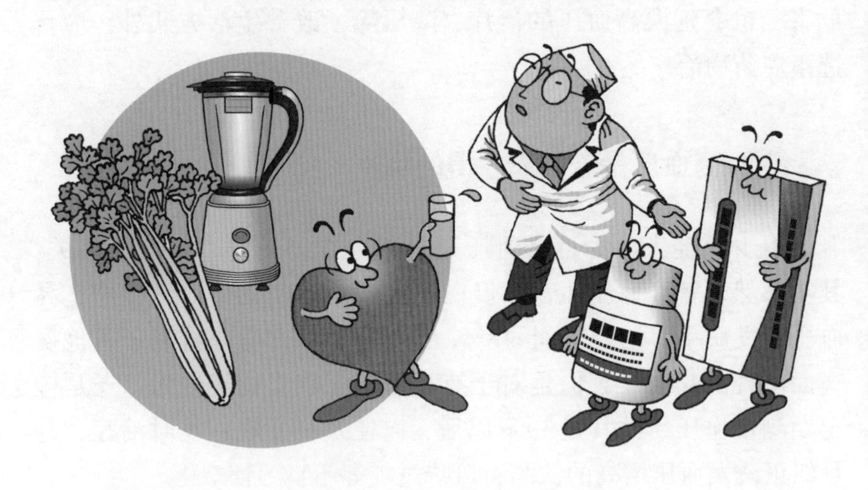

15 高血压患者隔天吃一次药可以吗?

目前大部分的降压药物是一天1次给药，这是由药物本身的代谢和药物动力学决定的，每天1次服药，可以保证体内的药物血药浓度在合理的范围，保证血压能够在24小时控制在稳定的水平，较少波动，保护内皮系统。如果隔天服药，就不能达到24小时稳定降压的效果，不但不能控制好血压，还会引起内皮系统紊乱，无法预防心脑血管疾病发生。

16 现在年轻不吃药没问题，年龄大一些再吃可以吗？

服药并不是由年龄高低来决定的，而是由你的绝对血压水平和危险分层来决定（具体请参见本章基础知识部分），所以不要以为年轻就不需要吃药，感觉血压高不是问题。在我们看来，青年人的血压更加要控制在合理范围，青年人的血压升高会导致其步入中年、老年的时候有诸多的血管损害，尽早控制血压，避免心脑血管事件的远期发生，是青年人必须牢记的。

17 哪些降血压的药物对性功能有影响？

大部分降压药物都不会对性功能产生影响，可以放心使用。而β受体阻滞剂如酒石酸美托洛尔、琥珀酸美托洛尔、比索洛尔可能会对性功能产生一定的影响，而这类药物往往对心率偏快患者的血压有很好的疗效，如果在使用这类药物时出现此类问题，可以咨询你的医生，适当调整药物。

18 什么是地中海饮食？地中海饮食是怎样预防高血压的？

改善生活方式可以很好地达到预防和管理血压的作用，我们的武器是管好嘴，迈开腿。

在2013年欧洲心脏病学会发布的《高血压病指南》里，将地中海饮食列入了“饮食辅助控制血压”的目录里，可见地中海饮食不仅名字浪漫，还很有科学性。什么是地中海饮食？简单来说，减少食物中盐和饱和脂肪酸的含量，增加含钾和含钙食物的摄入。

具体来说，食用大量的植物食品，包括大量蔬菜、水果、五谷杂粮、豆类、坚果，这类食物含有丰富的钾元素，对食物的加工应尽量简单。调味品中都含有大量的钠盐，钠盐摄入过多易导致水钠潴留，这是高血压病的主要发病原因之一；用植物性代替动物性，也就是提倡尽量食用不饱和脂肪酸，绝对推荐橄榄油；适当增加乳制品的摄入，如牛奶、酸奶、奶酪，这类食物含有丰富的钙元素；蛋白质摄入，不提倡摄入红肉，建议每周食用2次鱼肉；用新鲜的水果代替甜品、甜食、蜂蜜、糕点类食品；适当饮用干红。

第七章
高脂血症

老张今年刚刚退休，终于可以放下平时繁忙的工作，好好享受生活了。老友聚会、游山玩水、老年大学，日程也排得满满的。前两天体检发现血脂有点高，老张觉得自己身体很棒，能吃能喝没啥毛病，血脂高一点点不算什么，并不当一回事。但是细心的张太太不放心，硬是把老张拉来医院，“医生，他体检发现血脂高，你看这个箭头上上下下的，没有一个正常，怎么办？要紧吗？”

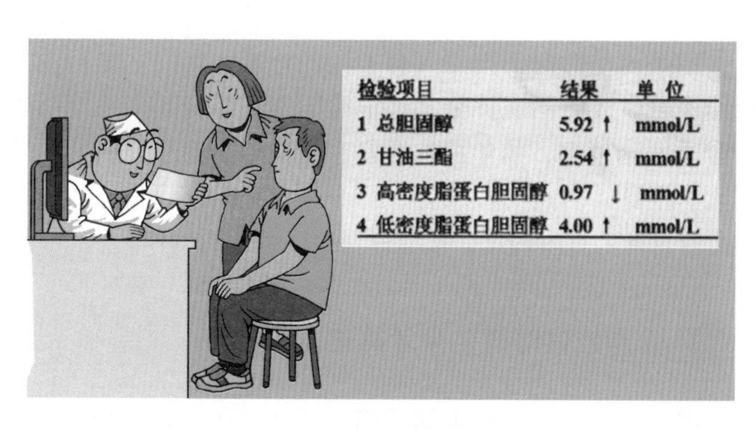

检验项目	结果	单位
1 总胆固醇	5.92 ↑	mmol/L
2 甘油三酯	2.54 ↑	mmol/L
3 高密度脂蛋白胆固醇	0.97 ↓	mmol/L
4 低密度脂蛋白胆固醇	4.00 ↑	mmol/L

老张的血脂报告

如上图所示，血脂的报告单上，不正常的数值旁边常会有“↑”或“↓”的标记。是不是有这个标记，我们就患有高脂血症，箭越多毛病越重？而没有箭就代表我们十分安全呢？

一、基础知识

1 什么是血脂？血脂包括哪些项目？

血脂即血液中脂类物质的总称，主要包括甘油三酯和胆固醇，还包括磷脂及其他衍生物。适量的脂类在体内具有重要的生理功能，如提供和储存能量等，但高脂血症则会对健康产生不良的影响，如诱发动脉粥样硬化导致心脑血管疾病的发生。血脂在体内与脂蛋白结合，主要包括乳糜微粒（CM）、极低密度脂蛋白（VLDL）、中间密度脂蛋白（IDL）、低密度脂蛋白（LDL）、高密度脂蛋白（HDL）和脂蛋白α［Lp（α）］。

2 怎样才算血脂高？高到什么程度算严重？

血脂是高是低对不同的人有不同的标准，难以一概而论。除了血脂本身，还要同时评估其他危险因素，综合起来才能明确个体的合适血脂范围，如年龄、性别、高血压、糖尿病、抽烟等危险因素。因此，对每一位患者进行个体化危险度评估，通过评定心脑血管意外的危险程度，从而进行不同程度的治疗。

3 血脂应该降到多少才算正常？

血脂的目标值还是因人而异的。通常来说，对心肌梗死或植入支架患者，低密度脂蛋白胆固醇（LDL-C）需 < 1.4 mmol/L；对脑梗死患者，LDL-C需 < 1.8 mmol/L；对糖尿病患者，LDL-C需至少 < 2.6 mmol/L；对高血压患者，LDL-C需至少 < 3.0 mmol/L；对普通人群，LDL-C < 3.4 mmol/L为佳，甘油三酯（TG）需小于

2.3 mmol/L 为佳。以上均为粗略目标，若发现高脂血症，还需及时就医，明确个体化目标值。

4 除了胆固醇高，甘油三酯也高，要紧吗？

甘油三酯增高与动脉粥样硬化、胰腺炎、糖尿病、肥胖、胰岛素抵抗、脂肪肝、慢性肾病都有密切关系，也不容忽视。

5 血脂高会遗传吗？

高脂血症总体来说还是受遗传因素影响的。最常见的是家族性混合型高脂血症（FCH），患病率很高，约1：100，既可以表现为LDL-C升高，也可以表现为TG升高，或两者都升高，同一家族中的不同成员也可以有不同表现，无规律可循。较罕见的包括家族性高胆固醇血症（FH）[分为杂合子型（HeFH）和纯合子型（HoFH）]和家族性乳糜微粒综合征（FCS）等。

家族性高胆固醇血症患者出现关节处皮肤黄色素瘤。

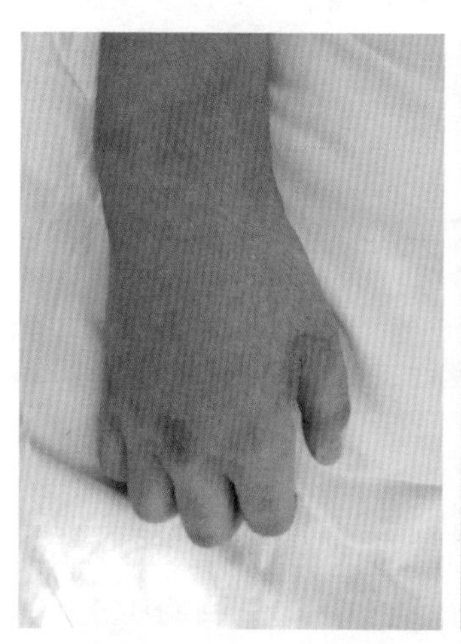

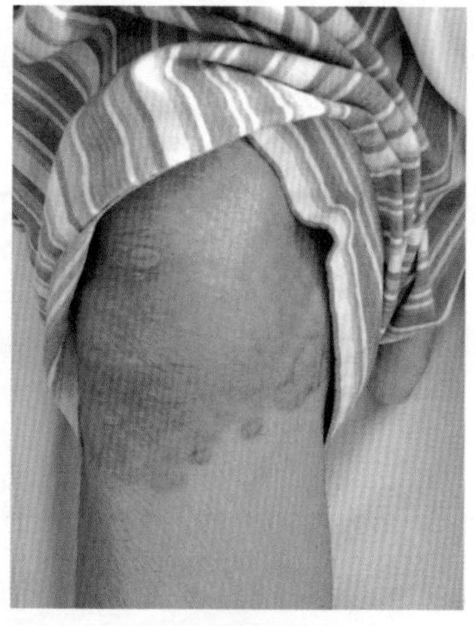

图示家族性高胆固醇血症患者出现关节处皮肤黄色素瘤

6 血脂高了，哪些食物能吃，哪些食物不能吃?

首先要减少反式脂肪酸及饱和脂肪酸的摄入，增加膳食纤维的摄入，减少饮食中胆固醇的摄入，多吃豆制品，戒烟、戒酒。富含胆固醇、反式脂肪酸、饱和脂肪酸和膳食纤维的食物见下表。

富含胆固醇、反式脂肪酸、饱和脂肪酸和膳食纤维的食物

成分	常见食物
胆固醇	猪肾、猪肝、鸡肝、猪脑、黄油 虾皮、蟹黄、蛋黄 乌贼鱼、鱿鱼
反式脂肪酸	饼干、巧克力派、蛋黄派、布丁蛋糕、糖果、冰激凌 快餐店的食物 现制现售的奶茶
饱和脂肪酸	猪油、黄油 花生、核桃、芝麻、瓜子 蛋黄、动物内脏 猪皮、鸡皮
膳食纤维	果胶、藻胶、魔芋 麦麸、麦片、全麦粉、糙米、燕麦、全谷类食物 豆类 蔬菜和水果

7 怎样才能合理控制体重? 改变膳食的方法对血脂的调节效果如何?

为了控制体重，除了饮食控制外，还包括每天至少运动30分钟。每天忙里忙外做家务算不算运动? 在这里我们所指的运动形式包括慢跑、做操、打太极、球类运动或其他个人喜欢的运动。

需要运动的心率有所加快，微汗，才能达到真正的运动效果。

改变膳食获得降低LDL-C的效果

膳 食 成 分	膳 食 改 变	LDL-C下降的大致幅度
主要措施		
饱和脂肪	<7%的总能量	8% ～ 10%
膳食胆固醇	<200 mg/d	3% ～ 5%
减肥	减轻4.5 kg	5% ～ 8%
选用措施		
可溶性纤维	5 ～ 10 g/d	3% ～ 5%
植物固醇	2 g/d	6% ～ 15%
综合累积效果		20% ～ 30%

［中国成人血脂异常防治指南.中华心血管病杂志，2007，35（5）：390–419］

8 血脂高要戒烟戒酒吗？

戒烟是必须的。抽烟能导致血管内皮功能损伤，在高胆固醇

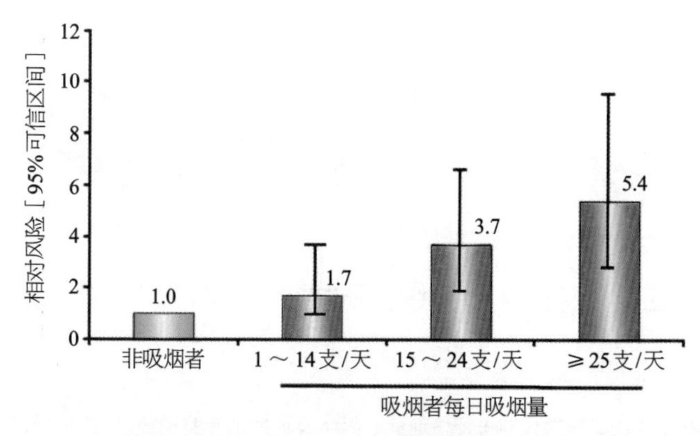

吸烟使死于冠心病的危险增加量效关系

状态下加重动脉粥样硬化。若是高脂血症以甘油三酯增高为主，一定需要戒酒。如果甘油三酯不增高，每日饮酒也是有限量的，男性每日不超过20 g，女性每日不超过10 g。

9 血脂高了应该吃什么药?

高脂血症应在生活方式改变的基础上，才进一步考虑药物治疗。根据高脂血症的类型，分为以胆固醇升高为主和以甘油三酯升高为主两种情况。如果以胆固醇升高为主，他汀类药物是首选治疗方案。目前临床上常用的他汀类药物有瑞舒伐他汀、阿托伐他汀、普伐他汀、匹伐他汀等。如果以甘油三酯升高为主，首先仍应评估心血管危险因素，高危患者仍应首选他汀类药物，低危患者可选择贝特类药物、处方级Ω-3脂肪酸等。

不同剂量他汀类药物降胆固醇的强度

高强度 ↓ LDL-C ≥ 50%	中强度 ↓ LDL-C 30% ~ 50%	低强度 ↓ LDL-C<30%*
阿托伐他汀（40）~ 80 mg	**阿托伐他汀10（*20*）mg**	*辛伐他汀10 mg*
瑞舒伐他汀20（*40*）mg	**瑞舒伐他汀（5）10 mg**	**普伐他汀10 ~ 20 mg**
	辛伐他汀20 ~ 40 mg	**洛伐他汀20 mg**
	普伐他汀40（*80*）mg	*氟伐他汀20 ~ 40 mg*
	洛伐他汀40 mg	*匹伐他汀1 mg*
	氟伐他汀XL 80 mg	
	氟伐他汀40 mg一天2次	
	匹伐他汀2 ~ 4 mg	

加粗表示RCTs（随机对照试验）评估剂量；斜体表示FDA审批的他汀类药物和剂量，但未经指南中RCTs检测

二、常见问题

1 我不胖，为什么血脂会高？

很多人都认为高血脂与体型有关，只和肥胖相关。其实，影响血脂的因素有很多，肥胖或超重只是其中之一。胖的人不一定血脂高，瘦的人的血脂也不一定就正常。

2 平时没感觉不舒服，怎么会是高血脂呢？

高脂血症通常没有临床症状，是“隐形杀手”，多数在化验检查的时候才发现血脂异常。随病程进展可能出现一些身体征兆。因此，千万不能等有症状了才就医，而需尽早预防。

3 要多久检测一次血脂？

一般有心血管疾病或高危因素的人群推荐每6个月检测1次，40岁以上人群每年检测1次，40岁以下且血脂正常人群每2～5年检测1次。

4 高血脂会不会有生命危险？

高脂血症是否会产生严重后果取决于多方面，如血脂的值、血压、吸烟、年龄、性别、基础疾病等。中低危的患者发生严重致死性心血管疾病的可能性较小，但高危和极高危的可能性较大，需要积极的干预。

5 高血脂能不能彻底治好？

高脂血症和高血压一样，是慢性代谢性疾病，不能彻底治愈。但是伴随着长期生活方式的改变以及药物治疗，高脂血症能够得到有效的控制，维持血脂在一个合适的范围，也能够预防严重疾病的发生。

6 血脂正常了，还需要继续吃药吗？

切勿自行停药！首先不同危险度的患者，血脂控制的目标不同，危险度越高的患者其控制的目标也越严格。即使血脂达到目标值仍需要继续降脂，如果停药，血脂会重新高起来，因此可根据临床医生指导调整药物剂量，而不是自行停药。

7 据说鱼油可以降血脂，能不能吃？

鱼油的主要成分是ω-3族多不饱和脂肪酸。处方级的高纯度大剂量的ω-3族多不饱和脂肪酸（4 g/d）可以降低甘油三酯达30%。保健品的疗效尚不确切。

8 降胆固醇药物的副作用很大吗？

他汀类药物是临床最常用的降胆固醇药物，它的副作用如下：少数患者会出现肌痛、肌无力，比较罕见的是横纹肌溶解；常规治疗剂量很少出现肝功能损伤，即使出现肝功能损伤也以轻度肝功能损伤为主，发展为肝衰竭亦非常罕见，即使在伴有肝酶升高的脂肪肝患者中，他汀类药物治疗仍然是安全的；他汀类药物可能使2型糖尿病发生风险轻度增加，据报道255名患者随访4年会有1例2型糖尿病发生，并且大剂量他汀类药物在老年患者中更容易发生这一副作用，不过他汀类药物对于老年高危患者所减少的心脑血管风险将远远大于其新发糖尿病风险。总的来说，服用他汀类药物无疑是利大于弊的。

目前还有其他种类的降胆固醇药物，包括依折麦布、PCSK9单克隆抗体、PCSK9 SiRNA（小核酸类药物），均无明显副作用。

9 一定要吃他汀类药物降低胆固醇吗？没有其他药吗？

除他汀类药物外，还有其他种类的降胆固醇药物，不过适应证有所不同。如胆固醇吸收抑制剂，即依折麦布，主要用于LDL-C未达标的患者和他汀类药物联用；又如PCSK9抑制剂，主要用于和他汀类药物及其他降胆固醇药的联合使用，特别是在极高危患者中。

10 为什么会有高甘油三酯？

虽然甘油三酯增高直接和饮食相关，但甘油三酯增高首先要

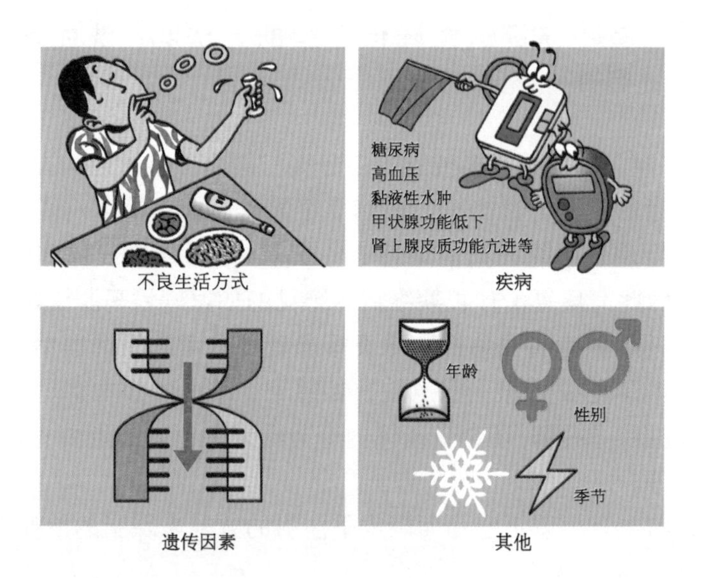

不良生活方式　疾病　遗传因素　其他

排除继发性因素，包括遗传因素、肥胖、2 型糖尿病、嗜酒、大量摄入碳水化合物、肾病、甲状腺功能减退、怀孕和自身免疫性疾病。其次，药物作用也会导致甘油三酯增高，如皮质激素、雌激素、塔莫昔芬、β受体阻滞剂、噻嗪类利尿剂、异维甲酸、胆酸螯合剂、环孢素、吩噻嗪类和二代抗精神病药。

11 胆固醇、甘油三酯同时升高该如何吃药?

胆固醇和甘油三酯同时升高时需要个体化分析心血管疾病的风险及血脂升高的具体数值。如果以胆固醇升高为主而甘油三酯轻度升高，又合并较高的心血管疾病风险，这时可以服用他汀类药物为基础的降胆固醇治疗来降低心血管风险，他汀类药物通常也有10%左右的降甘油三酯作用。如果以甘油三酯升高为主（>5.7 mmol/L）而胆固醇轻度升高，这时可服用以贝特类药物为主的降甘油三酯治疗，优先降低甘油三酯。必要时降胆固醇治疗方案和降甘油三酯治疗方案可以联用。

12 有不吃药就能降低血脂的方法吗? 洗血是怎么回事?

“洗血”即血浆置换或脂蛋白分离，即用“透析”的方式将血液中血脂的成分分离出来。虽然立竿见影，能在短期内降低血脂水平，但是效果往往只能维持1～2周，之后便恢复原来的血脂水平，因此需反复治疗长期维持。罕见的如家族性高胆固醇血症、高甘油三酯血症所致急性胰腺炎等患者可以考虑用洗血治疗。同时“洗血”还要承担一些风险，如感染、溶血、败血症、低血容量，“洗血”的同时还会带走体内有益的成分，如白蛋白、高密度脂蛋白等。

目前也有可以不吃药而以皮下注射的方式来降脂的治疗方案，

两周1次或半年1次，疗效确切，安全性好。

13 最新降低胆固醇的药物有哪些?

目前新型降胆固醇药物研发的热点是PCSK9抑制剂和siRNA药物。PCSK9抑制剂是一类单克隆抗体，能抑制体内PCSK9介导的LDL-C受体的降解，从而大幅度降低低密度脂蛋白胆固醇（LDL-C）水平。同时PCSK9抑制剂也可能参与糖代谢、肥胖及钠的重吸收。siRNA药物（英克司兰）是用于降胆固醇的小干扰核糖核酸，可引起肝脏中 PCSK9 mRNA 的降解，阻断 PCSK9 蛋白的合成，使得 LDL-C 受体的再循环和在肝细胞表面的表达增加，促进肝脏对 LDL-C 的摄取，从而降低循环中的 LDL-C。

第八章 心律失常

心脏早搏

老张在楼道里遇见了邻居老李，本想约了一起出去旅游，结果老李一脸愁容地说，“最近心脏做了手术，今天才出院呢，去不了啦！”老张大吃一惊，心想老李这不才退休吗，平时身体一直挺好的，怎么发生这么大的事情？忙问：“怎么啦？心脏怎么不好？”

“就在退休前，因为心慌，一直心神不宁，起先没当回事，还以为是退休前都这样。”老李说，“后来一天晚上，心跳总是感觉很乱，搭了脉搏跳跳停停，老是出现停顿，我怕心脏要跳不起来，就去医院做了心电图，结果是早搏，还是室性的。”

“早搏还要做手术啊？”老张多少还是懂一点医学知识，也是感到很奇怪。

“是啊。”老李说，“听到早搏，吓死我了，赶紧按照医生要求做了寇特……”

“是Holter，动态心电图吧，24小时跟踪那种。”

“对对，就是那个。”老李说，“然后就发现有好几万次早搏呢，接着就是和医院交上朋友了，周周去，吃了药，没见好。害怕副作用，自己又偷偷停药去吃中药，结果早搏更多，后来医生建议，要不做射频吧，虽然害怕，但还是命要紧，总比一辈子都吃药好吧？所以就做了射频手术，这不，刚出院呢！”

原来室性早搏也可以这么治疗啊，老张心想。恰好他一直高血压，要去看心内科医生，于是便带了一肚子问题到了心内科。

一、基础知识

1 什么是早搏?

早搏又称为过早搏动，是指心脏的异位起搏点提早跳动。正是因为提早跳了一下，所以之后会有一个代偿间歇，“等一等”才接着心跳，因此患者常有心脏“停了一下”的感觉。

正常的心跳来源于窦房结，称为窦性心律。早搏是来源窦房结以外的地方（又称为异位起搏点）发出的过早冲动引起的心脏搏动，是最常见的心律失常。可发生在窦性或异位性（如心房颤动）心律的基础上，可偶发或频发，可以不规则或规则地在每一个或每数个正常搏动后发生，形成二联律或联律性过早搏动。

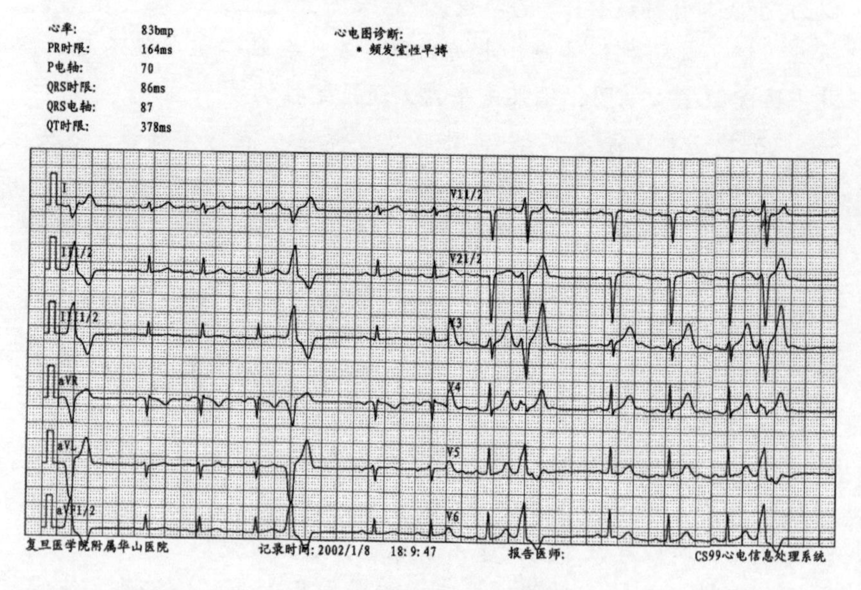

一例室性早搏患者的心电图

2 所有的早搏均要治疗吗？哪些早搏患者需要治疗？

不一定。治疗早搏主要达到两个目的。一是缓解患者的症状，提高生活质量。有些早搏患者严重不适、胸闷、心悸、失眠，影响正常生活，这种早搏需要治疗。二是防治猝死，保护患者生命。有些早搏患者心功能差，心脏扩大，早搏成对、一串串出现，这些早搏可能诱发心跳骤停，导致患者死亡，这些早搏需要治疗。除此之外，如果早搏少、症状轻又是无危害的良性早搏，完全可以不治疗。

需要积极治疗的室性早搏

- 基础病因
  - 急性：急性心肌梗死、急性心肌炎、急性风湿热、感染性心内膜炎
  - 心肌代谢异常：缺血缺氧（急性冠状动脉综合征、肺心病）、电解质紊乱（低钾）、严重甲亢、药物中毒（洋地黄中毒等）
- 心功能好坏
  - 心功能不全、左室射血分数（LVEF）<40%或急性心衰
- 心脏结构及大小
  - 心脏极度扩大（左心室>55 mm）、左心室肥厚、严重瓣膜病、室壁瘤等
- 心电图形态特征
  - 波形矮胖（QRS>0.16秒），联律间期短RonT、频发（二联律等）、多源、成对或成串，Q-T间期离散度大

3 室性早搏是不是比房性早搏严重？

这个问题没有道理，不能这么比较。按起源部位，早搏可分为房性、房室交界性和室性3种。其中以室性早搏最常见，其次是房性早搏，交界性早搏少见。正常人中也可以发现室性早搏，器质性心脏病患者，如冠心病、风湿性心脏病、高血压性心脏病、心肌病等也可以出现室性早搏。房性早搏和室性早搏只是早搏发源的部位位于心房或心室，就相当一个住在一楼、一个住在二楼一样，它们

对患者的危害要考虑病因、早搏次数、心电学特征、心脏大小、心脏功能等多方面，不能简单地比较。也就是说，某些情况下房性早搏危害性大，而在另外一些情况下室性早搏危害性大。

4 把脉就可以诊断早搏吗?

无论是室性早搏还是房性早搏的诊断必须依靠心电图。临床上，心脏听诊或者“把脉”只能发现提早的心跳，至于是房性早搏还是室性早搏，是无法区分的。如果自己感觉心跳不齐，怀疑出现了室性早搏，则必须到医院做常规的心电图。

24小时心电监护即Holter检查，也是一种很好的检查手段，有时候常规心电图正常，但是自己高度怀疑“没抓到”早搏，那么就可以申请Holter检查。Holter检查就是将心电图电极贴在胸前，通过一个小小的仪器，挂在身上，跟踪24小时内每一次心跳的情况。患者不用住院，不干扰生活。这项检查的优势在于动态心电图不仅可以识别患者是那种早搏，还可以看早搏的数量，即24小时内，到底有几次早搏。

通常医学上，将超过总心率的1%以上的早搏，称为“频发室性早搏”或“频发房早”。一天有86 400秒，正常人通常有8万～10万次的心跳。所以，一般来讲，将720～800次/24小时以上的早搏，就称为频发早搏；<720次/24小时，则称为偶发早搏。

5 常用的心律失常药物该怎么选择?

这是很专业的问题，需要到心内科医生处就诊、评估，对全身情况、肝肾功能、电解质水平、药物的耐受性等综合考虑，进行选药，千万不要自己胡乱吃药。临床常用的早搏治疗药物如下。

常用心律失常药物的选择

房性、室性心律失常均可用

- IC类：普罗帕酮（心律平）、莫雷西嗪
- Ⅲ类：胺碘酮（可达龙）、索他洛尔（伟特）、伊布利特
- Ⅱ类：普萘洛尔（心得安）、倍他乐克、比索洛尔

主要用于房性或室上性心律失常

- Ⅳ类：维拉帕米（异搏定）
- Ⅴ类：洋地黄（西地兰）
- IA类：奎尼丁

主要用于室性心律失常

- IB类：利多卡因、美西律（慢心律）

6 在家里时夜间发生早搏、心悸，该怎么办?

如果是首次发病，请到医院急诊。如果以前就有早搏，再次发作，可以按照下面的方法处理。

室性早搏的家庭处理

- 无血流动力学异常
  - 平卧，休息，少动，不喝茶水及咖啡
  - 胸闷可口服麝香保心丸、参松养心胶囊、稳心颗粒
  - 心跳快：倍他乐克
  - 有条件：普罗帕酮4～6片
- 伴有血流动力学异常（冷汗、面色苍白、晕倒等）
  - 平卧，密切监护，拨打120

二、出院备忘录

确诊早搏患者，住院主要评估早搏的风险，有的患者进行了射频消融手术。患者在出院以后，以下几方面需要注意。

（1）药物：经过评估，开始进行抗心律失常药物治疗的患者

必须按照住院时的用药方案治疗，坚持按时用药，不可以随意停用或者更改剂量。如果做过射频消融手术，为了得到更好的疗效，在出院时仍需要使用一段时间抗心律失常药物。所有抗心律失常的药物仅仅治疗心律失常，其他疾病使用的药物，如他汀类药物、降血压的药物，都需要继续使用。

（2）出院以后的活动：早搏患者可以进行正常的运动，包括跑步、游泳、爬山、打球等；如果住院期间确诊为心肌炎或者心脏缺血引起的早搏，在心肌损伤恢复之前，不可以剧烈活动。在日常生活中，要根据门诊随访的情况，决定运动的程度。

（3）出院以后的饮食：早搏患者要注意避免进食含有刺激性成分的食物，如咖啡、浓茶；尽量不要吃过辣的和过咸的食物，同时，生、冷、不易消化或者油腻的食物也要尽量避免。

（4）一个重要提醒：要学会自己搭脉，但是不要过分紧张。多数早搏和生活作息与情绪有密切关系，因此，早搏患者一定要早睡早起，学会控制情绪，不可大悲大喜，更不可焦虑紧张。

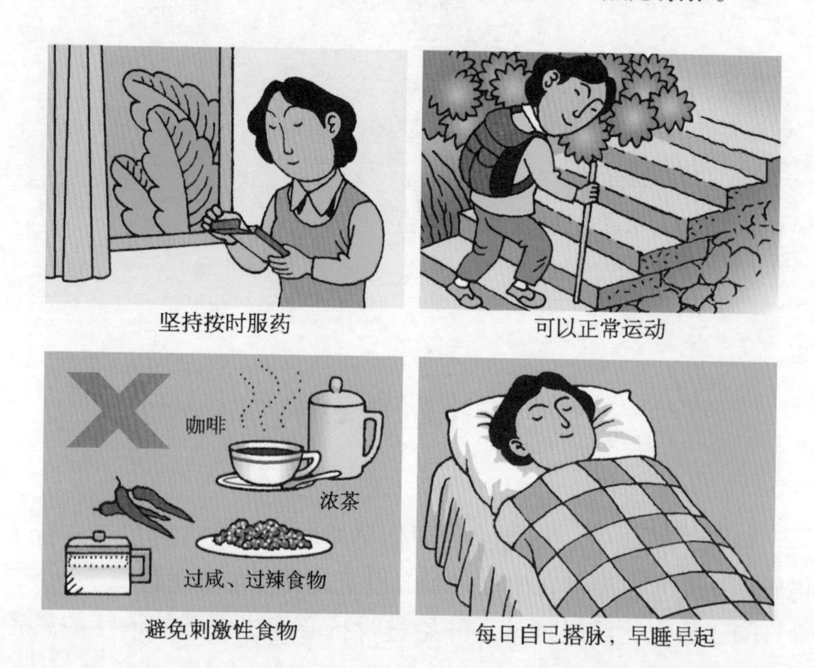

坚持按时服药

可以正常运动

避免刺激性食物

每日自己搭脉，早睡早起

（5）出院后随访

1）患者出院后常规1个月左右随访1次。如果早搏基本消失，可以3个月随访1次。随访时，一般要进行Holter检查。因此，患者也可以将Holter做好，再来门诊。

2）停药：如果未进行射频消融治疗，一般不可以突然停药，需要经过一段时间减药。如果患者希望停药，请根据门诊医生的指示减药，并适当增加随访的频次，以免病情反复。

3）如果服药期间心慌加重，或者自己搭脉发现早搏明显增加，要及时就诊。

三、常见问题

1 室性早搏要紧吗？发生室性早搏要关注什么？

室性早搏的症状和数量是相分离的。有的人症状很重，但是24小时心电图跟踪下来，早搏数量并不是很多，但是有的人没有什么特别的感觉，去医院检查却发现上万次的室性早搏。因此，不能依靠症状来确定室性早搏是不是要紧。

通常室性早搏没有什么危险，正常人也经常可以发现早搏。室性早搏的发病率随着年龄的增长而增加。当发现了室性早搏，要明确有没有器质性心脏病，没有器质性心脏病的室性早搏，通常没有什么生命危险，也没有什么特别的病理意义，如果数量不是特别多，也不需要特别的治疗。如果心悸等症状重，主要以控制症状为主，而不是关注室性早搏数量的增减。

但是，合并器质性心脏病的室性早搏，则需要引起高度重视。例如急性心肌缺血发生后的前24小时内，频发的室性早搏是出现致命性心律失常的先兆，尤其是当出现频发性室性早搏，成对或连续出现的室性早搏等情况时。

慢性心脏缺血、心肌病和心力衰竭的患者并发室性早搏，有较高的危险，尤其是当左室射血分数（LVEF）明显减少时，猝死的危险性大大增加。研究发现，当左室射血分数低于35%时，出现室性早搏后，就需要积极治疗了。

另外，缺血、缺氧、麻醉等情况下会影响心肌功能，从而诱发室性早搏。在应用洋地黄、奎尼丁等药物或接触刺激性饮料、精神紧张时也会诱发室性早搏。而以往经常将查到室性早搏，就诊断为“心肌炎”，现在发现这是没有科学依据的。心肌炎可以引起室性早搏，但多数室性早搏和心肌炎没有任何关系。

发生室性早搏后要关注基础病因、心功能、心脏大小、早搏多少，综合考虑决定是否需要治疗，药物治疗还是手术治疗。

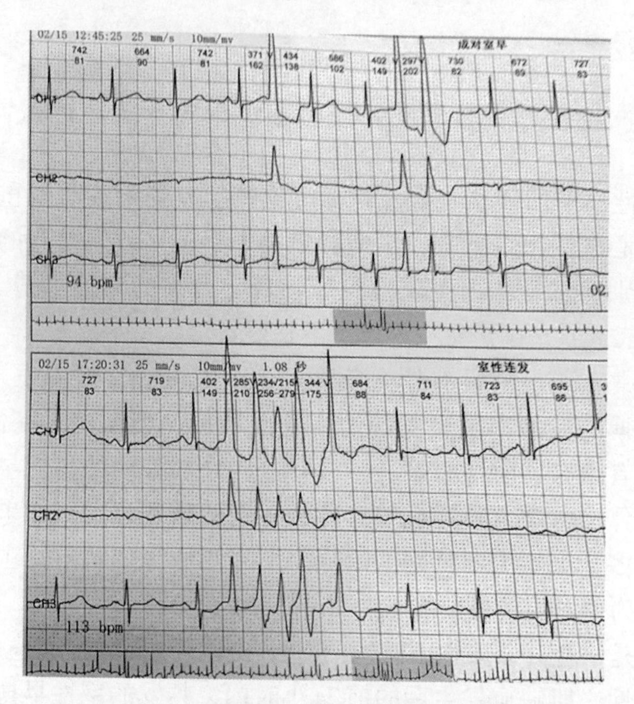

图示一例65岁心肌病频发室性早搏，需要手术治疗的患者心电图，除了心脏扩大、心功能不全外，心电图有成对（上）、成串出现的室性早搏

2 得了早搏需要终身服药吗?

不需要。如前所述，如果早搏症状明显又患有高危心脏病的患者需要终身服药。如果危险程度不高、症状已经好转，早搏可以停药，有症状时再服药，采用间断用药的方法控制早搏；当然，患者是否高危还需要到医院进行综合评估。

3 早搏可以根治吗?

随着临床技术的进步，现在室性早搏也可以使用射频消融手术来治疗。部分与心脏发育异常有关、病灶定位明确、每天发作次数超过心跳次数10%以上（通常大于10 000次/24小时），可以采用射频消融治疗。医生采用三维空间定位的方法，确定早搏的发生部位，用射频电流破坏病灶，就可以达到根治的目的。一般来讲，当24小时室性早搏的数量超过总心率的20%以上，都应该考虑进行射频消融手术。

4 如何识别高危室性早搏?治疗室性早搏的药物有哪些?

一般来说，没有明显心脏结构异常的无症状的室性早搏不需要积极治疗，但有些合并高危因素的室性早搏需要着重警惕。这些高危因素包括结构性心脏病、心脏离子通道病、短联律间期室性早搏、QRS过于宽大的室性早搏、24小时内早搏数量超过2 000次、插入型室性早搏、多种形态的室性早搏以及运动时数量会增加的室性早搏。因此，需要在专科医生的评估下，识别高危室性早搏，必要时采取积极的干预手段。

治疗室性早搏的药物包括美托洛尔、美西律、莫雷西嗪等抗心律失常药物。此外，一些中成药物近年来也被证实有一定的抗心律失常作用。

5 中成药对室性早搏的治疗有作用吗？

近年来，中药治疗室性心律失常取得了一些进展。研究显示，参松养心胶囊联合常规抗心律失常药物可以更有效地减少室性早搏发作。对于心力衰竭合并室性早搏的患者，参松养心胶囊在减少室性早搏发生的同时，一定程度上也可以改善患者的心功能；在窦性心动过缓合并室性早搏的患者，参松养心胶囊不仅可以减少室性早搏数量，且不增加窦性心动过缓的风险，甚至还能有限地提高窦性心动过缓患者的心率。不建议大家自行购买药物治疗，一定要在专科医生的指导下选择合适的药物。

6 早搏的手术治疗是怎么回事？

室性早搏（室早）是起源于心室的异常电活动。通常情况下，在心电图上如果室早图形保持一致，说明发放异常电活动的病灶都位于心室同一个固定的位置。医生将导管送入心室内。如果早搏频发，则可以在早搏发生的时候，利用导管由远及近逐步探测早搏的电活动起源，直至到达最接近早搏的位置。通过射频能量的释放，精准消灭早搏的病灶。

手术的过程是在X线透视下，通过穿刺股动脉或者股静脉，把电极导管插入心脏，通过电生理仪先反复确定引起早搏的心脏内的位置，然后在该处局部释放高频电流，在很小的范围内产生一定的高温，通过热效能，使局部病变组织干燥坏死，变成瘢痕，达到治疗的目的。

这是一种微创手术，体表只有穿刺的伤口，不开刀，不缝针。笔者医院使用全三维结合心腔内超声的方法，当导管进入心脏后，就不再使用X线，且能直观地看到心脏内早搏的来源，精确消融，极大提高了手术的安全性和成功率。

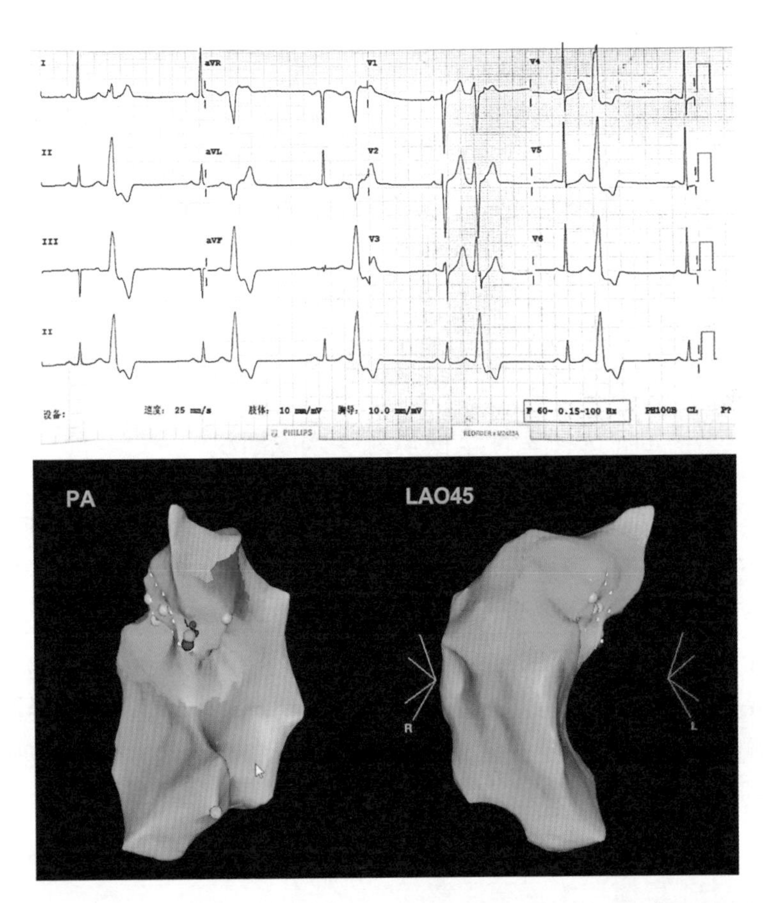

一例频发室性早搏二联律，在右心内射频消融早搏起源点后，早搏消失，住院3天，第四天就可以参加工作了。上图是室性早搏心电图，下图是右心早搏起源点仪器定位图

7 什么样的室性早搏适合做导管消融?

室早是否适合消融由3个因素决定。一是早搏是否引起症状：

包括心悸、头晕等心律不齐相关症状，黑矇、晕厥等早搏合并室性心动过速相关的症状，以及早搏引起心室扩大和心力衰竭的患者最需要消融。二是早搏数量：早搏越多，越有潜在引起心力衰竭的可能性。且由于早搏病灶的心脏内定位需要在发作时进行，早搏越频繁越有利于医生快速寻找到早搏的来源，适合导管消融。反之，早搏如果太少，就如同潜伏的罪犯不出动作案，难以在术中准确寻找，故不适合进行导管消融。三是早搏的心电图形态：同一形态的早搏消融效果优于两个或多个形态的早搏，而心电图形态上提示心室高位（流出道）起源的，消融效果最佳，但这一点需要由专业医师进行分析判断。

8 如何选择室性早搏消融手术的时机？

导管消融手术是室性早搏治疗中重要的手段，然而并非所有的室性早搏都必须进行消融治疗。如果没有结构性心脏病、没有持续性的室性心律失常，一般仅需随访或药物治疗即可。如果评估下来有结构性心脏病，室早数量非常多，超过10 000次/天，药物治疗无效，甚至有左心室功能减退的情况，可以考虑进行导管消融治疗。形态固定的、来自右室流出道和左室流出道或主动脉窦的室性早搏消融的效果比较好。

9 早搏手术后要注意啥？

早搏的射频消融手术，尽管是微创的，但也是一次有创伤的操作。术后，需要注意以下几方面。

（1）术后穿刺的伤口需要压迫止血，因此大腿需要制动。通常，如果穿刺的是静脉，则需要制动6～8小时，卧床12小时；如果穿刺的是动脉，则需要卧床24小时才能下床。

（2）术后当天可能出现心前区不适感，一般不剧烈。如果出现胸痛，或者呼吸困难，需要立即通知医生。

（3）一般1～2天后就可以出院。出院以后的2周内，穿刺一侧的大腿不可以过度用力，不可以剧烈运动。如果在活动以后，突然出现局部肿胀和疼痛，需要立即返回医院。

（4）心脏内射频消融手术以后，需要每天服用一次阿司匹林（100 mg），一共30天，预防血栓形成。

（5）如果不是重体力劳动，可以出院后恢复上班，但是晚餐清淡饮食，晚上早睡，注意劳逸结合。很多室性早搏的发生，本身就是疲劳所致，因此，在出院以后的半年内，都不可以熬夜、过度疲劳，也不可以情绪剧烈波动。

（6）运动可以在一周以后就恢复以往的频度，以不疲劳为度。千万不需要因为手术，而长期病假，或者卧床休息。

（7）3个月和6个月各随访一次Holter，了解室性早搏的情况，如果在早期早搏仍然存在，也不必过度焦虑，有部分患者等到心

坚持按时服药
可以正常运动
咖啡
浓茶
过咸、过辣食物
避免刺激性食物
每日自己搭脉，早睡早起

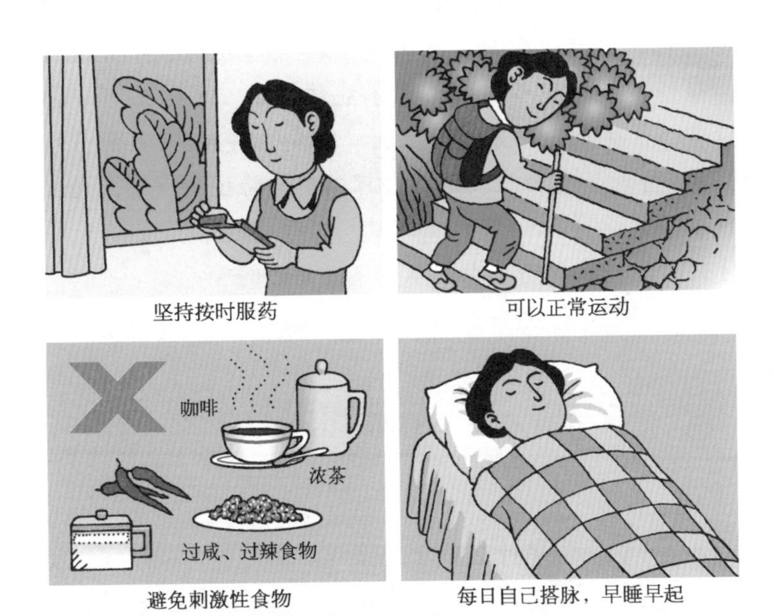

早搏手术患者出院注意事项

脏内的手术伤口继续恢复，会进一步减少。如果很紧张，可以使用便携心电监护装置进行自我监护，但这些往往都是模拟导联，对图形的识别精确度有限，确诊一定要到医院里做心电图。有20%左右的患者经过一次手术以后，室性早搏又回到了原来的状态，次数仍然很多，这时就需要到医院复诊。至于短期内是否要使用抗心律失常药物，医生根据手术过程来决定，每位患者不尽相同。

心房颤动

王阿姨今年60岁，最近正张罗着儿子结婚的事情，虽忙里忙外但也开心。可是最近心脏有点不舒服，发作起来心慌得不得了，感觉做贼似的。而且每星期都要发三四次。一发起来头晕眼花，搭搭脉搏每分钟150多次，量量血压90/60 mmHg。王阿姨自觉平时身体蛮好，没什么毛病，怎么突然就有心脏病了？虽然因儿子结婚，事情很多，但心脏病倒也不能耽误了。于是王阿姨去医院做了检查，医生说王阿姨这毛病叫“阵发性房颤”，目前血栓风险评分1分，暂时不需要抗凝治疗，可以用药物控制一下，也可以考虑采用射频消融手术治疗。王阿姨一听便急了，这是啥毛病？房颤是什么意思？还要动手术？儿子还没结婚呢……。

一、基础知识

1 心房颤动是什么病？

心脏有四个腔，上面两个小的腔叫“心房”，下面两个大的腔叫“心室”。正常情况下，心脏的跳动由位于心房的总司令部“窦房结”指挥，通过高速公路一样的传导系统把命令传到心脏各个部位，心房的高速公路要通到心室就只有一条路，而且这条路上有个收费站“房室结”，总司令部的命令通过收费站传导到心室，心脏的泵血功能主要靠心室，因此心室的跳动次数决定了是不是会产生明显症状，如心慌、胸闷、没力气、头晕等。

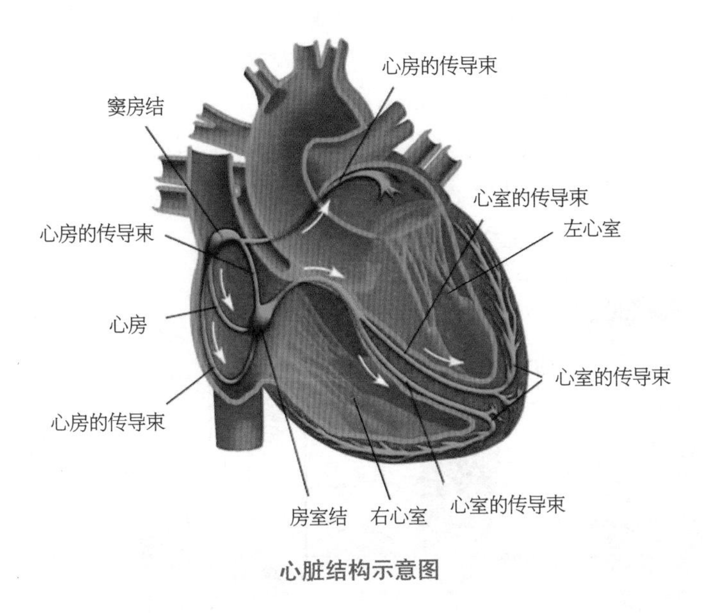

心脏结构示意图

心房颤动（简称房颤）是怎么回事呢？就是心房出现了很多“造反”的地方，“总司令部”的统领作用没有了，心房自己跳得特别快，要达到每分钟350～600次以上，是每次跳动只有心房根本来不及完成正常的收缩运动，只能是颤抖，而心房发放的高频率命令就像有很多车子全都往收费站跑，收费站处理不了，不能每辆车都放行，所以心房每分钟350次以上，可能心室却只有每分钟100多次，而且跳得不规整，可以理解为车辆是被随机放行的。当然每个人的收费站处理能力不同，心室跳动的频率就不一样，有的老年人收费站功能差，房颤的时候心室可能也就只有每分钟

70～80次，所以他没什么感觉；收费站功能好的人，心室跳动得就很快，可以达到每分钟150次以上，那就感觉心慌、胸闷得很难受了。

2 为什么会发生心房颤动?

心房颤动是一种临床症状，所有导致心房压力增大、心房肌细胞代谢异常、离子通道功能异常的因素都有可能诱发心房颤动的发生。很多原因可以导致心房颤动，除了易感基因以外，最重要的诱发因素是年龄，其次是高血压，还有心力衰竭等心脏疾病、甲状腺功能异常、肥胖、糖尿病、肺部疾病、慢性肾病、吸烟、嗜酒、习惯性的剧烈运动等。

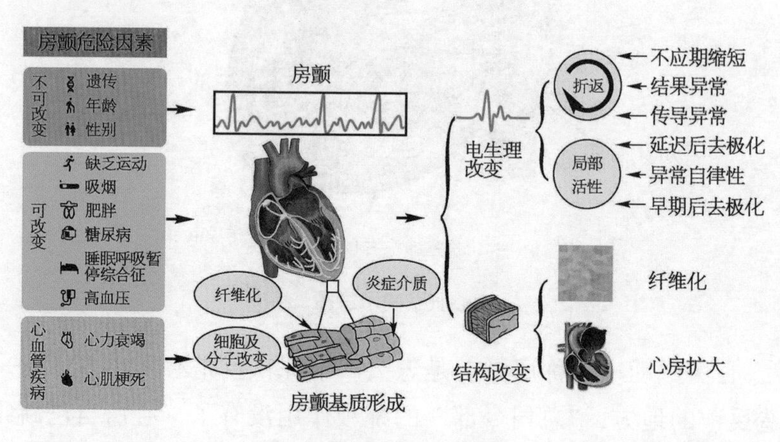

心房颤动发生机制示意图

3 怎么知道自己得了房颤？有哪些诊断方法?

心房颤动通过症状、体检、心电图相关检查进行诊断。最常见的症状是阵发性心跳快而且不规则，活动后气短，时快时慢，甚至晕倒；有些患者是以卒中、偏瘫就诊的。体格检查房颤患者有3个特点：心律绝对不齐、心音强弱不等、心跳次数多于手腕上的脉搏次数。因此，也提醒大家，靠腕式手表监测房颤心跳不靠谱，要数心尖部的跳动次数。最终的确诊还要靠心电图，可以是华为手表式心电图，也可以是普通心电图、动态心电图、手握式单导心电图等。确诊房颤还需要专业医生把关。

房颤筛选的手段有许多，智能型手表、家用血压计越来越受到重视。

4 出现在动态心电图报告里的“房颤、房扑”是一种病还是两种病?

有的患者在动态心电图报告里会出现“房颤、房扑”的字样。房颤指心房颤动，提示心房处于完全无规律的电活动中，心电图上是细小的颤动波。而房扑指心房扑动，提示心房处于有规律的电活动，但不是沿正常电路进行的电活动，而是沿固定环路快速绕圈式的电活动。两种疾病虽然有所不同，但常并存，也都存在影响心功能和造成血栓栓塞的可能。如果医生在消融其中一种心律失常的过程中发现另一种心律失常，通常会选择对这两种都进行治疗。

5 心房颤动可以预防吗？和“三高”有关系吗?

答案是肯定的。尽管目前还没有找到有效的预防措施，但临床研究发现有些方法可以减少房颤的发生率。首先是防治甲状腺疾病，研究发现甲状腺功能亢进等问题常诱发房颤，随着甲状腺功能的正常，房颤常好转。其次是防治动脉粥样硬化疾病，例如冠心病、脑梗死等。研究表明，动脉粥样硬化程度低，房颤的发生率降低，所以降低胆固醇水平、适度增加运动、清淡饮食可以减少房颤的发生。第三是防治高血压，高血压会导致心肌肥厚、心脏舒张功能降低、左心房扩大，控制好血压也能减少房颤的发生。第四是避免过度饮酒、饮浓茶和浓咖啡，酗酒可以导致心房纤维化，发生房颤，兴奋性饮料过多也可增加心脏的兴奋性，促发房颤。

房颤与“三高”肯定有关。如果您有高血压病史、高脂血症病史、心力衰竭病史等，建议治疗这些疾病时优先选择普利类药物、沙坦类药物、他汀类药物、螺内酯，有临床试验证实这些药物能够减少房颤的发生。总之，健康的生活方式都有减少房颤发生的作用。

防 治
甲状腺疾病
防治动脉粥
样硬化疾病
防 治
高血压
避 免
刺激性食物
防 治
高脂血症

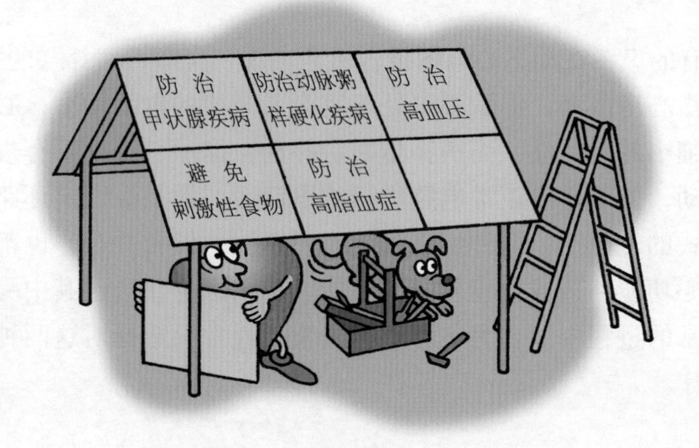

房颤的预防

6 心房颤动的主要危害是什么？

心房颤动除了引起心悸、胸闷不适外，主要的危害体现在两方面：一是房颤时心脏丧失心房辅助泵血功能，降低心脏排血量15%～20%，患者出现乏力、气短，诱发心力衰竭。二是房颤引起左心房内的血流紊乱，导致血栓形成、脱落，随血液流到大脑，造成脑栓塞，出现卒中症状，导致患者死亡或者致残。研究发现，老年人卒中有近20%的患者由房颤引起，所以房颤对老年人的危害更大。

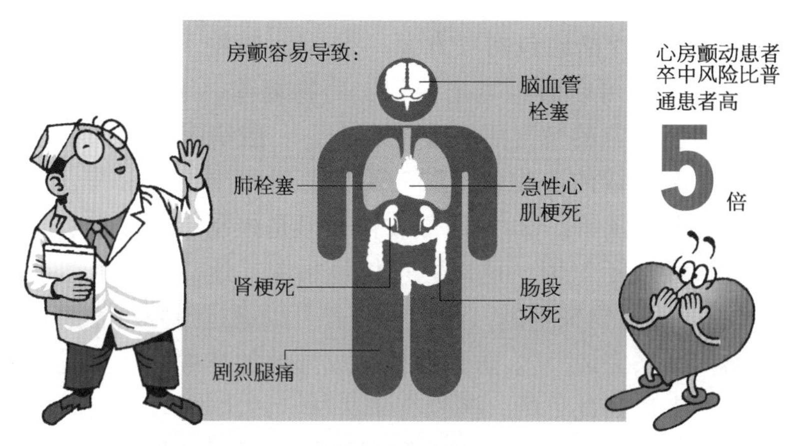

房颤易诱发的疾病

房颤的危害

	死亡	增加1.5～3.5倍
	卒中	占所有缺血性卒中的20%～30%，不明原因卒中的10%
	心衰	20%～30%伴左室收缩功能下降，相近数量的舒张功能不全心衰
	认知功能下降和血管性痴呆	1.4/1.6倍（与卒中病史无关）
	抑郁	16%～20%（甚至有自杀倾向）
	生活质量下降	>60%的患者
	住院	10%～40%年需要住院率，部分患者每年需要多次住院

7 心房颤动如何治疗？可以根治吗？

房颤的治疗措施包括三方面。① 把房颤停下来，恢复正常的窦性心律：可以通过电击复律、药物复律、手术复律3个方法来实现。紧急的情况用直流电电击，一般情况下用药物静脉注射复律。复律的药物包括胺碘酮、普罗帕酮、氟卡胺、伊布利特、决奈达隆等。② 让房颤发作，但是控制心跳次数：防治心跳过快导致不舒服，可以通过倍他乐克、地高辛、地尔硫䓬（恬尔心）等药物来控制，药物无效者可以通过射频消融手术把房室结切断来完成。③ 防治血栓形成导致的卒中：主要是通过抗凝药物来达到此目的，药物有华法林、达比加群、利伐沙班、依度沙班、阿哌沙班等。注意阿司匹林不属于这类药物。药物不能坚持服用者可以采用切除左心耳或者用一个塞子堵住左心耳的方法来达到这一效果。

房颤是否可以根治还不好说，但可以通过长期的药物治疗、射频或冷冻消融手术来防止复发，至于是否可以保持终身的效果还需要临床观察；因为这些方法还没有开展几年，需要积累证据。

房颤的治疗方法

- 药物治疗
  - 节律控制：药物或者电复律/终止房颤发作
  - 频率控制：允许房颤发作/控制心跳快慢
  - 抗凝治疗：防治血栓、卒中事件
- 手术治疗
  - 节律控制：维持窦性心律，减少房颤发作
    - 射频消融治疗
    - 冷冻消融治疗
    - 外科迷宫手术治疗
  - 频率控制：消融房室结，减慢心室率

8 心房颤动要动手术吗?

房颤最理想的治疗当然是根治，变成正常的窦性节律（总司令部重新掌握指挥权），但是理想很美好，现实很骨感。我们现有的房颤复律和维持窦律的手段有药物治疗、导管消融手术、外科消融手术、杂交手术。药物治疗的有效率很低，只有20%～30%。近十年来，导管消融手术取得了长足进展，疗效显著优于药物治疗。导管消融是阵发性症状性房颤的一线治疗，对于持续性房颤患者，充分药物治疗后仍有明显症状者，也建议导管消融手术。目前世界上多个房颤治疗中心的数据表明导管消融手术后，70%阵发性房颤的患者可以维持窦性心律（正常心律），仅50%持续性房颤的患者可以维持窦性心律。外科消融手术以及内外科杂交手术近年也开始开展，是导管消融手术的补充。综上所述，我们现有的治疗手段都不能保证根治房颤，有很大一部分房颤患者会面临反复复发的问题。

其次，另一个重要的治疗措施是控制心室率，也就是控制收费站的功能，不要放行太多车辆，让心室不要跳得太快，这样就能保证心脏泵血的功能不受太严重的影响，患者症状会明显减轻。

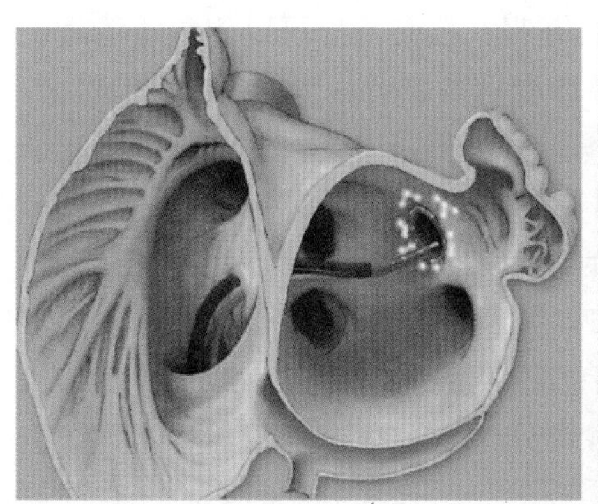

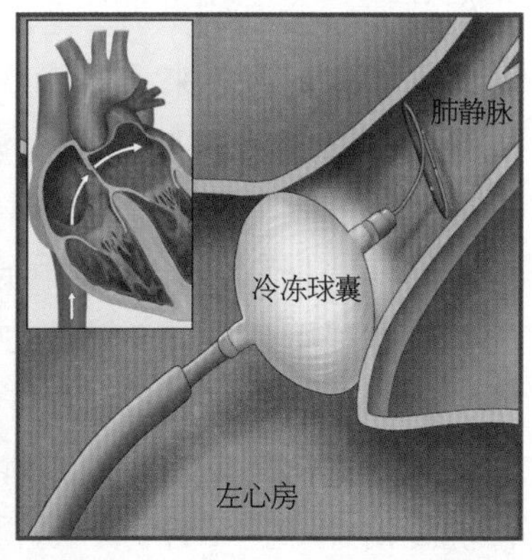

心房颤动的射频与冷冻消融示意图：左图是肺静脉口射频消融，右图是冷冻消融

绝大多数患者通过药物治疗可以控制心室率。少部分患者可以考虑把收费站彻底关闭（房室结消融），然后在心室新建一个司令部（安装心室起搏器）。

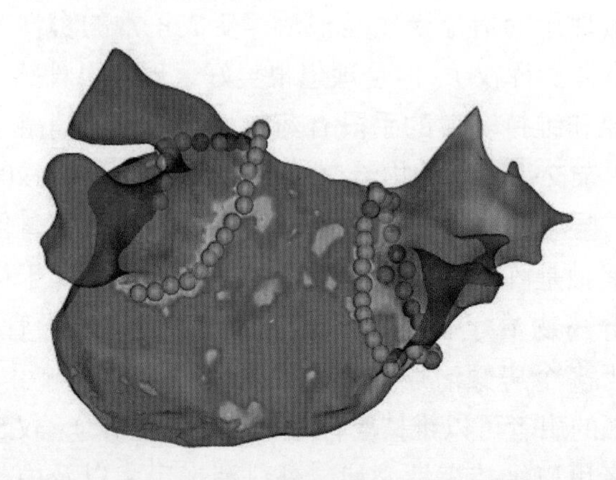

房颤的射频消融手术，在左心房4根肺静脉口用射频电流烧2个圆圈，隔离肺静脉电位治疗房颤

9 房颤患者如何预防卒中?

房颤患者最严重的后果是卒中或其他部位的栓塞事件。房颤最重要的治疗就是预防血栓栓塞。既然房颤目前没有根治的办法，我们就要学会与它共存，怎么办呢？抗凝治疗可以想象成清理淤泥，不让它沉积下来，也就是减少房颤患者心房血栓形成的机会。抗凝治疗对于所有类型的房颤患者都很重要，目前的临床证据认为阵发性房颤与持续性房颤具有同样高的栓塞风险。

怎样选择那些容易卒中的患者来进行抗凝治疗呢？现在公认的办法是利用CHA_2DS_2-VASc评分表，男性评分≥2分，女性评分≥3分，就一定要进行抗凝治疗；男性评分1分，女性评分2分，建议最好进行抗凝治疗；男性评分0分，女性评分1分，不建议进行抗凝治疗。这个评分容易得高分吗？我来举个例子，一个75岁男性患者，尽管他除了房颤没有其他疾病，他也已经2分了，因为年龄≥75岁就是2分，所以必须进行抗凝治疗；如果一个65岁以上的高血压患者，合并房颤，也至少是2分，必须进行抗凝治疗，因为≥65岁是1分，高血压也1分。通过这两个例子，是不是感觉绝大多数房颤患者都需要进行抗凝治疗？对了，就是绝大多数患者都需要进行抗凝治疗。现在有一些新的预防血栓的方法，如左心耳封堵术、左心耳切除术，推荐用于有抗凝药物禁忌证的患者。

10 房颤射频手术前后如何进行抗凝治疗？

（1）房颤手术前：无论入院时有没有房颤发作，术前均需要使用抗凝药物3周以上，方可安排手术。对于血栓风险高，抗凝药物不充分，既往有心房血栓病史的患者术前还需要加做经食管超声以排除心房血栓。

（2）房颤射频手术后：① 术后次日口服华法林1片，每天1次，同时使用低分子肝素2～3天，检测国际标准化比值（INR）1.8以上停用低分子肝素，维持华法林口服，每1～2周监测1次INR，维持INR 2～3。② 术后考虑新型口服抗凝药物（达比加群、利伐沙班、艾多沙班），术后次日开始使用，服用满8周后复诊，确定是否需要继续抗凝治疗。

消融围手术期抗凝方法

- 阵发性房颤患者术前窦性心律者可不抗凝
- 持续性房颤者用华法林至少3周（新型口服抗凝药物艾多沙班、利伐沙班或达比加群），食管或普通心超、CTA排除左心耳血栓
- 华法林抗凝者
  - 不停用抗凝：手术中检测活化凝血时间（ACT）（300～350秒）
  - 停抗凝：术前1天停华法林，如果INR1.5以下用低分子肝素替代，术后恢复华法林、低分子肝素至INR>2，华法林，新型口服抗凝药物
- 新型口服抗凝药物：手术当天停新型抗凝药物，术中用低分子肝素，术后第二天恢复使用艾多沙班、利伐沙班或达比加群

11 房颤合并心跳慢，是导管消融治疗还是使用起搏器好？

这个问题需要分具体情况讨论。如果房颤是阵发性的，转为窦性心律时出现了长间歇导致的症状，但窦性心律时心率又不慢，这种情况更适合导管消融，如果效果良好，则可以省去植入器械的麻烦。如果是阵发性房颤但同时窦性心跳也慢，则可能需要在植入双腔起搏器的基础上使用药物或者消融控制房颤。如果是持续性/长程持续性房颤合并心跳慢，则综合患者的个体情况和治疗意愿来分析。如果病程长，心房大，合并多种基础疾病，导管消融预估远期不容易维持窦性心律者，植入单腔起搏器提升心率可能是更优的选择。

12 脉冲电场消融是什么？

脉冲电场消融是近年来开始使用的一种新型消融能量，是在心肌组织表面施加短时的电场以达到损伤目标的作用，最常用于心房颤动消融。以前这一作用是由射频或冷冻来实施。与上述两种能量相比，脉冲电场具有更高度的心肌选择性和良好的穿透性，也就是在心肌消融效果好的同时不容易误伤邻近组织，包括膈神经、食管等。近年来脉冲电场消融展现了良好的临床安全性和治疗效果，因而得到快速的推广。

13 房颤除了药物、手术治疗外，还要采取哪些措施预防复发？

研究已经证明，预防房颤复发需要多因素、多方面控制，包括：抗凝治疗；预防脑卒中；控制高血压、高脂血症、糖尿病等危险因素；改善生活方式，重点是少喝酒、适度运动，运动量太大也可诱发房颤发作；积极药物治疗等，综合管理才能达到减少复发的目的。

生活方式和危险因素管理成为房颤管理的4大支柱

美国心脏协会发表的一份科学声明指出，除了传统的抗凝、心率控制和节律控制3种房颤管理策略外，建议进行生活方式和危险因素的管理。生活方式的改变对减轻房颤负担的积极影响，这些改变包括减重、体育活动及其他危险因素的改变。

四大支柱			
卒中预防	控制心率	节律控制	生活方式
√ **药物治疗** • 维生素K拮抗剂（如华法林） • 新型口服抗凝药物 √ **非药物治疗** • 左心耳封堵术 • 左心耳切除术	√ **药物治疗** • B受体阻滞剂 • 钙离子拮抗剂 • 洋地黄类 • 其他（胺碘酮） √ **非药物治疗** • 消融/永久性起搏	√ **药物治疗** • Ⅰ类（如普罗帕酮） • Ⅲ类（如胺碘酮） √ **非药物治疗** • 电复律 • 消融治疗	评估和改善危险因素 肥胖，睡眠呼吸暂停，身体活动，高血压，糖尿病，饮酒，吸烟，冠心病，心衰

14 抗心律失常药物有哪些?

常用抗心律失常药物见下表。

常用的抗心律失常药（Vaugham Williams分类）

分 类	药 理 作 用	常 用 药 物
Ⅰ类	膜通道作用剂	
ⅠA	阻滞钠通道、延缓复极、延长动作电位	奎尼丁、普鲁卡因胺、丙吡胺、安他唑啉等
ⅠB	钾通道促进、加速复极、缩短动作电位	利多卡因、苯妥英钠、美西律、乙吗噻嗪等
ⅠC	减慢除极、对动作电位影响不大	普罗帕酮（心律平）、莫雷西嗪、恩卡胺、氟卡胺、劳卡胺

（续表）

分类	药理作用	常用药物
Ⅱ类	β受体阻滞剂（非选择）	普萘洛尔（心得安）、噻吗心安
	β1受体阻滞剂（选择类）	美托洛尔（倍他乐克）、氨酰心安、比索洛尔、艾司洛尔
Ⅲ类	延长动作电位复极	胺碘酮、决奈达隆、索他洛尔、伊布利特等
Ⅳ类	钙通道阻滞剂	维拉帕米（异搏定）、地尔硫䓬（恬尔心）

15 房颤常用的终止房颤、控制心率药物及手段有哪些?

终止房颤的药物主要有胺碘酮、决奈达隆、普罗帕酮、索他洛尔及氟卡尼。

房颤常用的终止房颤、控制心率药物及手段见下图。

房颤长期节律控制的治疗方法

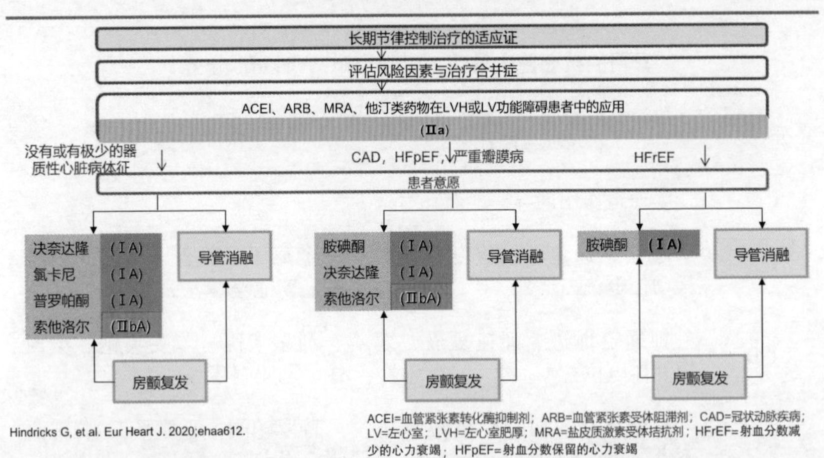

16 房颤常用的抗凝治疗药物有哪些？

最早的房颤抗凝药物是华法林，其好处是疗效可靠、价格便宜，问题是效果受食物的影响大，效果容易波动，因此需要定期查血［国际化标准比值（INR）］来调节药物剂量，给患者带来不便。近几年来，不需要监测血液指标的新型口服抗凝药陆续上市（见下图），为患者用药带来了方便，成为抗凝治疗的主流。对于一些特殊患者，例如心脏瓣膜换瓣后，还是需要华法林治疗。

心血管指南批准用于房颤的4种新型抗凝药（NOAC）

药物	剂量	适用	说明
达比加群[2]	150 mg BID	推荐剂量	以下患者需进行血栓栓塞和出血风险评估： • 年龄75～80岁 • 中度肾损害 • 胃炎、食管炎、胃食管反流 • 出血风险增加（如，同时接受阿司匹林、氯吡格雷治疗） • 出血风险较高的患者推荐使用达比加群110 mg BID[1]
	110 mg BID	≥80岁的患者，或同时使用维拉帕米	
利伐沙班[3]	20 mg OD	推荐剂量	
	15 mg OD	肌酐清除率（CrCl）15～49 mL/min的患者	
阿哌沙班[‡ 4]	5 mg BID	推荐剂量	
	2.5 mg BID	具有≥2个下列情况的患者：年龄≥80岁，体重≤60 kg，血肌酐≥1.5 mg/dL	
艾多沙班[5]	60 mg OD	推荐剂量	
	30 mg OD	CrCl 15~20 mL/min的患者，或≤60 kg，或同时使用强P糖蛋白（P-gp）抑制剂	

‡ 利伐沙班在国内获批适应证只有治疗和预防深静脉血栓和肺栓塞；CrCl：肌酐清除率；BID：一天2次；OD：一天1次。

1. 中华心血管病杂志血栓循证工作组.中华心血管病杂志，2014，42（5）；2. Pradaxa: EU SPC, 2016；3. Xaretto: EU SPC, 2016；4. Eliquis: EU SPC, 2016；5. Lixiana EU SPC, 2016.

二、出院备忘录

房颤患者如果因为射频消融手术入院，出院后注意事项详见

“射频消融术后患者出院备忘录”；如果因为其他疾病入院，则出院后按照相应的疾病进行康复。房颤患者在出院以后，以下几方面需要注意。

（1）药物服用与自我观察

1）服用抗心律失常药物的患者，注意观察心率，现在市场上有很多可以测心率的血压计、手环等，如果特别慢（每分钟<60次）或经常特别快（每分钟>110次），或者出现反复一过性头晕，甚至黑矇、晕厥，应该及时到医院就诊。可以每1～3个月查一次心电图，半年做一次24小时动态心电图。

2）如果服用抗凝药物，要注意监测血压并记录：有高血压的患者每日至少一次，无高血压病史者每周至少一次。将血压严格控制在140/90 mmHg以下，否则出血风险会增加。还要注意观察有无出血表现，比如每天排便后不要急于冲掉，应该观察有无黑色或红色物，如果有，应该挑出，送至医院查粪便隐血，及早发现消化道出血，及早处理，风险就会大大下降。如果出现视野缺损、偏瘫表现也应该立即急诊就诊。其他的出血表现一般可以至门诊就诊。

3）如果服用华法林抗凝，一定要严格依从医嘱，准时查INR，并在化验结果出来后当天或第二天汇报给医生，让医生来决定药物调整的方案和下次INR随访的时间。另外，由于华法林受多种食物和药物的影响，因此尽量不要大量进食一种新的食物，尽量保持每周的食谱差别不太大。

（2）出院后随访：1个月后必须复查心超，观察有无心包积液。以后至少每年一次心超检查，至少每年一次血常规、肝肾功能、凝血功能、血脂、空腹血糖、糖化血红蛋白检查。

三、常见问题

1 体检发现房颤，没有异常感觉，能“随它去吗”？

房颤的第一大危害就是容易引起卒中，病死率和致残率极高。为什么呢？正常情况下，心房接受各脏器流回来的血液，然后通过心室舒张和心房收缩促进心房的血进入心室。房颤的时候，心房收缩几乎消失了，血液如同从小溪流（外周血管）一下进入大湖泊，流速突然减慢，容易形成淤泥沉积，而在心脏的表现为容易在心房形成附壁血栓，这个血栓如果脱落，进入心室，再从心室被泵到全身。最容易出现的就是脑血管阻塞，导致卒中；也有阻塞肠系膜动脉，导致突然的腹痛，肠段坏死；还有阻塞下肢血管，出现剧烈的腿疼；也可以阻塞肾脏血管导致肾梗死；还可以出现心脏血管被阻塞，出现急性心肌梗死；右心房的栓子脱落还会导致肺梗死……总之，所有的脏器都有发生栓塞的风险。由于心房直径比血管直径大多了，形成的血栓可能很粗大，因此脱落的血栓很容易阻塞外周的大血管，这也是房颤导致的卒中致死率、致残率很高的原因。房颤的患者与没有房颤而其他情况都相似的患者比，卒中风险增高达5倍，是所有心血管疾病中（包括心力衰竭、高血压、冠心病等）最容易导致卒中的疾病。而缺血性脑卒中（俗称脑梗死，卒中分为脑梗死和脑出血）的人中20%～30%都合并房颤。

房颤第二大危害是导致心力衰竭。所有回流入心脏的血液都是通过心房再进入心室的，正常的心房收缩能把血挤入心室，房颤时，心房失去了收缩功能，成为一个无功能的通道，使得心室舒张时血流入的量减少，心室收缩时，射出去的血量也就减少，这就影响了心脏的整体射血功能。心室的收缩节律不规则，也严重影响射血的效力。如果心室率快，对心功能影响就更大。心力衰竭容易出现活动时气急、乏力、胃口差、下肢浮肿等，严重者甚至不能平躺，严重影响生活质量和寿命。

2 房颤很常见吗?

房颤的发生率与年龄有密切的关系，随着人口老龄化，房颤的发生率逐渐增高。另外，随着对房颤检测手段的增多，以及人们对房颤的重视，房颤的检出率也会增高。截至2019年，全球房颤（包括房扑）的患者约5 970万例。2020年7月至2021年9月对国内25个省114 039例成年人常驻居民开展房颤流行病学调查，结果显示我国房颤年龄校正后的患病率为1.6%，男性和女性年龄校正后患病率分别为1.7%和1.4%。老年、高血压、心力衰竭、冠心病、瓣膜性心脏病、肥胖、糖尿病、慢性肾病都将使房颤的发生率增加。

3 怎么知道有没有房颤?

如果你常有一阵心慌（心跳快或跳得不整齐的感觉）、胸闷、头晕等症状，你就应该及时到医院查心电图，或者Holter，或者可以借助一些远程心电监测仪（如掌上心电），来捕捉到房颤发作时候的心电图。如果你是一位老年患者，特别是合并了高血压、糖尿病、冠心病等的患者，你合并房颤的概率很大，建议经常检查心电图或者定期查Holter来增加检出率。另外，如果你因为别的原因安装了有记录功能的起搏器，也可以通过读取起搏器记录来提高检出率。

4 用智能手表等设备监测房颤的家庭应用

用智能手表等设备来监测心率和节律成为一种新的时尚，智能手表和其他健身手环主要使用光电体积描记法，被动测量手腕脉搏率。最新一代的智能手表能够生成连续的心电图导联记录，从而自动检测房颤。检测时将指尖放在包含钛电极的“数字表冠”按钮上，并使手表背面覆有含铬氮化硅薄膜的蓝宝石水晶贴合手腕。心电图应用程序会记录闭路信号，生成单导联记录。

虽然这些广泛使用的电子设备能够监测房颤，且算法也在不断改进，但仍有局限性。总体而言，其技术原理（通常有专利）是监测心室率的不规则性，而不是监测是否有心房活动及其类型。此外，有些设备可能要求心律失常发作持续一段时间（如30秒）才能监测到。这些局限性可能会影响这些设备监测和诊断房颤的敏感性和特异性。因此，怀疑房颤时应回顾心电图结果，检测应采用获得临床批准的标准12导联心电图等设备。

5 日常生活中应怎么预防房颤发生?

房颤的发生与肥胖、心力衰竭、冠心病、高血压病、糖尿病等一系列因素有关，病理性因素引起的左房重构可以导致房颤的发生，减少心房病理性重构和扩大，是预防房颤的重要环节，因为逆转心房重构的药物十分有限，目前主要通过生活方式的改变及干预心房颤动的危险因素来对房颤进行预防。对于有心房颤动的人群，治疗心脏瓣膜疾病、管理高血压、治疗冠心病、维持甲状腺功能正常、管理血糖、治疗慢性阻塞性肺病和慢性肾脏病均能有效减少房颤的发生。对于无心房颤动的人群，需要做到积极监测和控制血压、积极监测和控制血糖、监测和治疗睡眠呼吸暂停、控制体重、戒烟、运动、规律作息等。因此，预防房颤发作要控制心血管危险因素，减少酗酒，适度锻炼，积极干预肥胖、糖尿病、夜间打呼噜，及时处理房早、房速等心律失常，综合防治才有效果。

6 运动锻炼能减少房颤发作吗？

不一定！运动与房颤的关系比较复杂，天天不运动的人以及剧烈运动的运动员房颤发生率均比较高，只有适度运动锻炼的人才能减少房颤的发生，因此，房颤患者要适度运动，避免马拉松、足球等剧烈运动。

7 喝酒能活血化瘀，也能减少房颤发作吗？

错误！研究证明，房颤的发生率与酒精的消耗量正相关，喝酒越多，房颤发生率越高。因此，房颤患者要戒酒。

8 房颤抗凝治疗的启动及家庭监测

心房颤动最大的危害之一是左心房形成血栓，血栓掉落到颅内形成急性脑卒中。因此，医生会建议用抗凝药物来预防脑卒中，预防血凝块形成。利伐沙班、艾多沙班、达比加群、华法林是常用的抗凝药物，抗凝药可预防约60%的脑卒中，但会小幅增加出血性的风险。哪些房颤患者需要启动抗凝治疗呢？临床医生根据以下危险因素先对患者进行血栓风险的评分（CHA2DS2-VASc评分）：充血性心力衰竭/左室功能不全、高血压、年龄（≥75岁，65～74岁）、糖尿病、脑卒中/短暂性脑缺血发作（TIA）、血管疾病、女性性别。每项指标对应不同的分值，在医生的专业评估下，评分高的患者，建议尽早启动抗凝治疗。口服抗凝药物最重要的家庭监测是关注有没有出血的症状，如果出现皮肤黏膜出血、流鼻血，可以先继续观察，或者到心内科门诊咨询，如果出现了血便、黑便、血尿、脑出血等，需要立即至急诊就诊。另外，要定期监测肝功能和肾功能的情况，必要时调整抗凝药的种类和剂量。

9 房颤脑卒中的家庭识别及处理

房颤导致的脑卒中是心房内的血栓脱落，到了脑血管，使氧气等营养物质无法及时供应脑组织（梗死），最终导致脑细胞受损，甚至死亡，进而引发的一系列临床症状。具有起病突然、表现多样、病死伤残率高的特点。家庭识别房颤脑卒中，最重要的是“FAST”原则：F代表face，脸。如果一个人突然出现面部僵硬、面瘫的情况，我们就要十分警惕了。A代表arm，上肢。上肢能不能抬起来？是不是突然无力？或者有的人是腿突然没有力气，无法站立。S代表speech，代表言语，是不是突然不会说话了？甚至自己的名字也说不清楚了。T代表time，时间。一旦出现以上一种或者几种情况，就要马上送医，争分夺秒，及时拨打急救电话120。

10 房颤需要吃很贵的药吗？

前面提到房颤最重要的治疗是预防血栓栓塞，而最可靠有效的办法是抗凝治疗，那么抗凝治疗有哪些选择呢？房颤的抗凝是终身治疗，因此抗凝的方式主要是口服抗凝药。目前国内市场有传统药物华法林和新型口服抗凝药利伐沙班、艾多沙班等。华法林的最大优势是价格便宜，但是由于华法林受很多食物和药物的影响，血药浓度波动大，而治疗窗又十分狭窄，通俗地说就是很容易出现血里的药浓度不足或者过度的情况，必须经常到医院验血来调整药量，开始应用时甚至需要3天查一次血，每次验血结果要及时报告给医生，并且询问两件事：第一，明天开始华法林的服药量要调整吗？第二，下次什么时候来验血呀？等药物浓度比较稳定了，也要每1～2个月查一次血。而新型口服抗凝药的代谢就比较稳定，不需要常规跟踪血化验，而且目前的临床研究证明新型口服抗凝药的出血风险小于华法林，效果与华法林相似。但是有一些情况不适合用新型口服抗凝药，如植入机械瓣膜的患者、中重度二尖瓣狭窄的患者、肾功能严重不全的患者，目前只能选择华法林。

11 患房颤后可以用阿司匹林预防卒中吗？

肠溶阿司匹林不属于抗凝药物，最新的心脏病指南已经肯定阿司匹林不能用于房颤血栓的预防，所以不能用阿司匹林代替抗凝药用于房颤的血栓预防。

12 抗凝出血的自我防护

抗凝治疗引起的出血，按严重程度分为轻微出血、中度出血和严重出血。轻微出血指的是抗凝治疗相关的鼻出血、皮肤小淤斑、轻微外伤后出血，可给予适度处理，无须停药，也可延迟用药；中度出血指的是肉眼血尿、自发大片淤斑、其他未危及生命的大出血；严重出血具有生命危险，如颅内出血、严重消化道出血、腹膜后出血等导致血流动力学不稳定的出血。中度以上出血应停用抗凝药，病情允许的情况下，建议尽早到达医院，建立静脉通道并做初步处理（补液、保证血流动力学稳定等措施）。严重出血可使用抗凝药的拮抗剂，因华法林所致可用维生素K（发挥作用大约需24小时），因达比加群所致可用依达赛珠。抗凝治疗期间应避免接受针灸、艾灸、拔火罐、深度按摩及侵入性的治疗。

13 房颤有哪些介入手术治疗方法？

导管消融、左心耳封堵和心脏植入式电子设备治疗是目前心房颤动相关的主要手术治疗方法。

导管消融通过射频、冷冻、微波、高聚焦超声和脉冲电场等能量形式对肺静脉前庭心肌组织进行破坏，导致不可逆的局限性凝固、坏死来实现肺静脉电隔离，有望成功阻止房颤的发生。左心耳封堵是一种通过封堵左心耳来减少房颤血栓形成的手段，据报道90%的心房血栓位于左心耳，封堵左心耳为存在长期抗凝禁忌的患者提供了新的血栓预防手段。心脏植入式电子设备包括起搏器、植入型心律复律除颤器和双心室再同步起搏器，房颤患者出现缓慢性心律失常和心力衰竭的风险较高，不同的植入式心脏电子设备在相应的房颤患者中有重要的作用。

14 房颤的导管消融手术是怎么做的?

房颤导管消融手术是介入手术最常见的一种，做完手术以后，伤口就只是几个针眼。手术通过这几个针眼把软的导管放入血管里，沿着血管到达心脏相应的部位进行消融治疗，达到终止房颤发作的目的。房颤的导管消融这些年有许多进步，手术方式也百家争鸣，但无论哪一种术式都离不开肺静脉电隔离。导管消融手术的并发症主要有穿刺部位出血、血肿、血气胸、迷走神经反射、心包积液甚至压塞、肺静脉狭窄、血栓栓塞、心房-食管瘘等，随着手术技术的进步，并发症比以往明显减少，但仍不可能完全避免。导管消融手术使用的能量目前比较常用的是射频、冷冻以及脉冲电场。

15 房颤导管消融手术前后的家庭用药指导

房颤消融手术前后的家庭用药涉及抗凝药物、抗心律失常药物及合并症药物三大方面。导管消融会增加脑卒中、短暂性脑缺血发作和其他栓塞的风险，拟行房颤导管消融手术的患者，术前应接受至少3周的抗凝药物治疗，手术结束之后都应该继续口服抗凝药至少8周，8周后是否继续吃抗凝药取决于患者本身的卒中风险和出血风险。原则上房颤患者在手术前不需要停用胺碘酮、美托洛尔、普罗帕酮等抗心律失常药物，对于一些持续性房颤患者，术前可能会增加抗心律失常药物的负荷剂量以提高复律的成功率，消融手术结束后会根据患者的具体情况，决定是否要加用一段时间的抗心律失常药物维持正常的窦性心律。合并症药物包括降压药、降糖药、降血脂药物、冠心病药物等，这些药物在房颤术前和术后都应该规律服用，并且应当密切监测控制好合并症，这样房颤才不会复发。

16 房颤导管消融手术后的注意事项

房颤导管消融术后的患者出院以后注意事项主要有下面5点：① 继续服用抗凝药物至少8周，8周后门诊评估进一步用药，第8周的时候，因为需要重新评估，所以需要线下门诊，这次看门诊的主要目的有两个，一是看一看心跳的情况，二是决定是否需要继续使用抗凝药物。② 使用抗心律失常药物，也是重要的治疗用药。导管消融是重要的恢复窦性心律的一种手段，但不是替代抗心律失常药物的方法。很多患者需要长期使用抗心律失常药物来维持窦性心律。医生一般会根据手术中发现的心脏情况，来决定药物的使用，如果在出院的时候，医生开具了抗心律失常药物，继续服用至第8周，在第8周来门诊的时候，再决定是继续使用，还是逐渐减少剂量并停用。③ 术后3个月，也就是12周后，是看手术效果的一个重要时间点。3个月内，因为消融手术的损伤等情况，可能还会出现短时间的房颤或其他心律失常；但3个月之后，情况就基本稳定了，这时候才可以评定手术的效果。④ 由于导管消融左心房，心房后壁的后面就是食管，可能会在手术中出现一些小的损伤，因此，术后1个月内，一定要吃软食，避免吃带渣的或者成块的、难以消化的食物，也要避免吃刺激性食物。⑤ 尽管是微创手术，但还是有不少患者感觉自己经历了一场"心脏手术"，会在短期内感觉没有力气，所以，如果觉得没有力气，要鼓励患者采取散步、保健操等方法，循序渐进地恢复体力。在术后的2个月，不可以剧烈运动、不可以提重物。做到上述5点，保持心态平和，导管消融术后一定可以恢复良好。

17 左心耳封堵的适应证、方法及手术介绍

左心耳是左心房右前方向前突出的部分，内壁梳状肌发达而不光滑，容易形成血栓。研究发现非风湿性心脏病房颤患者中90%的左心房血栓位于左心耳，据此可行左心耳结扎、切除或封堵，尤其适用于有抗凝需要但不能接受长期口服抗凝的患者。如果患者经过CHA2DS2-VASc评分评定需要接受抗凝治疗，但是存在抗凝的绝对禁忌，或者吃了抗凝药就发生不能耐受的出血副作用，或者长期规范服用抗凝药还是出现了血栓栓塞的患者可以考虑进行左心耳封堵。长期规范抗凝后影像学提示左心耳内血栓仍未融化者，在具有脑保护装置和充分知情同意的前提下，也可以考虑行左心耳封堵。

左心耳封堵也是一种微创的手术，穿刺大腿根部的股静脉，把输送系统经过外周静脉-右心房-房间隔到达左心房内，将伞状或盘状的左心耳封堵器送进左心耳完成封堵。

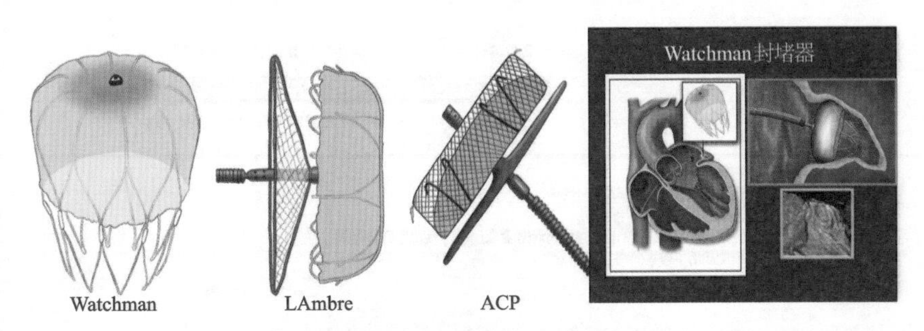

常用的左心耳封堵器及方法

18 一站式消融手术的优点有哪些？

一站式消融手术指的是房颤射频消融联合左心耳封堵的“1+1”手术方式，在一场手术中解决两个问题。手术要求患者全身情况良好、术前评估提示心脏及左心耳解剖不复杂、能较好配合局部麻醉。一站式消融手术具有高效、省时、安全的特点，能避免患者消融术中疼痛以及因疼痛而造成的风险，使手术更为舒适，同时降低了总体的医疗费用。特别适合于心悸症状明显、心力衰竭的房颤患者，伴有“双高风险”（高卒中、高出血）、长期不耐受或不愿意抗凝治疗，或抗凝期间仍反复卒中的患者。

19 冠心病装了支架，又有房颤发作，应怎么进行抗凝治疗？

安装支架后，为了防治支架内血栓，必须使用阿司匹林肠溶

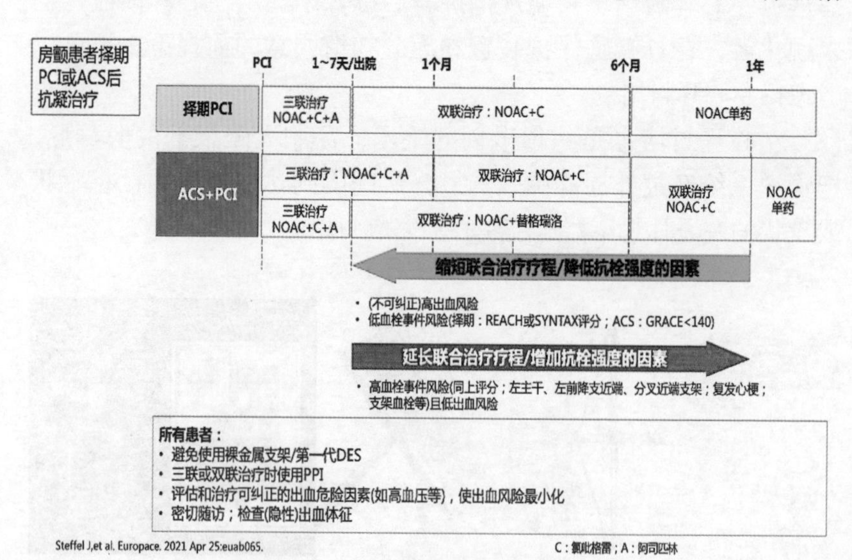

常规支架（PCI）植入后三联用药治疗方案

片、氯吡格雷等抗血小板药物；为防治血栓，房颤患者又必须使用抗凝药，这就需要联合用药。在这3种药物联合使用时，医生要首先评估缺血风险和出血风险，根据风险确定阿司匹林肠溶片（A）+氯吡格雷（C）+抗凝药（NOAC）三联治疗的时间，后续再逐步减少抗血小板药物，远期使用一种抗凝药物就可以了。

基本原则是：常规支架植入后三联用药1周，急性心肌梗死等急性冠状动脉综合征（ACS）植入支架二联用药1个月后，停阿司匹林一年，一年后单用抗凝药口服。

20 房颤合并心力衰竭的最佳治疗方案如何选择？

房颤常伴随着心力衰竭，共同损害心房和心室的心肌功能，引发和加重心力衰竭。对于心力衰竭急性期的房颤患者，抗凝治疗，心室率控制，纠正房颤和心力衰竭的可逆诱因都是十分重要的。对于慢性心力衰竭的房颤患者，建议用如美托洛尔这类降心率的药物来控制心率，如果药物控制心率不佳，或者存在禁忌，可以考虑进行房室结消融后植入起搏器来进行治疗。房颤和心力衰竭都需要长期管理，听从医生建议，规律监测危险因素，积极门诊随访，对疾病远期的控制有很大帮助。

室上性心动过速与射频消融

Amy是一名27岁的公司职员，受雇于一家世界500强的外企，是个尽责的工作狂。在连续几天的高强度加班后，她觉得十分疲劳，于是她决定买一杯double espresso咖啡来提神。饮用咖啡后5分钟，Amy突然觉得心里“咯噔”一下，然后心跳加速，差不多每分钟180～200次，感觉心脏仿佛要跳出来一样，同时出现头晕、恶心、出冷汗。Amy觉得“整个人都不好了”。与她一起加班的同事拨打了120，将她送至就近医院的急诊。

急诊医生立刻为Amy做了心电图和抽血，根据心电图判断为“室上性心动过速”，并给她进行了静脉注射，用药到第3分钟的时候，“咯噔”一下的感觉又出现了，不过这次Amy的心里却好受了许多，再次自测脉搏已经降低到每分钟80次，Amy觉得像“捡回条命”。

在急诊科医师的建议下，Amy预约了心内科门诊。心内科的医师肯定了室上性心动过速的诊断，询问她以前有没有发作过。Amy这才想起，1年前她也有两三次类似的“怦然心动”，但几分钟之后自己能缓过来，来到医院做心电图时并没能“抓到”发作时的诊断。

心内科医师建议Amy接受心脏电生理检查和射频消融术治疗。Amy从来没有听说过射频消融，不禁有些犹豫。“射频消融手术是什么？创伤大吗？能根治吗？安全性怎么样？”经过医生耐心的介绍，Amy打消了顾虑，决定接受电生理检查和射频消融治疗。

一、基础知识

1 何谓室上性心动过速？

室上性心动过速简称室上速，是一种快速性心律失常。临床上表现为“突然发作，突然中止”的心动过速，患者可有心悸、胸闷、头晕、胸痛甚至晕厥等表现。它的发病基础是心房和心室之间或心房内存在异常的电传导通路。心脏的跳动是依靠电活动作为指令信号的，在心肌里埋藏着具有导电作用的特殊心肌，如同墙壁里的电线，将电活动从心房的最高点传导到整个心房，再通过“房室连接处”传导到心室，最后扩散到心室的各个角落，让整个心脏跳起来。其中心房和心室的连接处只有一条窄窄的电路。不幸的是，少数人会出现一条额外的通路，与自身通路构成一个“环路”。如果早搏进入环路，即刻在这一环内产生持续的折返，就像迷路的汽车，在这个“环路”里高速地转个不停。

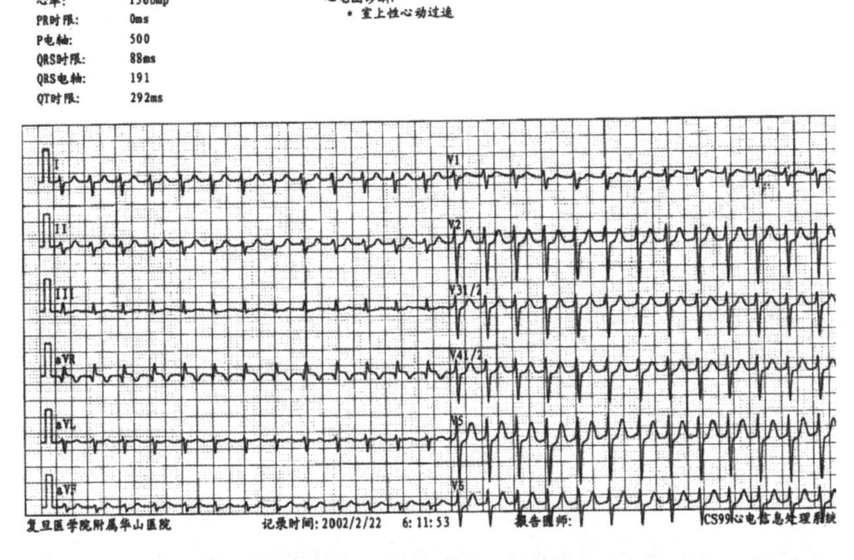

一例室上性心动过速患者的心电图，可见心律又快又整齐

2 室上速的原因是什么？可以遗传给后代吗？

室上速最常见的原因是房室旁道和房室结双径路；它们都与心脏的发育异常有关。大致的情况是：胚胎时期在正常的心脏电路没有长成之前，由几条临时的电路替代，一旦正道发育好，临时的道路就自动关闭了。由于自动关闭控制基因异常或在关闭过程中受到了外在因素的干扰，就会出现临时电路的保留，出现了旁道；或在房室结的旁边多出了另外一条通道（双径路），它们形成环路，就存在电路折返、心动过速发生的基础了。如果是自动关闭控制基因异常就可能遗传给后代，临床上这种患者极少，绝大多数室上速是不遗传的。

3 室上速危险吗？一旦发生室上速，如何自救？

室上速的频率多为150～250次/分，发作时患者心跳过快，舒张期心脏血流充盈受影响，会导致排血量降低，出现低血压、头晕等症状，但室上速多发作短暂，一般不会造成生命危险。在一些特殊的情况下，室上速也会危及生命，包括：① 室上速频率200次/分以上，持续时间长，数天不停止，会导致心力衰竭。② 室上速患者同时合并严重的心脏病，如严重冠心病、严重心力衰竭、严重瓣膜功能不全等，过快的心跳加重原来的病情，导致生命危险。③ 室上速的环路中，旁道担任从心房向心室传导的任务（不多见），或者房颤发作，沿着旁道下传心室，诱发心室颤动，危及生命。所以，室上速要积极治疗，防治病情恶化。

如果是多次发生室上速，“经验丰富”的年轻患者，一旦发生室上速，可采取多种迷走神经刺激法，如刺激咽部诱发恶心反射、按压眼球、Valsava动作（深吸气后屏气，再用力作呼气动作）等。疾病判断不明确或年老体弱的患者，则不宜自行采取此类手段，应速至最近的医院接受诊疗。

4 药物可以治愈室上速吗？有哪些治疗方法？

少部分患者可以通过药物治疗控制室上速发作，但不能治愈，一旦药物效果下降，又可能重新复发；而且药物治疗需要在平时长期服用，既有副作用又难以坚持，所以药物治疗通常用于缓解急性发作，很少用于长期预防。另一种有效、可以根治室上速的方法就是射频消融治疗，一次手术就可以治愈，安全性高，疗效好，创伤小。

5 什么是室上速射频消融术？

室上速发作的紧急处理包括迷走神经刺激或注射抗心律失常药物，但都只是暂时阻断折返环路的传导。室上速的根治手段为射频消融术，要根治这种病关键就是把这个多出来的电路切断，从而阻断环路。

电生理检查和射频消融术已有几十年的历史。电生理检查就是利用放置在心脏里的导管，通过起搏刺激和药物刺激，将环路展示出来，或将心动过速诱发出来，从而确定环路的走向和类型。而射频消融就是利用一根消融导管，在异常的通路上放电，将通路烧断，从而达到根治的效果。根据统计，对于室上性心动过速的患者，通过射频消融能达到永久性根治的概率超过95%。而且，射频消融术属于介入手术的范畴，是一种创伤很小的手术，术后恢复迅速，通常术后观察一天即可出院。手术的安全性与其他各类心脏介入手术中相比也很高，发生危及生命安全并发症的概率极低。

除了室上性心动过速之外，常见的快速性心律失常，包括房性早搏、室性早搏、室性心动过速、心房扑动和心房颤动，都可以通过射频消融来治疗，尽管手术方式各不相同，但总体而言都具有远优于药物治疗的良好效果。

二、出院备忘录

射频消融手术以后，伤口在腹股沟和颈部，是一个很小的穿刺点，但毕竟是心脏手术，心脏内部是存在微小的伤口。患者在出院以后，以下几方面需要注意。

（1）药物：射频消融成功以后，一般不需要增加抗心律失常的药物。由于心脏里面存在小的伤口，所以，要服用阿司匹林一天1次，共4周。但是，如果患者同时患有冠心病、高血压等疾病，需按时服用治疗冠心病、高血压、糖尿病等其他必要的药物。

（2）出院以后的活动：射频消融手术出院2周以后，如果伤口没有特殊情况，可以进行正常的运动，包括跑步、游泳、爬山、打球等；射频消融术后2个月内，穿刺部位有关的肢体，不要大幅度或剧烈活动。如果突然在伤口附近出现肿块，还伴有压痛，要立即回到医院就诊。

（3）出院以后的饮食：射频消融手术本身不受饮食的影响，不必因为射频消融手术而特别忌口。

（4）自我观察：射频消融术患者出院以后，开始的短期内，要观察伤口愈合情况。患者最好能够学会把脉，并能正确数心跳。在半年之内，要关心自己的心跳情况，如果出现心慌、头晕、眼前发黑，要立即把脉，无论出现异常的快、慢和不整齐，都需要就近去医院做心电图，及时就医。

（5）出院后随访：2周后门诊随访。① 出院后继续服用阿司匹林1个月，每天1次，每次1粒。② 出院后1周内不要剧烈活动，以免穿刺部位出血。③ 术后1个月复查心电图。

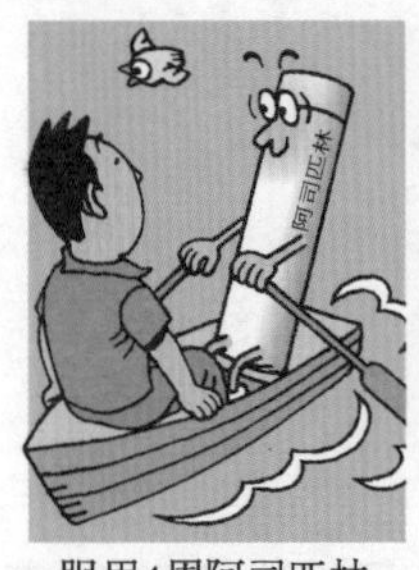

服用4周阿司匹林

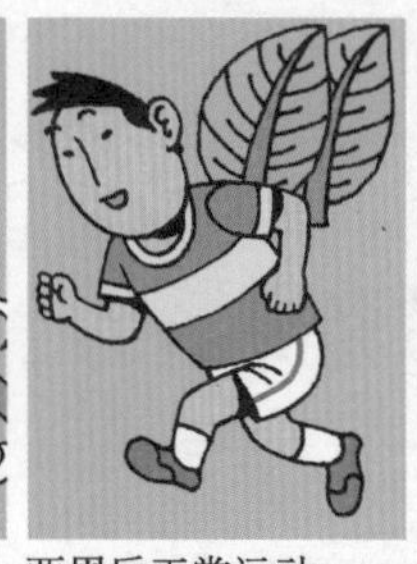
两周后正常运动

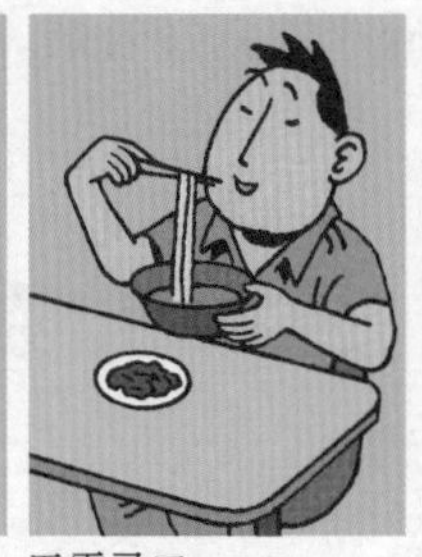
无需忌口

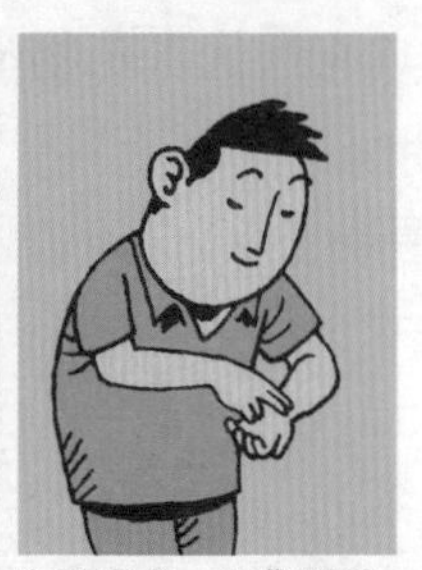
自我观察、定期随访

射频消融患者出院注意事项

三、常见问题

1 射频消融术损害大吗？手术是全麻吗？手术有无痛苦？

射频消融术采用2 mm左右细的导管，从打针的针孔中沿血管导入心脏，在特殊的定位仪器指导下，寻找旁道或者双径路，用微弱的射频电流精确地切断多余的电路，达到根治室上速的目的；因此，这种微创手术损害非常小，破坏的心肌组织只有2～4 mm，痛苦极小，手术时间在1小时左右，少则20多分钟；2岁的小孩及90多岁的老人均可耐受，不用担心。

手术是在局部麻醉下进行的，患者处于完全清醒或轻度镇静的状态，术中需注意配合手术医生，应该尽可能避免大幅度的咳嗽和深吸气。通常射频消融术的术前应该注意休息，不要私自服用任何医生曾经在门诊开具的任何药物，并在手术前禁食一顿，注意自我放松，消除紧张情绪。

2 射频消融术术后多久能恢复？

手术后，穿刺部位一侧的腿不能移动，应根据护士的指导，保持压迫止血12～24小时，其间如出现穿刺局部的肿胀、出血以及其他不适如胸痛、呼吸困难、冷汗、呕吐和心跳加速等，应立即通知护士。卧床期间应该吃一些容易消化的饮食，不要吃带刺的食物。解除压迫后可下床，但穿刺一侧的腿部不要用力，到术后一周可恢复正常活动，上班工作。出院前医生会开具阿司匹林，预防心脏内“烧”过的部位形成血栓，应服用1个月，然后于心内科门诊复查。

3 室上性心动过速经射频消融术治疗后还会复发吗?

室上性心动过速的射频消融为根治性手术，一次手术效果在98%以上，一般终身都很少复发。复发的原因多为：① 多条旁道，电生理检查中未全部显示出来；② 旁道放电时因为水肿，暂时断了，没有完全截断，等到水肿消退后又发作。这种情况极少，如再次出现术前那样的心动过速症状，应及时急诊就医并记录心电图。尽快与手术医师取得联系，决定下一步的治疗方案，择期再次手术治疗。

4 室上性心动过速射频消融后还要定期复查、吃药吗?

通常而言，室上性心动过速射频消融后半年不复发，基本上就根治了，不需要定期复查，也不需要为此而药物治疗。

心脏传导阻滞

Tom是一名30多岁的建筑工人，专门负责工程质量和安全监管。今年上半年他们公司接了个很大的工程，Tom白天要去工地视察施工情况，晚上还要一遍又一遍核对设计图纸，非常辛苦。上个月公司组织员工进行体检，Tom的心电图检查发现了窦性心律，一度房室传导阻滞，其余的血生化检查都正常。Tom以为自己的心脏出现了问题，急忙来到心内科门诊就诊。医生让他做心脏彩超、Holter检查，并详细询问病史；2天后检查结果出来了，心脏彩超、Holter检查结果基本正常，只有Holter监测发现间歇性I度房室传导阻滞。医生告诉他，这个间歇性心脏传导阻滞可能是功能性，不用担心，半年后复查就行。Tom 听了医生的话，非常开心地回去继续上班了。那么，心脏传导阻滞是什么呢？需要积极治疗吗？

一、基础知识

1 什么是心脏传导阻滞？

跟人体其他器官相比，心脏还是一个相对简单的器官。我们可以形象地把心脏比喻成一个房子，有墙壁、门、水管以及电线等主要结构：墙壁好比心脏肌肉组织，门好比心脏瓣膜，水管好比心脏的血管，而电线则好比控制心脏不停搏动的传导系统（由窦房结、结间束、房室结、希氏束、左/右束支及其分支和浦肯野

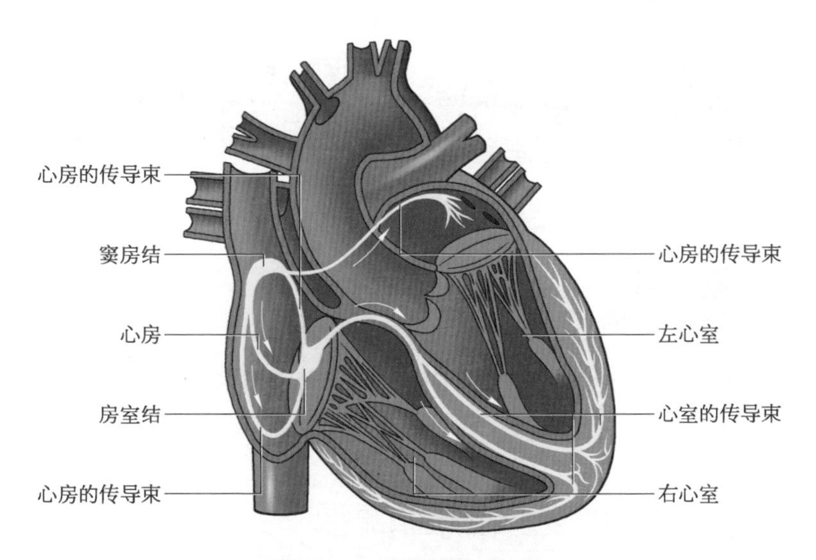

心脏传导系统示意图：窦房结长在心脏右上部；房室结长在心脏中间，左右束支长在心室中

纤维细胞网构成）。窦房结是心脏搏动的最高“司令部”，其强有力的自律性兴奋，通过特殊分化的心脏传导系统，控制着心脏的跳动频率。心脏传导电路发生障碍，使电冲动不能按传导通路传播，心脏搏动就会出现异常，这就叫作心脏传导阻滞。正常情况下，窦房结发出的电冲动通过传导系统，从心房同步传导至心室，激动心室肌纤维，完成心脏搏动。心脏传导系统任一个部位都有可能发生阻滞，临床上以窦房传导阻滞、房室传导阻滞和室内束支传导阻滞较为常见和具有临床意义。

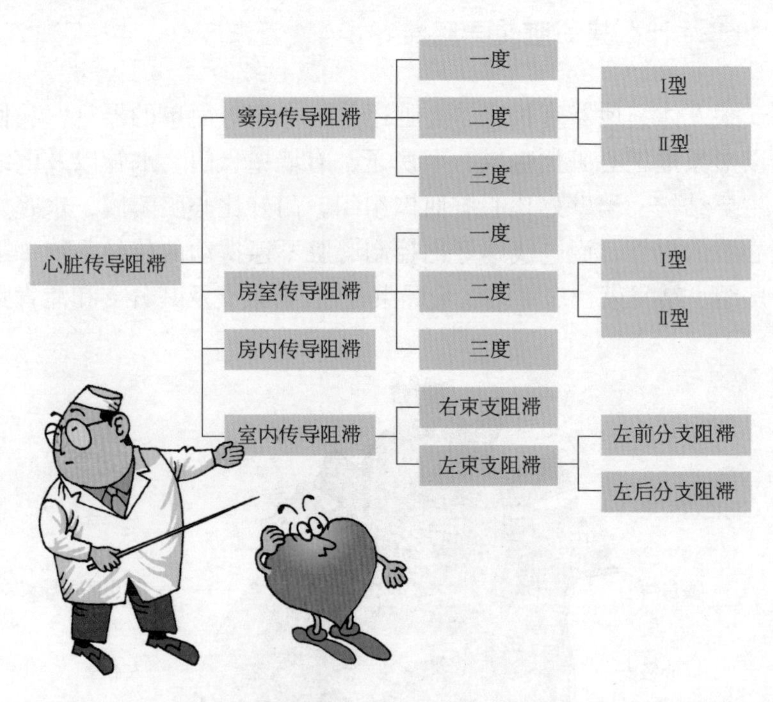

图示心脏传导阻滞分类，任何部位都可能发生传导阻滞，房室传导阻滞最常见

2 传导阻滞发生的原因有哪些?

传导阻滞可见于正常人，如迷走神经张力过高可导致窦房阻

滞、一度或二度I型房室转导阻滞，较早室上性的激动落在束支的相对不应期可产生功能性阻滞；然而传导阻滞更多的提示心脏器质性病变，各种原因引起的心肌坏死、纤维化、钙化或冠状动脉供血障碍，都可使心脏传导系统发生损害，出现不同类型和程度的传导阻滞。此外，多种药物、侵入性心脏诊疗操作也可导致一过性或永久性传导阻滞的发生。因此，对于新发的传导阻滞，必须系统地检查，排除心脏器质性病变，确定阻滞的部位和类型后，根据病因选择观察随访或者干预治疗。

3 窦房传导阻滞要紧吗?

窦房阻滞系窦房结周围组织病变，窦房结发出的激动传出到达心房的时间延长或不能传出，导致心房心室停搏。研究发现，窦房阻滞中2/3患者具有心脏病或者药物中毒证据，其余可无任何诱因。临床上按阻滞的程度不同可分为三类：一度窦房传导阻滞；二度窦房传导阻滞；高度窦房传导阻滞和三度窦房传导阻滞。窦房阻滞可暂时出现，也可持续存在或反复发作，可无症状，也可有轻度心悸、乏力感以及“漏跳”现象。如果反复发作或长时间的阻滞，连续发生心搏漏跳，而且无逸搏出现，则可出现头晕、晕厥、昏迷甚至阿–斯综合征。

窦房传导阻滞的治疗主要是治疗原发病。对暂时出现又无症状者可进行密切观察，不需特殊治疗；对频发、反复、持续发作或症状明显者可给予阿托品、异丙肾上腺素；对发生晕厥、阿–斯综合征并且药物治疗无效者，应及时安装心脏起搏器。

4 房室传导阻滞是怎么分类的，治疗都一样吗?

房室传导阻滞是临床最常见的心脏传导阻滞。通常将室上性激动连续下传至心室的情况，按其传导障碍程度，分为以下三度。

一度房室传导阻滞：每个来自心房的激动都能下传至心室（无心室漏搏），但房室传导时间延长；二度房室传导阻滞：部分来自心房的激动被阻不能下传至心室（部分心室漏搏），也称不完全性房室传导阻滞；三度房室传导阻滞：所有来自心房的激动都不能下传至心室（全部心室漏搏），也称完全性房室传导阻滞。该分类方法中的“度”并不能完全反映传导障碍严重程度，以及房室传导阻滞的确切部位，而房室阻滞的预后和治疗不仅取决于阻滞程度，更重要的是阻滞部位，如发生在双束支水平的一度房室传导阻滞，肯定有器质性病变，同时易发展成二度和三度房室传导阻滞。根据房室传导阻滞心电图中PR间期与RP间期的关系、QRS波群形态时限，以及迷走神经刺激和药物实验等帮助确定阻滞的部位。

房室传导阻滞的治疗主要是针对病因进行治疗。对一度和二度Ⅰ型房室传导阻滞，心室率不慢，无症状者，无须特殊治疗；二度Ⅱ型和三度房室传导阻滞如心室率显著缓慢伴有明显症状或血流动力学障碍，应予起搏治疗。异丙肾上腺素适用于任何部位的房室传导阻滞，但对急性心肌梗死者慎用（因可能导致严重的室性心律失常），上述药物仅适用于无心脏起搏条件的应急情况。

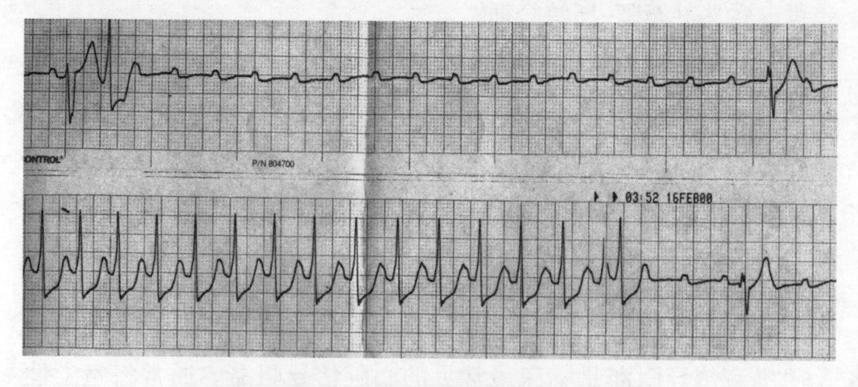

一例晕倒、间歇性三度房室传导阻滞患者心电图，可见中间一段心房波不能传导到心室，心脏发生停搏

5 左束支还是右束支阻滞更危险?

束支传导阻滞简称束支阻滞，包括左束支传导阻滞（left bundle branch block，LBBB）和右束支传导阻滞（right bundle branch block，RBBB）。以前通常认为：LBBB可能较RBBB能更大程度地影响心功能，LBBB较RBBB更能独立地预测心血管事件发生的风险或LBBB较RBBB有更严重的心脏病变或预后。甚至20世纪80年代以前，RBBB都一般被看作是一种病变较轻而且其预后良好的心律失常，然而近年来的研究结果显示事实并非如此。国内外相关研究表明，完全性RBBB也可使患者的全因死亡风险或心血管病死亡的风险上升。新发LBBB与急性前壁心肌梗死的关系密切，不容易被忽视。但随着心电图检查的广泛应用，不伴随急性心肌梗死的LBBB诊断率越来越高。如果无器质性心脏病证据，单纯心电图检出的LBBB也有特殊的临床意义。目前最新研究证实，LBBB不仅是传导系统疾病，还可能是潜在心肌病的早期表现，并与伴随疾病的预后密切相关。研究发现，一般人群中完全性RBBB的发生率约0.5%～1.4%，不完全性RBBB的发生率约2.3%～4.7%，其中男性发生率约为女性的2倍。在随访20～30年中，完全RBBB更常见于心血管疾患、肺血管疾病及累及右心室的疾病。对于已经确诊的心肌梗死患者，新发（或者推测为新发）的RBBB与LBBB一样也预后不良；而且RBBB也是心力衰竭患者病死率强预测指标，近年国内外心力衰竭诊治指南已将符合特定条件的心力衰竭伴RBBB患者列入心脏再同步化治疗（CRT）的适应证。因此，RBBB不再完全属于良性心律失常，应该同LBBB一样，予以关注和进一步干预。

二、常见问题

1 传导阻滞有没有生命危险?

心脏传导阻滞有很多种类，不同病因以及不同类型和程度的心脏传导阻滞预后也不一样。对于新发的高度窦房、房室传导阻滞以及多分支阻滞导致的停搏或缓慢性心室率，患者可能出现晕厥、阿-斯综合征甚至猝死。

2 传导阻滞是不是冠心病血管阻塞?

导致传导阻滞的原因很多，冠心病血管阻塞导致的急性心肌缺血是发生传导阻滞的一个重要原因，其可导致各种类型心脏传导阻滞。根据心脏传导系统冠状动脉血流供应特点，可推测冠状动脉阻塞的部位，同时也能根据传导阻滞的部位和程度判断心肌缺血的范围、严重程度以及预后。

3 传导阻滞有没有药物治疗方法，能够治愈吗?

传导阻滞的药物治疗最重要的是针对病因及诱因。必要时可使用提高心率的药物，但疗效不稳定，仅临时应用，如异丙肾上腺素、阿托品、氨茶碱等。对于药物或者缺血导致的传导阻滞，停用药物和去除缺血诱因后一般可以恢复正常心脏传导功能，而对于缺血不能恢复以及其他不可逆因素导致的心肌坏死、纤维化等，心脏传导功能可能永远不能恢复正常，需要起搏治疗。

4 传导阻滞一定要装起搏器吗？

发生心脏传导阻滞后是否需要安装起搏器，需要根据阻滞的类型、程度以及患者的症状、体征来决定。对于传导阻滞起搏器的安装要看是否符合以下适应证：① 伴有临床症状的任何水平的高度或完全传导阻滞；② 束支-分支水平阻滞，间歇性发生二度Ⅱ型房室阻滞，有症状者；③ 房室传导阻滞患者，心室率经常低于50次/分，有明确临床症状，或间歇性发生心室率低于40次/分，或由动态心电图显示有长达3秒的RR间期（房颤患者长间歇可放宽至5秒），虽无症状，也应考虑起搏器植入；④ 房室传导阻滞的患者，因其他情况必须使用减慢心率的药物时，为保证适当的心室率，应植入起搏器。起搏器分为临时起搏器和永久起搏器两种，如果患者心脏传导阻滞病因可逆而需要起搏治疗，可暂时植入临时起搏器，否则应该直接植入永久起搏器。

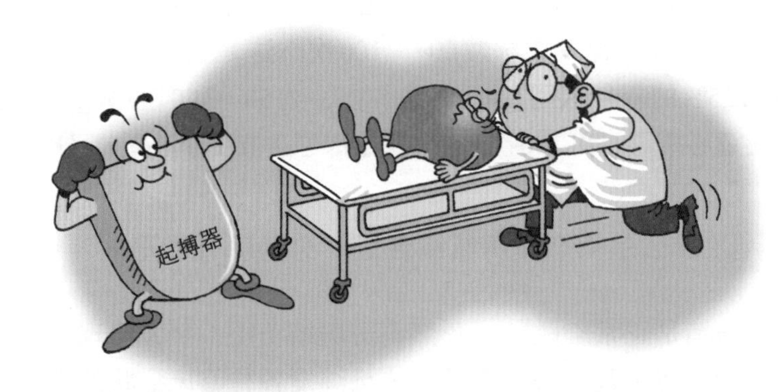

5 传导阻滞会恢复吗？

传导阻滞的恢复与病因有关，如果是急性心肌梗死、急性心肌炎、中毒等引起的，随着病因的消除，大部分患者传导阻滞可以恢复。如果是传导系统退行性病变，缓慢发生，传导阻滞通常不能恢复，需要安装起搏器治疗。

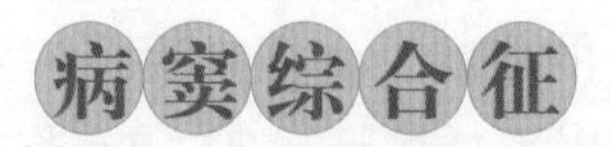

一、基础知识

1 什么是窦性心律?

在人体心脏的右心房上有一个特殊的小结，叫作窦房结，它是正常心跳的司令部，也可以称为“心脏起搏点”。窦房结自动地、有节律地发放脉冲，电流就按照固定的传导路径传送到心脏各处，使心脏发生规律的跳动。窦房结每发出1次冲动，心脏就跳动1次，这在医学上就称作“窦性心律”，这是心脏正常的跳动。窦房结平均每分钟发放脉冲60～100次，这是正常的心律范围，但有约25%的青年人可低于窦性节律，约50～60次/分，6岁以前的儿童心率可超出100次/分，婴儿则可达100～150次/分。

2 什么是病态窦房结综合征，分为哪几种形式?

窦房结是正常心跳的司令部，窦房结功能不良，出现起搏或传导功能障碍引起的心律失常，并且继发各种临床症状的综合征就叫作病态窦房结综合征。

病态窦房结综合征常见于老年患者，尤其是伴发器质性心脏病者，它可以有多种心电图表现，包括窦性心动过缓、窦性停搏与窦房传导阻滞、心动过缓-心动过速综合征（慢-快综合征）等。部分患者还可同时合并房室传导功能障碍。

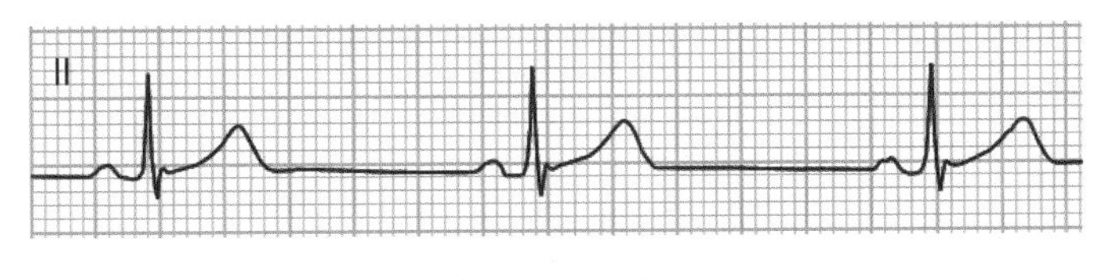

窦性心动过缓

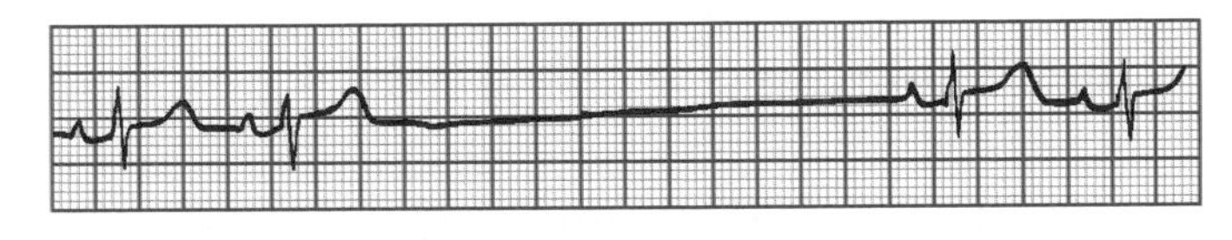

窦性停搏

慢-快综合征是指在慢的窦性节律后出现快速异位心房节律，之后再出现窦性停搏，而在窦房结停搏期间就可能出现黑矇、晕厥等表现，需要行起搏器治疗。这类患者可在发生症状时通过心电监测、动态心电图等发现，也可以通过电生理检查来进行确诊。

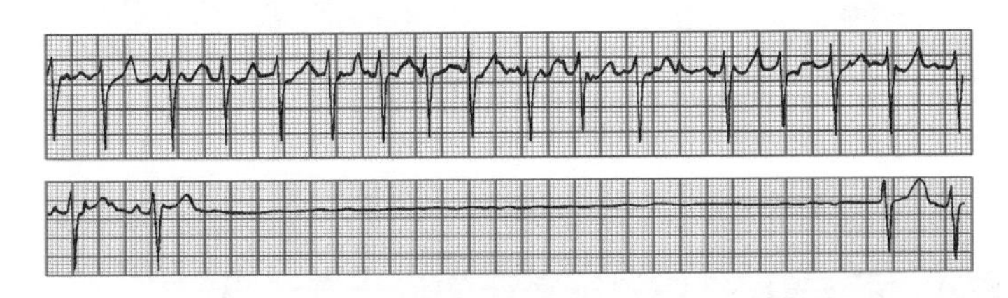

快-慢综合征

另外一种较为特殊的病窦综合征亚型也称为快-慢综合征，它发生的机制在于快速的心律失常抑制了窦房结的功能，临床表现也可为晕厥。在射频消融根治了快速性心律失常后，窦房结的抑制解除，症状可能会消失。这两类综合征可通过电生理检查进行鉴别，但有一部分快-慢综合征的患者也可能合并窦房结功能不良。

3 病态窦房结综合征要做哪些检查?

前面已经提到，病态窦房结综合征可在有症状时通过心电监测、动态心电图等发现，但往往患者就诊时已经恢复，这时心电图往往无法捕捉到。如果出现黑矇、晕厥的症状，还需要行头颅CT或MRI检查排除有无脑血管的问题，采用脑电图排除癫痫的可能性等。如果这些都排除了，从症状上倾向是病态窦房结综合征，必要的时候就可以行电生理检查，评估窦房结的功能。

4 病态窦房结综合征常见原因有哪些？

很多疾病都可能累及窦房结，引起窦房结功能障碍，如甲状腺功能减退症、心肌淀粉样变性、退行性变、某些感染（如布氏杆菌、伤寒等）。此外，心肌梗死导致窦房结动脉供血减少、窦房结周围神经病变等也可以引起窦房结功能不良。某些抗心律失常药物可以抑制窦房结的功能、迷走神经张力亢进等可逆性的病因，需要予以排除。

二、常见问题

1 病态窦房结综合征有药物治疗方法吗？

病态窦房结综合征是否需要治疗取决于患者的症状，若患者无心动过缓相关的症状，如黑矇、晕厥等，仅需要定期随访观察，可以暂时不必治疗，但患者如果出现了相关症状，则应该积极干预，主要是通过起搏治疗，目前尚没有有效的药物干预。对于心动过缓-心动过速综合征患者，在应用起搏治疗后，可以应用抗心律失常药物控制心动过速的发作。

2 病态窦房结综合征有没有生命危险？

有生命危险。在窦房结停止搏动后，下位潜在起搏点如房室结交界处或心室，可以发出单个逸搏或逸搏节律，控制心室进行跳动。但停搏时间过长或下位起搏点功能不良，患者可出现黑矇、短暂性意识丧失甚至晕厥，更严重者会发生阿-斯综合征，导致死亡。因此，诊断为病态窦房结综合征后，一定要到医院评估是否需要进行治疗。

3 严重的病态窦房结综合征应该怎么治疗？

如果患者心动过缓，心跳停搏在5秒以上，或出现黑矇、晕厥、意识不清，通常是病态窦房结综合征病情严重的表现，需要安装人工起搏器治疗，没有有效的药物可以长期使用。

4 心动过缓不严重，也没有黑矇、晕厥，提高心跳还有什么方法？

如果心跳慢，窦性心动过缓是心脏迷走神经功能太强导致，可以到医院评估，部分患者可以采用左心房内迷走神经节射频消融的方法，部分损毁导致心跳慢的迷走神经点，达到提高心跳的目的，但这方面临床经验不多，可以试一试。

人工心脏起搏器植入

老张头这几天很不舒服，澡也不敢洗，太极拳也不敢打，烧饭洗碗也都不敢做，右边胳膊动也不敢动，可是胳膊反而越来越酸了。老伴很有意见："人家医生都说你起搏器装好了好做日常活动的，你总是架着胳膊，怪不得要酸了！""你知道什么！那隔壁床的就是动的厉害了！把线路都磨坏了，回来又要做手术了！我可不想受二茬罪！"说是这么说，可是总这么端着胳膊也不是办法，而且再过一个月就要出国旅游去了，这飞机好不好乘也是问题。这不，老张带着满腹的疑惑来到了心内科。

一、基础知识

1 什么是起搏器?

通常说的起搏器其实是指整个起搏系统。起搏系统由脉冲发生器、起搏电极导线及程控仪组成。其中脉冲发生器和起搏电极导线植入人体。广义的起搏器还包括植入式心脏除颤器（ICD）和心脏再同步治疗–复律除颤器（CRTD）。

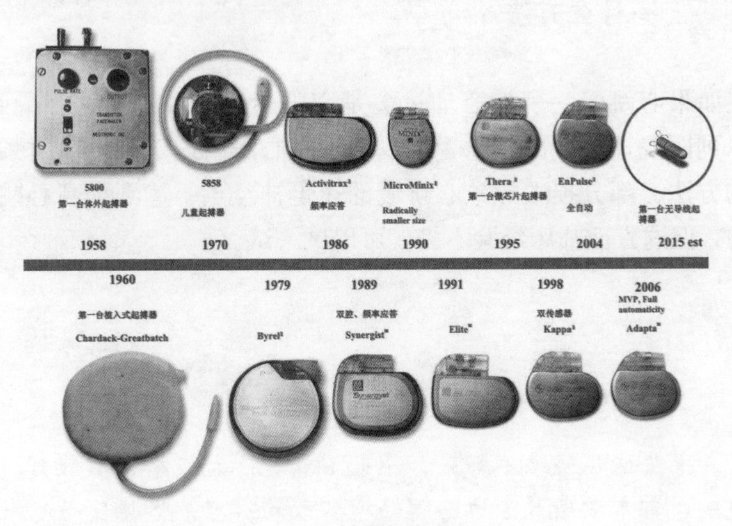

植入式起搏器的历史

2 哪些疾病需要安装起搏器?

起搏器是一个密封在金属钛壳内的电子仪器，为心脏提供以下几种保护。

（1）过缓性备用起搏：患者心跳停止或者非常缓慢时，起搏器及时发放电脉冲，通过电极带动心脏跳动，治疗心脏停搏。

（2）辅助电路传导：当患者的心脏电路出现接触不良或者完全性阻滞时，起搏器及时接通电路，帮助心脏把电活动传给每一个细胞，使心脏及时跳动。

（3）使左右心脏同步跳动：一些情况下，心脏左侧电路阻滞，导致心脏右侧先跳、左心后跳，心脏排血量下降、心力衰竭，起搏器可提前激动左侧心脏，保持左右心脏一起跳动。

（4）除颤功能：当心脏出现心动过速、心室颤动时，起搏器可及时诊断、发放直流电除颤，恢复正常心跳。

因此，起搏器治疗最常见的疾病是心动过缓、心跳停止、心脏传导阻滞、伴有左侧电路阻滞的心力衰竭、室性心动过速及心室颤动。

3 出现哪些临床症状时需要考虑安装起搏器？

伴有以下症状之一的患者需要进一步评估，如心动过缓（45次/分 以下），出现头晕、眼前发黑、站立不稳跌倒、神志不清伴有抽筋以及心力衰竭伴有左束支传导阻滞。

起搏器可治疗哪些疾病

- 心动过缓性心律失常
  - 病窦综合征、房室传导阻滞、房颤伴长R-R间期、反射性心跳骤停
- 心动过速性心律失常
  - 室性心动过速、心室颤动、心室扑动
  - 心房颤动伴心动过缓、停搏
- 肥厚型心肌病
  - 心动过缓、左室流出道梗阻、晕厥等
- 顽固性心力衰竭

4 起搏器有哪些类型？哪一种起搏器比较好？如何选择起搏器？

起搏器分类没有统一的标准，按照电极安装腔室的数量，可以分为单腔起搏器、双腔起搏器、三腔起搏器；按照有无导线，分为有电极导线起搏器、无电极导线起搏器；按照治疗疾病可分为抗心动过缓起搏器、抗心动过速除颤器、治疗心力衰竭的心室同步起搏器。

选择起搏器应该根据病情需要，不是越贵越好。房颤伴有缓慢性心律失常，单腔起搏器就够了；病态窦房结综合征及房室传导阻滞，通常选择双腔起搏器；有卒中病史、安装起搏器后需要做MRI检查的患者，最好选择磁共振兼容的起搏器；伴有心力衰竭、左束支阻滞的患者需要选择心脏再同步化治疗-复律除颤器（CRTD）；有室性心动过速、室颤及猝死风险的患者选择具有除颤功能的植入式心脏除颤器（ICD）。

大多数情况下，心脏起搏器的主要适应证就是病态窦房结综合征和房室传导阻滞，是为那些心率过慢而引起不适的人准备的。当心脏停搏3秒以上或心率经常低于40次/分，尤其是经常会出现眼前发黑、突然晕倒的患者，应该植入起搏器。心脏起搏器通常埋植在上胸部的皮下，导线经由静脉到达心脏。它是由脉冲发生器发放的信号作为人工司令部，通过导线电极的传导，刺激电极所接触的心肌，使心脏激动和收缩，从而达到治疗的目的。

而植入型心脏复律除颤器植入的目的主要是为了预防心源性猝死，即用于包括心功能不全、心肌缺血等原因引起的容易发生恶性心律失常的患者，在这些患者发生高频率的持续性室性心动过速或室颤时进行电除颤。CRT是指心脏再同步化治疗，早期主要用于左右心室不同步的患者，即患者的心脏左右心室之间或左心室内部的收缩不协调，在心电图上的表现为QRS波增宽。随着

CRTD应用的推广，它在心力衰竭患者当中的应用指征也在逐渐放宽。前边提到的CRTD是指既有让心脏再同步功能又有除颤功能的一种多功能起搏器，它的适应证就是符合这两种植入条件的患者。

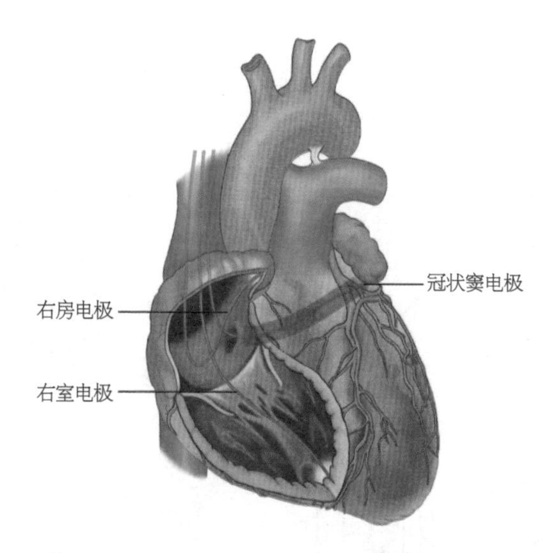

图示三腔起搏器心脏再同步化治疗（CRT）的3根心脏电极安装位置

5 起搏器手术后需要注意哪些？

起搏器手术后24小时，通常要卧床休息，因为起搏器的电极刚刚安装到心脏内，还没有长牢固，过度活动，特别是深大呼吸、剧烈咳嗽可能会把电极震掉下来。头一周伤口不应该沾水，防止细菌感染，起搏器感染后往往后果严重，需要拔出电极，重新安装。为此，手术后2天要及时换药，防止伤口出血、血肿，有问题时需要及时再次手术止血；同时使用抗生素预防感染2天。安装起搏器一侧的肢体也应该减少剧烈活动，防止伤口裂开。一周后伤口需要拆线，进行起搏器程序控制、动态心电图、心电图检查，观察及确定起搏器的工作状态是否正常。还要根据病情使用一些药物，如抗心律失常药物、降血压药物、抗心力衰竭药物等，每天都要按时服用。出院后1个月、3个月、6个月、12个月需要到医院进行特殊的起搏器检查，以后常规每一年1 ～ 2次，但出现不舒服时要及时就诊。在家中不要摩擦起搏器植入的胸部皮肤，也不能撞击起搏器，以防止损害机器。起搏器的电池有一定的寿命，时间到了要及时更换起搏器。乘飞机等过安全检查时要主动出示起搏器证明，避免不必要的麻烦。

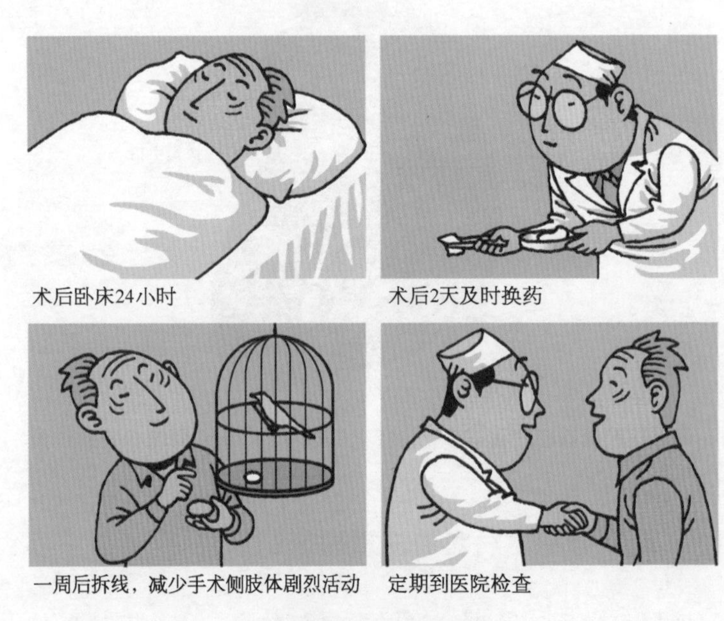

起搏器术后注意事项

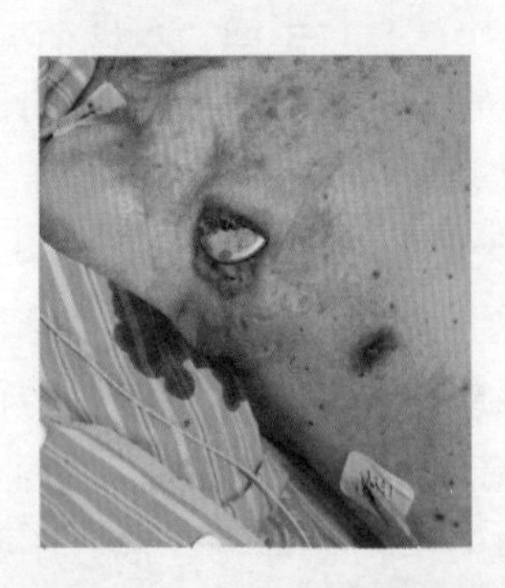

患者起搏器植入部位感染，导致起搏器破出皮囊，后果严重

6 我总是头晕眼花，是不是要装起搏器？

在前边的介绍中我们已经看到，起搏器主要用于心跳慢或者有发生心力衰竭、心律失常等的患者。笼统来讲，患者由于心跳慢或者心功能下降，心排血量减少，大脑得不到有效供血，往往就会出现乏力、头晕、黑矇甚至晕厥。因此，如果你出现了上述症状，就需要到医院做心电图或者24小时心电图监测，评估是否有心跳慢或心律失常。当然，晕厥的原因还有很多，包括大脑本身的问题［短暂脑缺血发作、脑梗死、脑异常放电（引起癫痫的原因）］、神经反射相关的问题（常见如排尿、咳嗽等）、代谢性疾病（包括低血糖、重度贫血、过度换气等）。心脏来源的还要排除心脏结构异常引起的疾病（包括肥厚性梗阻性心肌病、心房黏液瘤堵塞房室瓣瓣口等），故需要经过细致的检查才可以判断。

对于已经发生了心力衰竭的患者，则医生会根据客观检查的结果和病情情况，评估是否需要进行心脏再同步化治疗或安装埋藏式心脏除颤器。

7 装好起搏器后多久复查？

所有安装起搏器的出院患者，都会在出院时有出院小结和一份出院备忘录。出院小结上标明了安装起搏器的品牌、型号和安装的日期。出院备忘录上会有相应的随访安排。此外，在安装起搏器后3～6个月，会有从厂家出具的起搏器保用卡，上面有关于起搏器的一些参数说明，大家需要保管好。

（1）植入永久性起搏器患者可做一般运动，但要避免植入侧上肢上抬及牵拉运动，避免过度外展上举，避免剧烈运动及负重。术后6周内避免抬举大于2.5 kg的重物，3个月后可开始轻中度活动。

（2）没有严重的器质性心脏病或其他疾病，可以正常工作、开车、游泳及乘坐飞机、轮船等交通工具。

（3）植入起搏器的患者可以外出旅行，患者应随身携带起搏器器械植入卡，以便在遇到意外情况时，进行迅速而有效的处理。

（4）注意保持起搏器植入处及导线引出处皮肤的清洁干燥，防止感染，避免撞击，洗澡时不要用力揉搓，若出现植入处皮肤红肿、皮肤温度升高、胀痛感，及时到医院就诊。

（5）如果锻炼时感觉心跳跟不上，或者出现以前的头晕、乏力、晕厥等症状时，应当及时就诊，这些可以通过起搏器的程控进行参数调整。

（6）改变不良生活习惯，戒烟酒，进食不宜过饱。保持良好的情绪，保证充足的睡眠。

（7）坚持必要的药物治疗，起搏器只针对心跳慢的毛病，之前已有的基础疾病或者快速性心律失常，包括房颤、早搏等，仍然需要药物治疗。

一般家用电器不会有影响
避免靠近电磁炉
向机场安检出示ID卡
非兼容性起搏器不能做磁共振检查

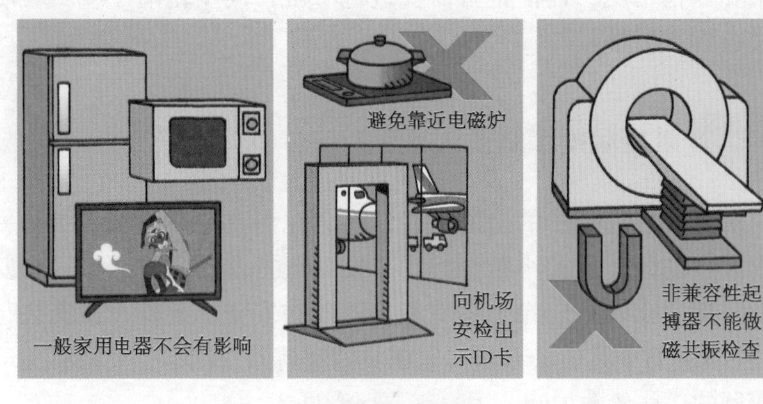

起搏器植入后

8 什么是无导线起搏器?

无导线起搏器，顾名思义，就是没有电极导线，其将脉冲发生器和起搏电极合为一体，通过股静脉传送导管将起搏器送入患者心腔内部，放置到右心室合适位置后将传送导管退出，身上就只留一个股静脉的穿刺点针眼，并不需要在胸口前方制作囊袋放起搏器。

第一代无导线起搏器——Micra VR，分别于2015年和2019年在欧盟和中国上市，其重量轻仅有2 g，外观小巧如同一颗子弹大小，体积比传统起搏器减少93%，此外，其兼容3.0T MRI，预计寿命能达到12年之久。2022年，第二代无导线起搏器——Micra AV起搏器也在中国上市，Micra AV的优势在于其可以通过加速度传感器感知心房的活动，实现双腔起搏模式，适用于存在房室传导阻滞的患者。目前，Micra系列起搏器在全球累计植入量已超过15万例，无导线起搏器的出现彻底颠覆了起搏器传统植入的方法和理念，不仅避免了传统起搏器植入的开刀、囊袋制作、电极放置等复杂流程，还有效降低了因传统起搏器电极脱位、囊袋感染等带来的并发症风险。

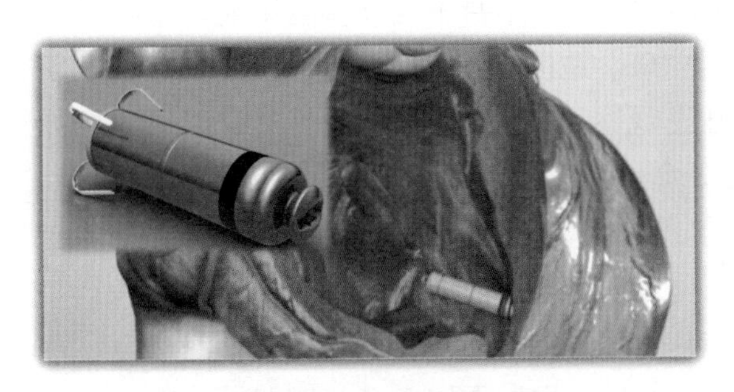

无线心脏起搏器，又称为胶囊起搏器

二、出院备忘录

起搏器植入术以后，伤口在左侧或者右侧胸前，但是起搏器的电极是通过穿刺的血管，通到心脏里面的。患者在出院以后，以下几方面需要注意。

（1）药物：起搏器植入本身不需要增加特别的药物。但是，安装起搏器的患者大多数同时患有冠心病、高血压等疾病，起搏器并不能治疗高血压、冠心病等疾病，所以，需按时服用治疗冠心病、高血压、心律失常等其他必要的药物。

（2）出院以后的活动：起搏器植入以后，可以进行正常的运动，包括跑步、游泳、爬山、打球等；刚植入起搏器的第一周，植入侧的手臂不要大幅度或剧烈活动。将来的生活中，避免用起搏器植入侧的手臂负重。不要抚摸、玩弄、移动植入皮下的起搏器装置，尽量避免打击与撞击起搏器。

开车时如果安全带压迫或摩擦到起搏器部位，可垫一个垫子以分散压力。

洗桑拿或热水浴对起搏器没有影响，但是在洗澡时不要用力揉搓伤口处，避免起搏器移位。

（3）饮食：起搏器本身不受饮食的影响，不必因为起搏器植入手术而特别忌口。适度饮酒不影响起搏器。

（4）自我观察：起搏器植入患者出院以后，开始的短期内，要观察伤口愈合情况，皮肤切口处有无红肿、变色、渗出、疼痛，检查起搏器囊袋部位皮肤颜色、温度、张力变化等情况。如果起搏囊袋出现红肿、疼痛等情况，要及时回到植入医生处随访。

（5）重要提醒：如果您植入了起搏器，一定要随身携带患者识别卡，该卡中有起搏器的重要信息。有任何不舒服的地方，要及时告知医生。

（6）出院后随访：复旦大学附属华山医院门诊五楼10号诊室，每周四上午为起搏器随访日。在出院后第1、3、6个月来 随访，测定和调整起搏器参数。以后，常规情况下每半年来随访一次，测定和调整起搏器参数。

三、常见问题

1 安装起搏器后还能坐飞机吗?

不管是何种起搏器，安装后都可以坐飞机，特别是近年来抗核磁干扰的起搏器通过机场安全检查设备更加没有问题；但起搏器携带者应事先向安检人员出示起搏器植入卡（医院安装后提供），或带好安装起搏器的出院小结等医疗证明文书并出示安检部门；因为起搏器能触动金属探测报警器，机场安全检查仪器对起搏器没有影响。

2 装起搏器后还要吃药吗?

针对起搏器本身不需要吃药，但起搏器只针对心跳慢的毛病，之前已有的基础疾病或者快速性的心律失常，包括房颤、早搏等仍然需要药物治疗。

3 怎么知道起搏器还有没有电?

定期随访主要目的是检查有无并发症，起搏器系统工作是否正常，电池是否将要耗竭。出院后第1个月、第3个月、第6个月、第12个月各随访1次，之后每年随访1次，电池即将耗尽时（电量剩余1年）每1～3个月随访1次，监测电池电量变化及起搏器特殊功能，确定更换的时机。

4 植入起搏器后可以打电话、用电磁炉吗?

所有植入起搏器的患者都可以进行正常的家庭生活，打电话，使用微波炉、电磁炉和磁疗器械等均没有影响，只有不兼容磁共振的起搏器不能做MRI检查，兼容磁共振的起搏器需要在调整模式程控后才能去做MRI，因此，检查前需要联系心内科医生安排起搏器程控。

5 安装起搏器后可以做MRI检查吗？

起搏器的工作密码通常是用电磁密码存储的，在强大的磁场下可能会损害起搏器工作程序，干扰正常工作，所以一般的起搏器是不能耐受MRI检查的，患者可以做CT检查。目前，多个厂家开发了兼容磁共振的起搏器，设计了抗磁场的工作程序，安装后可以进行 MRI检查。不过需要注意的是：MRI检查前需要到医生处用特殊的仪器程序控制一下，打开抗磁共振功能，在检查结束后在用仪器调回来，不能直接进行检查。

6 植入起搏器后还能进行外科手术吗？

植入了起搏器的患者如果在外科手术中用到电刀设备，需要提前接受围手术期的安全评估，并通过医生和专业人士对起搏器进行相应的程序控制，以防止外科手术中起搏器不良事件的出现。手术电设备距离起搏器越远，电磁干扰风险就越小。如果应用电刀的手术部位在脐以下水平、患者是非起搏器依赖型，那么就不需要进行特殊的起搏器程控；如果应用电刀的部位在脐以上水平，或者一些特殊的肿瘤手术，可能会扩大术野范围到脐以上的患者，以及起搏依赖型的患者，需要在术前对起搏器进行模式的调整。

晕厥

心内科门诊来了对年近70的老夫妻，相互搀扶着走进来，很是甜蜜。听老太太说，近些年老大爷身体还算可以，但前天晚上吃过饭、准备出门遛弯时突然晕倒，扶起来休息了下很快清醒过来，并自述晕倒前有心慌的感觉，且平时有眼前发黑、头晕的情况。追问病史得知，老大爷在两年前曾因心悸在外院就诊被诊断为“心房颤动”，口服可达龙（盐酸胺碘酮）和倍他乐克等药物。门诊将老大爷收入院后行24小时动态心电图检查，发现的确存在房颤心律，并在其后发现有长达6秒的间歇（两次心跳的间隔时间）。医生考虑其为快–慢综合征，电生理检查评估其双结功能等情况后，建议进行房颤射频消融术治疗。老夫妻在和家人商量后同意了医生的安排。手术很顺利，到现在为止已经1年，老大爷心悸的症状有明显好转，也再无黑矇及晕倒的情况发生。

一、基础知识

1 什么是晕厥？

晕倒是种什么感觉？很多人形容是眼前一黑，也有人说是眼冒金星，然后就失去了意识，直到醒来才发现刚刚晕过去的事实。那么，人为什么会突然晕倒，一定是脑袋出了问题吗？

我们平时所说的“晕倒”，专业术语叫作“晕厥”，并不是某种具体疾病，而是一种症状，是指由于大脑短暂血液低灌注引起的一过性意识丧失（即由供血不足导致的意识丧失）。通俗地讲，大脑是人体的“司令部”，可以把脑供血想象为给司令部供电。有一天，突然停电了（脑供血不足时），那么司令部也就无法继续运作，无法再继续感知和指挥全身的活动。如心跳突然变慢或者停跳，或血管收缩异常血压突然减低，不能给大脑提供足够的血液，司令部就立刻不能正常运作，而重新恢复血流后，则立即恢复正常。故晕厥是许多疾病导致的“结果”。

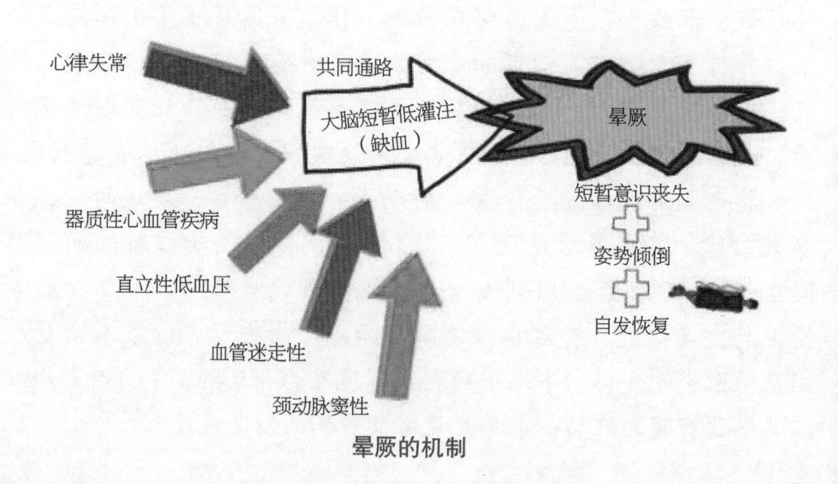

晕厥的机制

2 如何识别晕厥？

意识丧失分为很多表现形式，故首先我们需要识别患者的症状是否为晕厥。典型晕厥的意识丧失时间很少超过20～30秒，“突发、短暂、自发完全恢复、常引起摔倒”是其特点。部分晕厥发作之前出现头晕、耳鸣、出汗、视力模糊、面色苍白、全身不适等前驱症状，发作之后亦可能出现疲乏无力、恶心、呕吐、嗜睡，甚至大小便失禁等。

晕厥≠头晕或眩晕。“头晕”是症状最轻的一种，可以是很多疾病的伴随症状，它是一种昏昏沉沉的感觉，也就是一些人所描述的“头昏脑胀”“头重脚轻”；如果头晕时伴有“天旋地转”，感到周边的东西都在转，或者上下浮动、左右摆动，那么就是“眩晕”。头晕和眩晕症状虽然严重，但是人的意识是清醒的，不会出现意识丧失的情况。

晕厥≠昏迷。昏迷是各种原因引起的一种意识障碍，强烈的疼痛刺激也不能使患者觉醒，这种意识障碍持续时间较长，需要积极治疗原发病后症状才能得以缓解。昏迷多见于脑组织的病变，是一种更严重的疾病。昏迷往往是严重疾病的表现，甚至危及生命。

3 哪些原因可导致晕厥?

晕厥是一种症状，可以由许多疾病导致。晕厥的病因学诊断对其治疗方法和风险评估有决定性作用，那么导致晕厥的原因有哪些呢?

血管
迷走性
晕厥
直立
低血压
晕厥
颈动脉
窦性
晕厥
心律
失常
情境性
晕厥
器质性
心血管
疾病

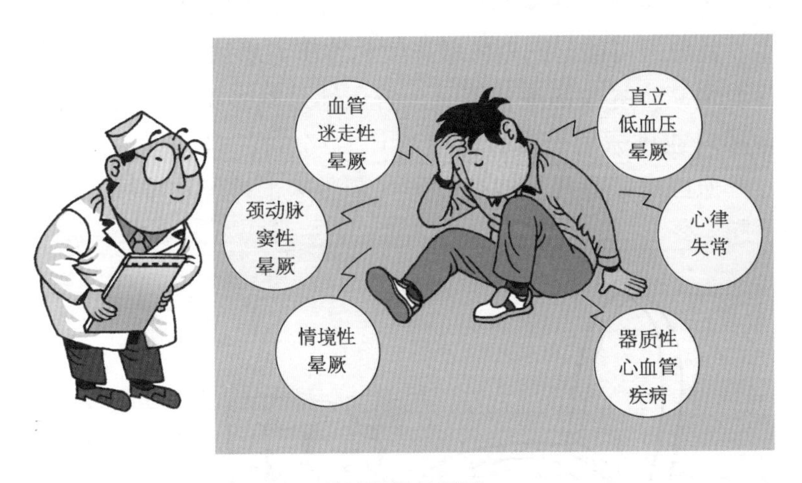

导致晕厥的原因

（1）神经介导的反射性晕厥：这种晕厥的类型并没有潜在的心血管疾病以及神经系统疾病，多见于儿童和青年，是由于交感或迷走神经在某种刺激下引起一过性血压下降、心动过缓或心肌收缩能力降低，导致的脑供血不足，进而引发意识丧失。典型的发作前，人多处于站立的姿势，同时伴有发热、恶心、头晕或看东西灰暗等表现。诱发的原因有很多：焦虑、恐惧、疼痛、饥饿、饮酒、巨大的精神压力或药物治疗等，包括：

1）血管迷走性晕厥：常由长时间站立或情绪紧张诱发。迷走神经兴奋性增加而交感神经兴奋性降低，导致心率减慢和外周血容量下降，心排血量下降，当患者处于直立位时，大脑缺乏足够的血供，导致患者意识丧失。

2）颈动脉窦性晕厥：颈动脉窦通常对牵拉或压迫敏感。按摩单侧或双侧颈动脉窦，可导致反射性心率减慢和动脉血压下降，此类晕厥发作前多有突然转头的动作、衣领过紧或在颈动脉窦区刮胡须等诱因。

3）情境性晕厥：发生于特定触发因素之后，如咳嗽、打喷嚏、胃肠道刺激（吞咽、排便、腹痛）、排尿（排尿性晕厥）、运动后及餐后等。咳嗽性晕厥多见于有慢性肺部疾病患者，剧烈咳嗽后发生。其原因可能是剧烈咳嗽导致胸腔压力增加，静脉回流受阻，心排血量减少导致脑灌注不足。排尿性晕厥多见青年男性，在夜间排尿时或排尿后晕倒，持续约1～2分钟，自然苏醒，无后遗症，其原因可能是排尿时通过屏气刺激迷走神经和排尿后腹压下降引起。

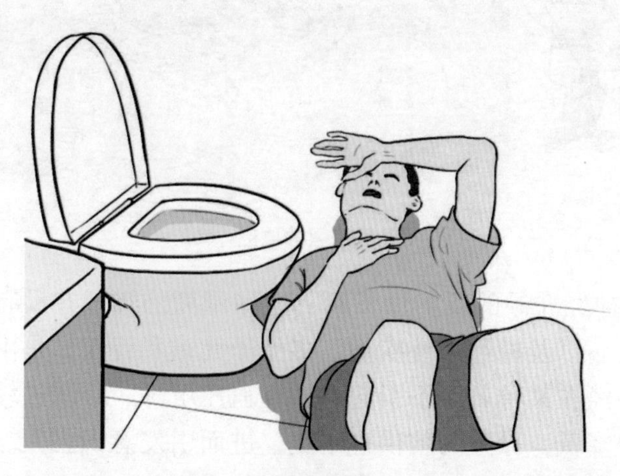

情境性晕厥

（2）直立性低血压性晕厥：有些人发生晕倒是由于机体对血压的调节失控（原发或继发自主神经功能障碍），尤其是当人从蹲着、躺着或坐着迅速站起来，它也是晕厥的罪魁祸首之一。这种类型的晕厥多见于年老体弱者，或由于疾病需要长期卧床的人。另外，急性出血、腹泻等导致血容量减少的情况也会导致“司令部”供电不足。

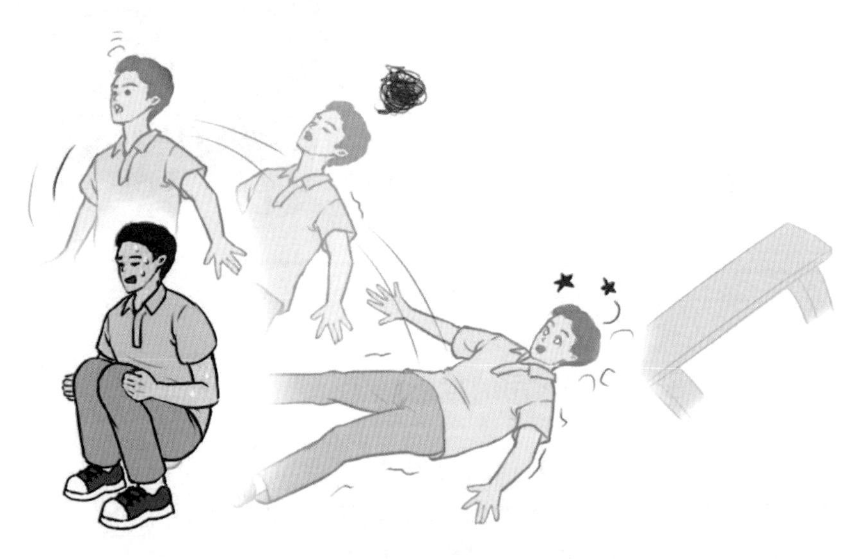

直立性低血压性晕厥

（3）心源性晕厥：心源性晕厥包括心律失常性晕厥和器质性心血管疾病性晕厥，是危险性最高、预后较差的一类晕厥。

1）心律失常：可引起血流动力学障碍，导致心排血量和脑血流明显下降，包括“慢型”如窦房结功能障碍、房室传导阻滞，“快型”如室上或室性心动过速，抑或是开始病例里老大爷房颤后伴长间歇，其他还有长QT综合征等。

2）器质性心血管疾病：多由“堵”引起心脏供血“供不应求”，如冠状动脉堵塞导致的大面积心肌梗死、梗阻性肥厚性心肌病堵塞左室流出道、主动脉瓣狭窄阻塞心脏血液外排等。

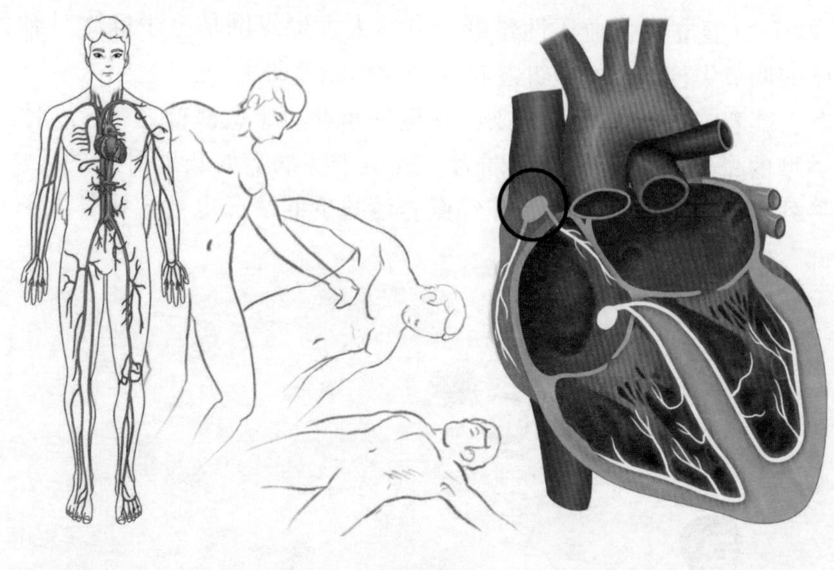

心源性晕厥

4 晕厥有哪些常用的检查？

晕厥病因复杂，有时诊断很困难，有些即使经过一系列的检查也不能明确原因，这大概占20%。要明确晕厥的原因，首先需要详细询问发病情况和发病过程，即询问病史，这是明确晕厥原因非常重要的一步。当你看医生时，医生会特别询问你在什么情况下出现晕厥，例如当时在做什么、周围是什么环境等。其次可能要进行辅助检查。

（1）排查心脏疾病：一般所有晕厥患者都首先进行心脏原因方面的检查。

1）常规：包括常规心电图检查，常规心电图不能发现异常者应行24小时动态心电图检查（Holter）及超声心动图检查以了解心脏情况。

2）特殊：若怀疑存在心律失常而Holter检查无阳性发现，必要时可进行有创的电生理检查。植入式回路记录仪（ILRs）的价值在欧洲心脏病学会2018年新颁布的《晕厥指南》中也被提到了较高的位置，特别是对不明原因晕厥的老年人。

（2）排查自主神经性疾病：对疑有自主神经功能异常者可做相关检查。

1）颈动脉窦试验：如果医生认为你的晕厥与颈动脉窦综合征有关，他会通过按摩你的颈动脉窦来观察你是否会再次出现晕厥或感觉头晕，这种检查就叫作“颈动脉窦试验”。颈动脉窦是颈内动脉起始处的膨大部分，动脉血管壁内有压力感受器，能感受血压的变化，进而通过神经传导控制血压升降。如果在按摩后出现晕厥或者头晕的症状，那么晕厥很可能是颈动脉窦综合征引起的。

2）直立倾斜试验：直立倾斜试验对疑有血管迷走性晕厥的患者有较高诊断价值。

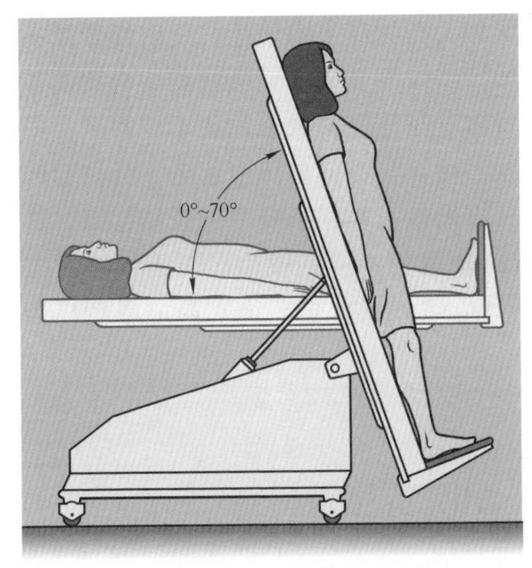

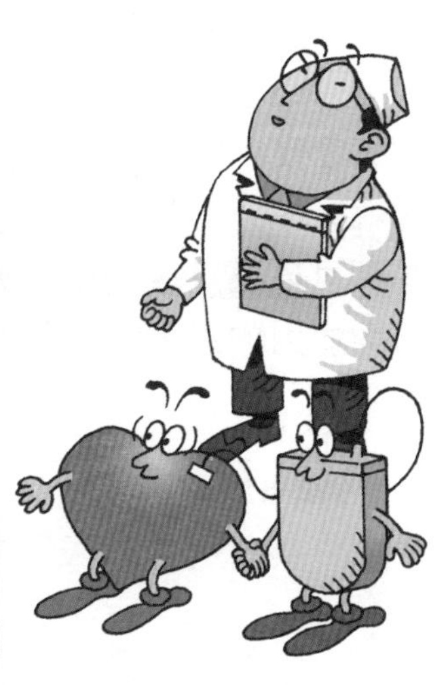

直立倾斜试验示意图

（3）其他

1）血液：有时候医生会建议你抽血检查，一般是为了排除糖尿病或贫血等疾病。

2）神经系统：疑有器质性神经系统疾病应做脑电图排除是不是癫痫，头颅CT或MRI检查明确中枢神经系统疾病性质。

3）血气、血糖：疑有肺功能不全、低血糖者应做动脉血气和血糖测定。

5 晕厥一般怎么处理？

通过上面的讲述，我们应该能够感受到晕厥是一种比较复杂的综合征，它可以有比较严重的心脏疾病，也可以有不太严重如排尿反射、咳嗽反射造成的晕厥发作，有的需要治疗，有的只用一些生活方式的改变就能够避免。所以，晕厥治疗的前提还是要找到晕厥的病因，再针对不同的病因采取不同的治疗措施。

心脏原因引起的要采取相关药物或手术治疗。反射性晕厥一般只需改变生活方式，比如情绪改变发生的晕厥就需要自我调节情绪、心态，适当的锻炼身体；排尿性晕厥就注意不要憋尿，男性患者改为坐位或蹲位排尿；由体位性低血压引起者，卧位起床时就要尽量缓慢，先平躺，再慢慢起来，不要一下子站起来。这些都可以通过改变生活方式来避免晕厥的发生。对于最终无法明确病因的患者，对其进行危险分层评估、识别高危患者极为重要。

二、出院备忘录

根据基础疾病的不同，晕厥患者的日常护理有所侧重。

（1）避免诱因：首先避免发生晕厥的一些诱因，如由熬夜、劳累或由受惊、恐怖等引起的精神过分紧张激动；长时间卧床或下蹲稍久骤然起立，使血压显著下降；剧烈运动后突然站立不动；排尿性晕厥避免站立排尿；咳嗽性晕厥避免用力剧烈咳嗽。

（2）不能停药：一定要谨遵医生医嘱，规律、按时服用药物。

（3）识别前兆：一部分晕厥患者在晕厥前常有头昏眼花、面色苍白、全身无力、恶心、出冷汗、血压下降、脉率增快等先兆，此时若及时平卧可避免晕厥发生，同时也可以防跌撞造成外伤，再比如在出现心慌时及时坐下来休息。

（4）急救处理：要教会家人及朋友如何在患者晕厥的第一时间做出正确处理。

1）首先不要惊慌失措，避免伤害进一步发生。

2）要保持患者呼吸道通畅，有呕吐情况应将患者的头偏向一侧以防窒息。

3）因为大部分晕厥患者能自行缓解，所以应使患者保持平卧，足部略抬高，头部放低，衣领较紧的要松解衣领以保证脑部血液供应；同时注意保暖，在知觉未恢复以前，不能给任何饮料或服药，清醒后不马上站起。

4）及时到医院就诊。

5）如果患者不能在短时间内（通常小于1分钟）醒过来，可能就要由专业人员判断是不是晕厥，还是其他什么原因引起的意识丧失，以免发生危险。

三、常见问题

1 什么情况的晕厥需要看医生？

一些引起晕厥的原因不是什么大毛病，也不需要特别的治疗。但如果突然出现了晕厥，建议尽快去看医生，以免耽误病情。以下情况需要特别注意。

（1）第一次出现晕厥或反复晕厥。

（2）晕厥导致了受伤。

（3）孕妇、贫血患者、糖尿病患者、心脏病患者。

（4）在患者丧失意识前，有胸闷、心律不齐或者心跳剧烈等症状。

（5）有大小便失禁的情况。

（6）意识丧失的时间长达数分钟及以上。

晕厥发生后头部摔伤、大小便失禁，多半是由心脏停搏导致。

2 晕厥以后应该看什么科?

事实上并没有治疗短暂意识障碍或晕厥的专门科室。从上述检查及治疗方法可以看出，晕厥患者可能要到多个科室去检查，如神经内科要排查是不是脑部疾患，心血管科排查是不是心脏原因。欧洲心脏病学会最新指南提出了“（门诊）晕厥管理单元”的概念及其组织架构、路径和标准，但就现在实际情况看，我们建议大部分的晕厥患者应到大内科、心内科及神经内科进行排查。

3 哪些晕厥会危及生命?

首先比较明确的是，有研究显示各种晕厥患者比非晕厥人群死亡危险性增加，但大家也不用过于担心，平素健康的年轻（<45岁）心电图正常、无心脏病的晕厥患者，多为神经介导性晕厥和不明原因的晕厥，研究显示他们的死亡危险性不会增加。所以，对于发生晕厥的患者，关键还是要及时找专科医生查明病因，特别是中老年发生晕厥的患者，更要引起重视，减少致残和死亡的风险。

晕厥的危险性可由四项因素决定：① 年龄＞45岁；② 有心力衰竭病史；③ 有室性心律失常病史；④ 心电图异常。有研究表明，若无任何危险因素，则一年内心律失常或死亡的概率为4%～7%；≥3个危险因素的，概率将会提升至58%～80%。从上述可以看出，确认心源性晕厥的重要性在于其危险性增加，而多数心律失常及心脏病皆可有效治疗。

对于最终无法确认病因的晕厥患者，对其进行危险分层非常重要，具体的指标可见下表。

不明原因晕厥的危险分层

高 危	中 危	低 危
- 与急性冠状动脉综合征一致的胸痛 - 充血性心力衰竭的表现 中/重度瓣膜病 - 室性心律失常病史 - 心电图或心脏监测提示缺血 - QTc延长(>500 ms) - 三分支阻滞或停搏2～3秒 - 持续性窦缓：心率40～60次/分 - 房颤和无症状非持续室性心动过速 - 心脏植入装置功能异常(起搏器或ICD)	年龄≥50岁，有以下既往史： - 冠心病 - 心肌梗死 - 充血性心力衰竭 - 心肌病经药物治疗无活动性症状 - 束支阻滞或Q波无心电图急性演变 - 早发家族史(<50岁)，不明原因猝死 - 症状不符合神经反射介导或血管迷走性晕厥 - 心脏植入装置无功能异常的证据 - 医生判断怀疑心源性可能	年龄<50岁，无以下病史： - 心血管疾病 - 症状符合神经反射介导或血管迷走性晕厥 - 心血管检查正常 - 正常心电图

综上所述，器质性心脏病的预后不佳；<45岁、心电图正常、平素体健的患者及神经介导的晕厥、体位性低血压预后良好。

4 晕厥有没有预防用药/特效药，能不能治好？

晕厥治疗最重要的是对于其基础疾病的治疗，而基础病的治疗方式各有不同，故晕厥并无什么特效药可言，要“因地制宜”。

曾有一项关于晕厥预防用药的多中心临床试验，试验结果并不理想，用药组和试验组在晕厥发生率上并无差异。故对于晕厥，最重要的就是一旦发生给予重视，及时就医，明确诊断，尽早治疗。能够肯定的是，通过改变生活方式就可以很大程度上避免反射性与体位性低血压性晕厥的发生，心源性晕厥虽危险度较高，但大部分都有较为有效的治疗手段。

5 晕厥过后的患者生活上要注意些什么？

发生过晕厥的患者，要避免饮酒、过长时间洗热水澡或泡温泉，这些情况都会导致血管扩张，诱发低血压。夜间起床要先在床旁坐一会，适应一段时间，使血管张力增加，再起身活动。尽量不要到人群拥挤、密闭的场所，如麻将室、拥挤的地铁车厢、人多的会议室，这些地方缺氧、嘈杂，容易诱发晕厥。为了防止下肢血管扩张，可以穿紧身弹力袜，紧身衣服，还要适度运动、锻炼，逐步增加活动量，提高自主神经的平衡能力。

心律失常性心肌病

Tony是一名32岁的IT白领，和几个好朋友在上海开了一个不大的软件公司，压力巨大，经常熬夜加班赶项目，平常在外喝酒应酬也不少，基本上是玩命的工作。近半个月来，Tony感觉活动后心悸、胸闷，并进行性加重；3天前晚上加班至深夜后，发生感冒，症状明显加重，并出现呼吸困难、夜间不能平卧。他老婆见情况不妙，遂拨打了120将他送到医院急诊科就诊。医生给他做了胸部X线示心脏扩大；心电图示频发室性早搏，呈三联律，未见ST-T段变化和异常Q波；心脏彩超示左心室扩大（56 mm），射血分数下降至49%；血液检测示心肌酶在正常范围，而NT-proBNP升高达2 100 ng/L。医生按照扩张型心肌病——急性心力衰竭治疗后，症状缓解。Tony满脸惆怅，怎么自己突然得了扩张型心肌病呢，2年前体检的时候心脏还是好好的呢，最近1年除了经常感觉心慌，有早搏也没在意。Tony自己百度了下发现，扩张型心肌病是种非常严重的心肌病，多为遗传性，可导致心力衰竭甚至猝死，最终治疗要靠心脏移植。看到这些，Tony心情十分沉重，去了心内科门诊就诊。心内科医生经过详细询问病史，行24小时动态心电图（Holter），发现Tony室性早搏非常多，24小时达到2万余次，冠状动脉CTA检查排除了心脏缺血。最后医生给Tony诊断为心律失常性心肌病（AIC），并告知这种扩大的心脏和心功能不全经过治疗后是可以逆转的，而且大多能完全恢复正常。听到这些，Tony如释重负，欣喜若狂，听从医生的建议，马上住院治疗。

1 什么是心律失常性心肌病？

窦房结是心脏搏动的最高“司令部”，其强有力的自律性兴奋，通过传导系统，控制着心脏的跳动频率。心律失常是由于窦房结兴奋异常或兴奋产生于窦房结以外，传导电路发生阻滞或经异常通道传导，从而使心脏搏动的频率和（或）节律出现异常。正是这种长期心脏异常搏动导致了心脏扩大、心功能下降，以及扩张型心肌病的发生。所以，心律失常性心肌病本身属于继发性心肌病，这种心肌病及心功能改变经过治疗后可部分或完全恢复。

在患有频发室性早搏和非持续性室性心动过速的病例中，心律失常性心肌病的发生率约为9%～34%，在房颤伴心力衰竭的患者中，约25%～50%为心律失常性心肌病。除了各种快速性心律失常可以导致心律失常性心肌病外，心动过缓以及心房或心室不同步收缩也可导致。上述心律失常本质上导致频繁低效心搏、无效心搏，而有效心搏减少，产生一系列血流动力学改变。这些改变致使心肌组织缺血，能量代谢障碍，神经体液激活，心肌细胞发生肥大、凋亡，心肌组织发生重塑等改变，最终导致心肌病的发生。心律失常也可在本身已有器质性心脏病的基础上引发，这叫作不纯型心律失常性心肌病，否则叫作单纯型心律失常性心肌病。

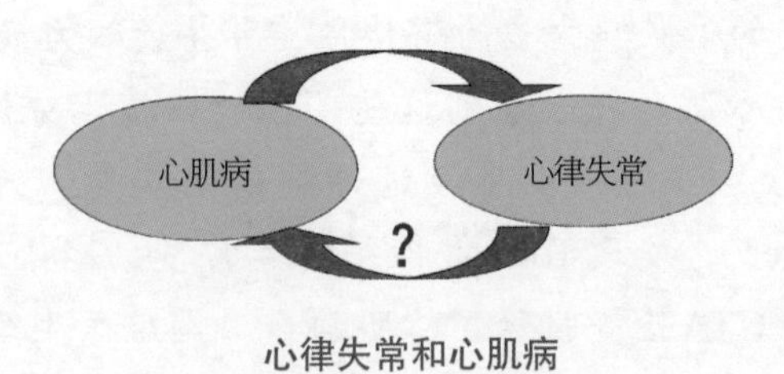

心律失常和心肌病

2 哪些心律失常会导致心律失常心肌病?

最常见的原因是：① 长期窦性心动过速，心跳在130次/分以上；② 快速性心房颤动，心室率常在110次/分以上；③ 频发室性早搏，短阵室性心动过速，每天的早搏在30 000次以上，维持数年。这些情况下容易得心律失常性心肌病。

得了心律失常就一定会发生心肌病吗？这也不是绝对的。心律失常性心肌病发生的年龄和病程有较大的差异，其可发生于胎儿、婴幼儿，也可发生于老年人；可发生于心律失常后数天，亦可发生于心律失常20年后；可发生于心律失常负荷（24小时心律失常心搏数/24小时总心搏数）<10%者，但个别患者该负荷>40%却未发生心律失常性心肌病。

心律失常性心肌病中的心律失常也具有一些特点，这些特点可认为是心律失常性心肌病的危险因素：① 心律失常的类型，快速型心律失常较缓慢型心律失常易诱发心律失常性心肌病；② 心律失常的心室率和负荷，心室率越快、病程越长、心律失常负荷越重（>10% ～ 20%）以及有效治疗越迟等越易诱发心律失常性心肌病。应该注意的是，任何单项因素既可见于心律失常性心肌病患者，也可见于非心律失常性心肌病患者。

3 心律失常性心肌病的治疗方法有哪些呢？

目前对于心律失常性心肌病治疗主要包括药物治疗、射频消融治疗以及心脏起搏治疗。药物治疗是心律失常性心肌病的首选病因治疗和基本治疗方法，包括抗心律失常病因治疗，以及防治心力衰竭和血栓等并发症的治疗，对部分病史较短的心律失常性心肌病和儿童心律失常性心肌病有相对较好的疗效，但同时应关注抗心律失常药物对心功能的抑制作用和致心律失常等不良反应。射频消融术适用于心动过速性心律失常性心肌病、异位激动（期前收缩、室上速、心房颤动等）所致的心律失常性心肌病和（或）经药物治疗无效或疗效不满意者。导管消融根治心律失常成功率 > 95%，治疗房颤成功率 > 50%。起搏治疗适用于心动过缓性和心脏不同步性心律失常性心肌病；针对部分房颤消融失败或不能耐受患者，也可选择房室结消融+心脏起搏器植入治疗。

恶性心律失常

宋先生费力地睁开眼，模糊地看到医院的白色墙壁，来来回回忙碌的医生护士，各式各样的机器和管道在身边。他记不起来自己是何时被送到医院，努力回想，好像是等地铁时候突然一阵心悸，随即便不省人事了。这期间有过一两次模糊的记忆，好像有人在喊“没脉搏……AED……电击……”，还有许多片段支离破碎，记不得了。

60岁的宋先生是一位多年2型糖尿病患者，半年前不幸罹患大面积心肌梗死，放了支架，但心肌梗死面积比较大，心脏收缩功能受到了很大的影响。半年来，在积极配合医生治疗的过程中，渐渐有了一些恢复，也能做一些轻体力活如散步、做饭和打扫卫生等，虽然偶然还有胸闷和气急，但是这样的发作实属第一次。

经过医护人员一番奋力抢救，终于保住了宋先生的性命。心内科医生向他介绍，这种疾病叫作“室颤”，属于“恶性室性心律失常”。因为地铁站去年新配备了自动体外除颤器（AED），又有医务人员在附近，通过电击挽救了宋先生，并由120转运来院。鉴于患者曾有心肌梗死和心功能不全的病史，而且一直在规范地使用药物治疗，医生建议他植入式心脏除颤器（ICD）。

1 恶性心律失常有哪些?

恶性心律失常一般指可以引起意识丧失甚至猝死的心律失常，一般分成两类：快速性和缓慢性。最常见的是快速性心律失常，包括心室颤动、心室扑动、室性心动过速和某些室上性心动过速等，其中绝大多数都是室性心律失常，发作时，因为心室收缩极快而且不按正常规律收缩，等同于无法完成泵血工作，导致脑血供停止或严重减少，从而造成意识丧失。其次是缓慢性心律失常，包括窦性停搏和高度房室传导阻滞等，发作时因为过长时间的心脏停搏而导致脑供血不足，亦可造成意识丧失。这些心律失常引起的症状均需要立刻进行医疗处理。

2 哪些人要当心发生恶性心律失常?

一般来说，快速性恶性心律失常（恶性室性心律失常）好发作于两类患者。第一是有结构性心脏病的患者，包括：① 目前或曾经发生心肌梗死，心脏收缩功能不佳的患者；② 曾经诊断为心肌病的患者，包括扩张性心肌病、肥厚性心肌病等。第二是有遗传性离子通道疾病的患者，这类疾病的特点往往是一家人中有多个患者（有的家庭成员可能年轻时发生不明原因的猝死），发病时年龄通常都比较小。如果怀疑存在这类疾病，应该尽快做心电图、超声心动图、心脏MRI检查和相关的遗传学检查，防止心脏性猝死的悲剧发生。

缓慢性心律失常一般都是缓慢逐渐进展，年纪较大的患者比较容易发生，特别是本来就存在窦性心动过缓和房室传导阻滞的患者，一定要当心心脏停搏和高度房室传导阻滞发生的危险。定期去医院检查心电图和动态心电图。

临床常见恶性心律失常的诱因如下。

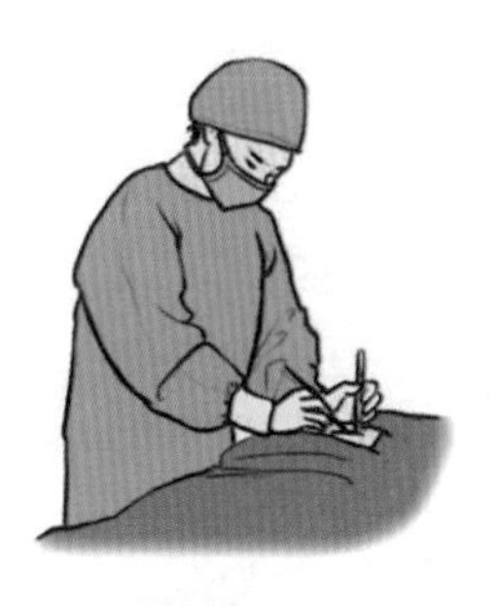

长期精神高度紧张

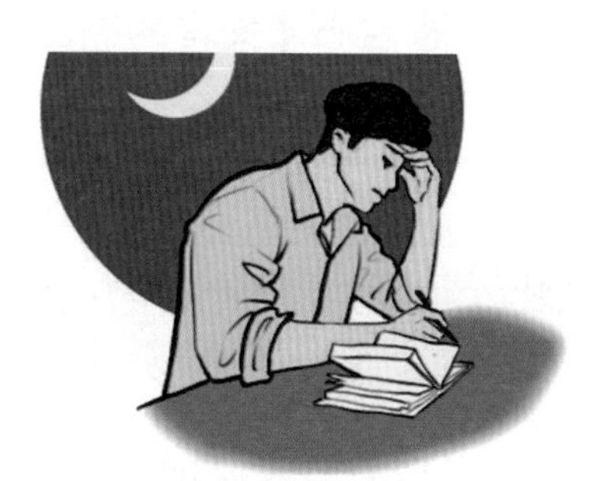

长期熬夜缺少睡眠

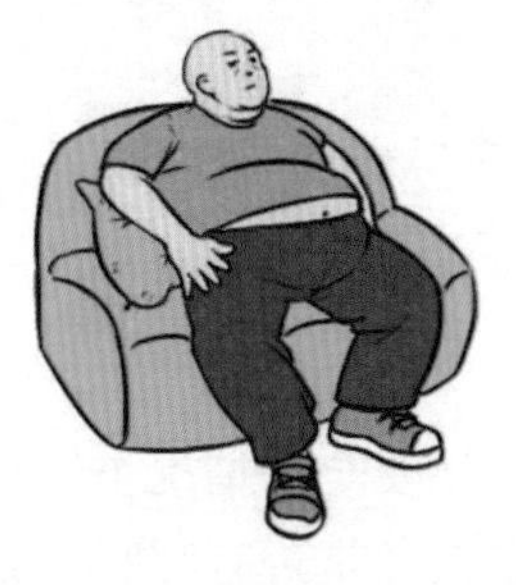

肥胖

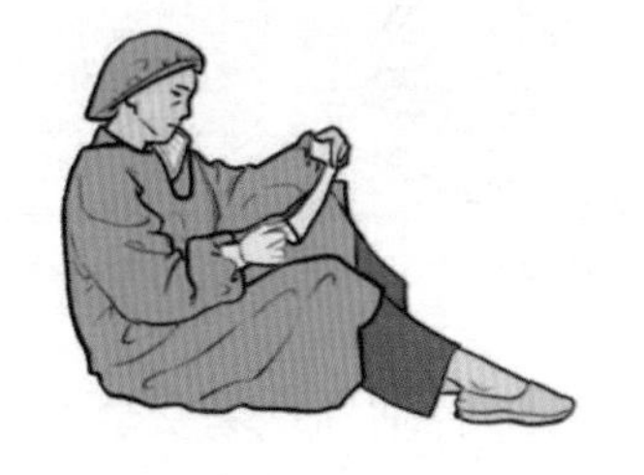

过度疲劳

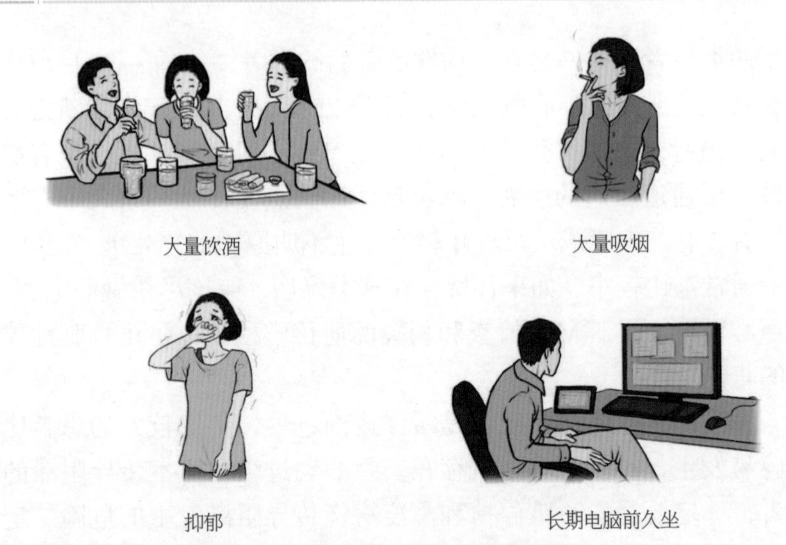

临床常见恶性心律失常的诱因

3 恶性心律失常的判断和急救策略

恶性心律失常一旦发生就有生命危险，旁观者应该在第一时间开始急救，也就是心肺复苏。对于医院外发生的恶性心律失常的急救，可以按下图所示生存链进行。

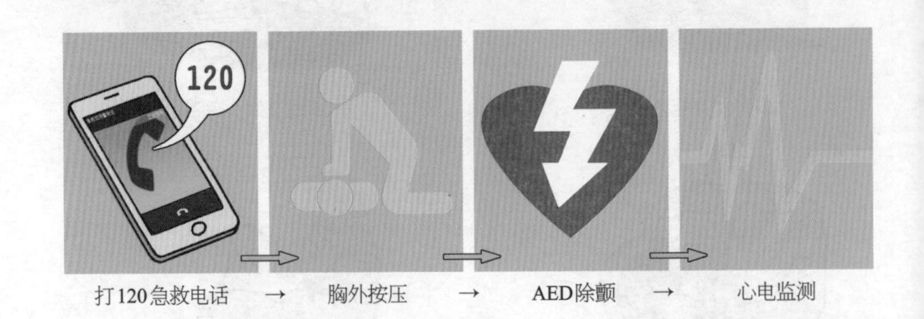

打120急救电话 → 胸外按压 → AED除颤 → 心电监测

（1）评估和现场安全：急救者在确认现场安全的情况下轻拍患者的肩膀，并大声呼喊“你还好吗？”检查患者是否有呼吸。如果没有呼吸或者没有正常呼吸（即只有喘息），即可判断为恶性心律失常。立刻启动应急反应系统。迅速呼叫周围人员协助，如在大型公共场所（机场、地铁站等），呼叫工作人员获取AED，拨打急救电话120。

（2）持续高效的心肺复苏：单人徒手心肺复苏包括C（胸外按压）–A（开放气道）–B（人工呼吸）程序。① 胸外按压（circulation，C）：这一点最为重要，确保患者仰卧于平地上，急救者采用跪姿，将一只手的掌根放在患者胸部的中央，胸骨下半部上，将另一只手的掌根置于第一只手上。手指不接触胸壁。按压时双肘须伸直，垂直向下用力按压，成人按压频率为100～120次/分，下压深度至少为5～6 cm，每次按压之后应保证胸廓完全回弹。② 开放气道（airway，A）：常用仰头抬颏法。将一只手置于患者的前额，然后用手掌推动，使其头部后仰；将另一只手的手指置于颏骨附近的下颌下方；提起下颌，使颏骨上抬。注意在开放气道同时清理口中异物。③ 人工呼吸（breathing，B）：给予人工呼吸前，正常吸气即可，口对口持续吹气1秒以上，保证有足够量的气体进入并使胸廓起伏。胸外按压与人工呼吸频率为30：2。

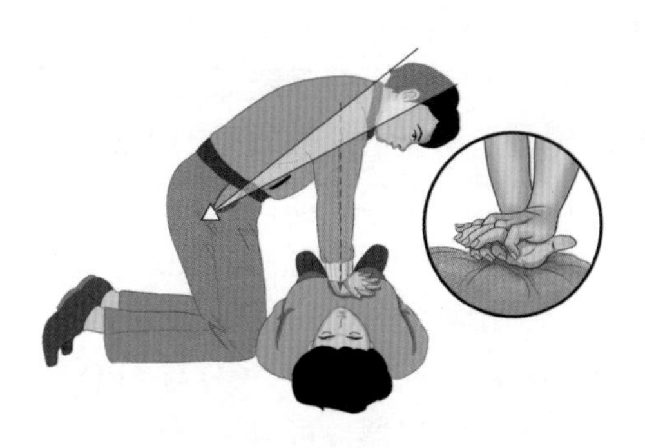

胸外按压

（3）AED除颤：如果能够取得AED，并能在意识丧失后的4分钟内立即实施心肺复苏术（CPR）及除颤，存活率是最高的。对于院外发生此类事件患者，迅速除颤是治疗恶性室性心律失常的最好方法。

4 发生过恶性心律失常的患者，还会再次发生吗？

大部分患者可能性极大。对于有明确基础疾病，如心肌梗死、心肌病或遗传性心律失常的患者，再次发生恶性心律失常的可能性很大。对于这些患者来说，首先应该对心脏的结构、功能和基础心电节律做一个系统的评估，如心电图、动态心电图、超声心动图、心脏MRI检查和（或）遗传学检查。然后在心内科专科医师的指导下分析和纠正可能存在的诱发因素（如甲状腺功能异常、电解质异常和药物因素等），根据评估结果调整用药，并进一步评估植入ICD的必要性。

5 恶性心律失常有哪些治疗方法？

恶性心律失常的治疗方法主要包括药物治疗、植入式心脏除颤器和射频消融术。

（1）药物治疗是基础：除了针对病因（冠心病、心功能不全）的治疗之外，心内科医师还会开具降低恶性心律失常发生可能的抗心律失常药物，但是药物治疗的效果因人而异。仅通过药物治疗，部分患者仍有再次发作的可能性，其结果往往是致命的，而且有的药物副作用较多，限制了它们的使用。

（2）植入式心脏除颤器（ICD）：和AED一样，它可以自动识别室性心动过速、室颤并电击终止。ICD与AED不同之处有三点：第一，它是植入在体内的仪器，可以无须任何人的操作，完全自动识别和自动处理；第二，它可以作为起搏器进行工作，对恶性缓慢性心律失常（如窦性停搏）亦有治疗作用；第三，它也可以作为植入式的动态心电图进行长期心电监护和记录工作，每次恶性心律失常发作时，其心电图都可以被ICD记录，并由医师进行分析，拟定下一步治疗策略。它的外形和起搏器相似，但稍大一些。植入方式亦与起搏器相似，也是通过静脉将具备除颤+起搏功能的导线头端固定于心室内，尾端连接脉冲发生器埋藏在皮下囊袋内。不夸张地说，ICD是守护恶性心律失常患者的最后防线。目前国际上通用的指南建议，所有发生过恶性心律失常的器质性心脏病或离子通道病的患者均应该植入ICD；有些虽未发生过恶性心律失常，但心功能极差的患者，也应该植入ICD，预防可能出现的恶性事件。但是从另一个角度说，ICD虽然能够终止恶性心律失常，但不能阻止它的发作。有时心动过速频繁地、甚至无休止发作，反复电击不仅影响了患者的心功能，也会给患者造成巨大的心理创伤。当此类现象发生时，应该进行射频消融治疗。

（3）射频消融术：与室上性心动过速一样，室性心动过速和室颤也是与电活动的紊乱相关的。不同的是，室上速患者绝大多数的心肌是正常的，恶性室性心律失常的患者，则往往存在大片“严重损坏”和“已经死亡”变成瘢痕的心室肌，这些不规则的瘢痕和严重受损心肌，会造成混乱的心室内电传导顺序。在射频消融手术中，手术医生通过检测心室内的瘢痕区域和异常电活动区域，推测到可能的电活动路径，然后通过消融对相关区域的心肌进行改良，消除可能造成紊乱电传导的基础。近年来，随着射频消融技术的迅速发展，这项手术已成为有效预防恶性心律失常发作的利器，是ICD治疗的有效补充。

6 什么时候使用自动体外除颤器？

自动体外除颤器（AED）是挽救恶性心律失常患者的“神器”。它可以自动判断患者是否发生恶性心律失常，自动放电进行除颤，终止患者的快速性心律失常，然后等待患者回归自己的正常心律。显然，它针对的是心室颤动、心室扑动和室性心动过速等恶性室性心律失常；对于缓慢性心律失常，包括心脏停搏，则不会有所反应，而通过自动判断提示施救者进行心外按压。

7 如何使用自动体外除颤器？

一旦怀疑患者出现心跳骤停的表现，即应该及早取得AED，并在C-A-B程序后尽快使用。目前AED基本为全自动机型，只需按照机器上的指示，粘贴于患者身体的指定部位，打开开关，AED就能自动判断并电击，全程均有语音提示操作，是针对非医疗工作人员所设计，十分简便实用。

第九章 心力衰竭

王先生和刘先生是病房里邻床的“病友”，这天两人在交流自己的病情。

“老王，我看你蛮精神的，不像我喘口气都费劲，你为什么住院？”

“别提了，我本来也觉得自己身体很好的，平常跳跳舞，带带孙子，退休了该享享清福了，从去年开始觉得气短，上楼比原来费劲了，开始还没怎么当回事，上个月体检，医生说我心脏好大，心力衰竭了，我一下觉得情况严重了，出虚汗、心慌、晚上睡觉也觉得憋气，要垫两个枕头，觉也睡不好，老伴急得要命，就找医生住进来查查！老刘，你是什么情况？”

“我也是心力衰竭，知道好多年了，前些年吃吃药自己注意保养还可以的，我喜欢出去走走，最近觉得出门一站路也走不了，医生说我这情况装起搏器可能会改善，我想听医生的总没错，就住进来了。”

“哦？怎么都是心力衰竭，到底什么是心力衰竭呀？”

一、基础知识

1 什么是心力衰竭?

心脏像个永不停止的血泵，不断将富有营养的血液泵出，通过血管输送到身体，使得全身的皮肤、肌肉、组织、器官等（地方长官）可以获得源源不断的营养，得到滋养。虽然只有“拳头”大小，心脏却掌管循环大权。任何原因引起“血泵”的收缩或舒张功能下降，由心脏输送的血液不足以满足各个“地方长官”的需要，就会出现心力衰竭。

科学定义：心力衰竭是指是一种由心脏结构或功能异常导致心室充盈或射血功能受损的复杂临床综合征，是多数器质性心脏病的严重和终末阶段。

—“血泵”本身发生了机械故障——如心肌梗死，直接引起“血泵”的结构和功能变化，“血泵”不能输送足够的血液，就会出现心力衰竭。

—如果血管里突然多了太多的液体——如大量补液，“血泵”需要抽吸的血液突然变多，超出它的能力范围，应接不暇，也会出现心力衰竭。

—如果“血泵”后方的血管阻力过高——如高血压，“血泵”的工作负荷大大增加，长此以往不堪重负，也会发生心力衰竭。

2 心力衰竭有哪些类型?

心力衰竭的分类可以根据左室射血分数、起病缓急、病因特点等来进行分类。

（1）根据左室射血分数（LVEF）分类：LVEF是提示心力衰

竭患者心脏功能的重要指标，可以从心脏超声/心脏MRI检查中获得，LVEF降低的心力衰竭提示心脏收缩功能减退，往往伴有心脏扩大，更多见于心肌梗死患者。LVEF不降低的心力衰竭往往提示心脏舒张功能异常，可能伴有心脏肥厚等情况，更多见于糖尿病、高血压病患者中。

（2）根据起病缓急分类：在原有慢性心脏疾病基础上逐渐出现心力衰竭表现的为慢性心力衰竭；慢性心力衰竭突然恶化或者由于急性病变导致的新发心力衰竭都为急性心力衰竭。

（3）左心力衰竭和右心力衰竭：心脏分为左心系统和右心系统，以左心系统功能障碍为主的是左心衰竭，主要表现有咳嗽、喘息、劳力性呼吸困难、夜间不能平卧等；以右心系统功能障碍为主的是右心衰竭，主要表现有食欲下降、乏力、下肢水肿、胸腹水等。

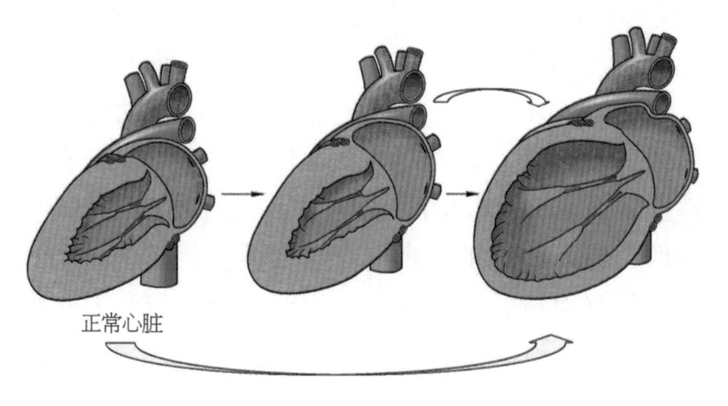

心力衰竭患者心脏的变化

3 哪些人容易发生心力衰竭?

心力衰竭的常见病因有冠心病、高血压病、糖尿病等，对于存在以上慢病的患者，建议积极控制现有疾病，保护心脏功能。而如果近期出现突然变化的身体感觉——活动后的乏力、气急、夜间呼吸困难，建议立即进行心力衰竭的早期筛查。

（1）高血压病：高血压病作为心力衰竭的首要病因，被强调多少次都不为过。我们在世界心脏病日专题中，就提到过："远离心脏病，从控制好血压开始"。血压升高不仅对血管造成损伤，也对心肌造成损伤。积极的血压控制是非常必要的。

人类正常血压为<120/80 mmHg。对于已经罹患高血压病的患者，在可以耐受的情况下，无论年龄大小，都应当控制到130/80 mmHg以下。

（2）冠心病：冠状动脉粥样硬化性心脏病是心力衰竭的另一个主要病因，对于急性心肌梗死的患者，心力衰竭的风险就更大。因此，对于诊断明确的冠心病患者，医生会给予阿司匹林、他汀类药物、β受体阻滞剂和RAAS系统抑制剂类药物，建议患者长期口服治疗，并积极监测血压、心律、血脂变化。长期稳定管理冠心病对预防心力衰竭的发生作用极大。

（3）糖尿病：糖尿病与心力衰竭有什么关系？看似无关的两个系统，实则密切相关。糖尿病的问题不止于血糖升高，长期的胰岛素抵抗、糖脂代谢紊乱、体内炎症反应对心肌功能产生深远的影响。糖尿病发生的心力衰竭与高血压、冠心病略有不同，糖尿病更容易发生射血分数保留的心力衰竭，心脏超声报告里的LVEF值正常，但更深入的心脏超声检查会告诉你，心肌功能已经受影响，我们要认真对待。控制血糖还不能完全预防心力衰竭，需要借助更好的药物来预防和控制心力衰竭，在下文心力衰竭治疗中，我们会详细探讨。

另外，值得注意的两点是肥胖和心房颤动，我们将后文中具体介绍。此外，风湿性心脏病、肥厚性心肌病、特殊类型心肌病也是心力衰竭的主要病因，情况比较复杂，就不在我们的讨论范围。

4 哪些症状提示心力衰竭?

（1）咳嗽、气促，活动或者劳累后尤其明显，有的时候会出现夜间突然憋醒，要被迫坐起后情况才有所缓解，这时要引起重视，这些症状很可能是因为左心衰竭导致肺淤血所致。

（2）容易疲劳，活动耐力下降，如走路稍微快点或者上1～2层楼梯就会觉得疲劳、四肢无力甚至呼吸困难，休息后可以继续活动，这也可能是左心衰竭的表现。

（3）出现心悸、心跳加快或不齐的情况，或稍微活动就出现心跳加快或脉搏不规律的情况，也可能是心力衰竭的表现。

（4）夜间睡觉需要垫高枕头，否则有胸闷、气短的症状，也可能是左心衰竭的表现。

（5）尿量减少、足踝/小腿水肿、体重增加，心力衰竭患者由于心功能减退，体循环淤血，常出现尿量减少、身体下垂部位（足踝、小腿等）水肿。

（6）食欲不振、恶心、呕吐、腹胀不适，这些情况可能是由于右心力衰竭，导致胃、肠道、肝胆等内脏淤血引起的。

此外，心力衰竭的严重程度可以根据纽约心功能分级（NYHA分级）来进行划分，具体如下。

（1）Ⅰ级：活动不受限。日常体力活动不引起明显的气促、疲乏或心悸。

（2）Ⅱ级：活动轻度受限。休息时无症状，日常活动可引起明显的气促、疲乏或心悸。

（3）Ⅲ级：活动明显受限。休息时可无症状，轻于日常活动即引起显著气促、疲乏或心悸。

（4）Ⅳ级：休息时也有症状，稍有体力活动症状即加重。任何体力活动均会引起不适。

5 可以通过哪些检查发现心力衰竭?

如果具有以上疾病，且在近期出现明显或者加重的活动后乏力、气喘，甚至有夜间突然出现呼吸困难，需要起身坐位才能够缓解的表现，我们就强烈建议您来门诊筛查心力衰竭。

心力衰竭的明确诊断必经五个步骤，称为“确诊五部曲”。大部分内容比较专业，在这里列举，目的在于告诉您，心力衰竭的诊断有依据可循，怀疑心衰后，必须到门诊就诊，进行必要的检查，综合分析，方能做出诊断。

第一步，症状：自觉活动后费力、乏力、气喘、夜间突发呼吸困难等。

第二步，体征：医生在体格检查中发现肺底啰音、心律改变、踝部水肿等。

第三步，病史：以上谈到的高血压病、冠心病、糖尿病、心房颤动、肥胖等病史。

第四步，血液检查：最容易获得和最直接的检查为NT-proBNP检测。

第五步，心脏超声：观察心脏的结构、心脏的收缩功能和舒张功能。

第一步是您最直接的主观感受，出现这些症状后，建议您尽快至心内科门诊或者心力衰竭专病门诊筛查心力衰竭，医生会根据第二步和第三步的内容，进一步做检查来辅助诊断。

第四步，从血液学角度，临床上最常用的指标是NT-proBNP。BNP由心室产生，心功能不全时心室壁伸展，BNP分泌增多，心力衰竭时体内NT-proBNP浓度升高，不受日常活动影响，可以有效反映当前的心脏功能。NT-proBNP<300 pg/mL可以排除心力衰竭，超过该数值需要具体情况具体分析，NT-proBNP随着年龄的增长，诊断数值是不同的，具体需要医生根据病情来确定。

第五步，从影像学角度来说，筛查心力衰竭的检查手段包括经胸心脏超声、心脏MRI、心脏核素扫描等。其中，经胸心脏超声（心超）是普及率最广且比较精确检查心功能的影像学检查手段，可以显示心脏各个腔室（房间）的大小以及各重要腔室的收缩、舒张功能。

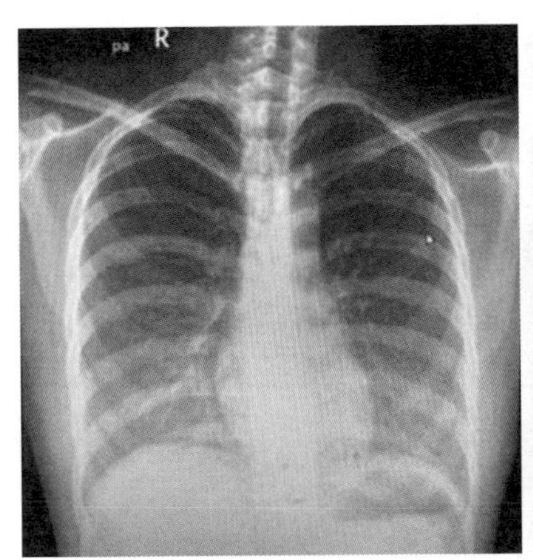

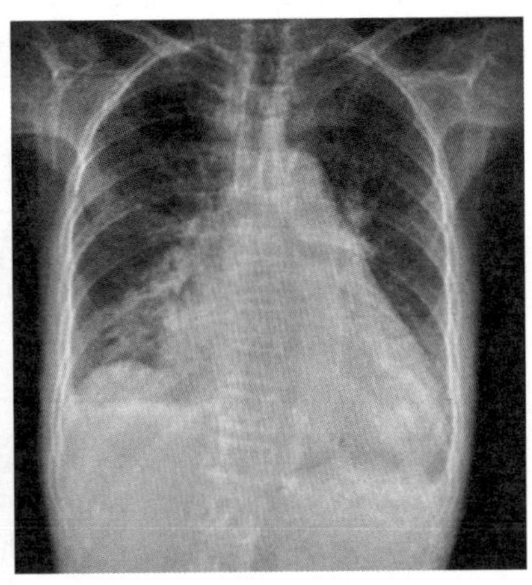

左图是正常人的胸片，心脏大小正常；右图是心力衰竭患者的胸片，可见心脏明显增大，肺部淤血，呈磨玻璃状

6 什么是心力衰竭的心肌病变及负荷异常?

几乎所有的心脏病晚期都会引起心力衰竭，引起心力衰竭的病理改变分为以下两类。

第一类为心肌病变：最常见的心肌损害为冠心病、心肌梗死，由于心肌缺血缺氧或心肌的直接坏死而导致心脏结构改变，最终发生心衰竭。其他导致心肌损害的疾病如心肌炎、心肌病也较为常见，还有一些系统性疾病累及心肌，包括内分泌代谢疾病（糖尿病、甲状腺疾病）、系统性浸润性疾病（如心肌淀粉样变性）、结缔组织病等也是导致心力衰竭的重要原因。

第二类为心脏负荷异常：心脏的负荷包括前负荷及后负荷。前负荷是指回流心脏的血容量突然增加，也称容量负荷，如心脏的瓣膜关闭不全、心内或大血管内分流性疾病（房室间隔缺损、动脉导管未闭、主动脉窦瘤破裂、动静脉瘘）等，过多回流的血液必然导致心室腔的代偿性增大，久而久之，心肌结构及功能发生了改变而引发心力衰竭。心脏的后负荷是指心脏将血液泵入动脉系统的阻力，导致阻力增加的原因如肺动脉高压，体循环高压（原发性和继发性高血压），左、右室流出道狭窄以及主、肺动脉口狭窄等。由于阻力增加，心脏要克服阻力而产生代偿性心肌肥厚，持久的心肌负荷过重，必然使心肌结构功能发生改变，最终导致心力衰竭的发生。

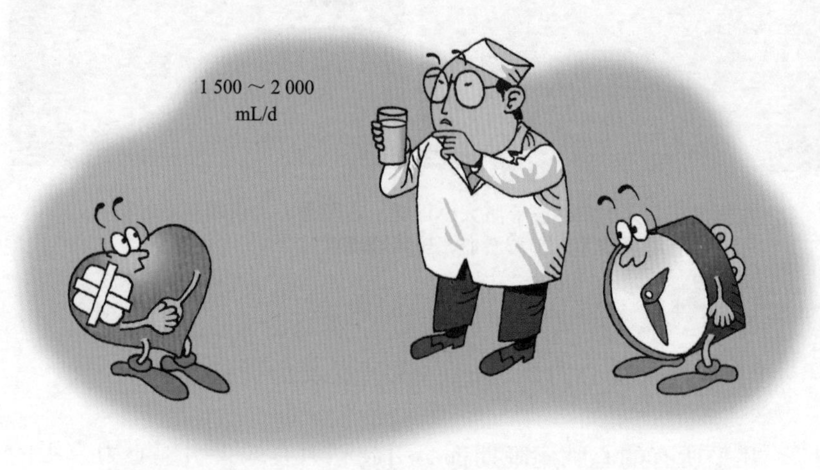

过多饮水或者静脉补液是增加心脏前负荷的主要原因，因此，心力衰竭患者要限制饮水，每天不要超过1 500 ～ 2 000 mL。

7 急性心力衰竭的诱发因素是什么？

大多数的急性心力衰竭都有诱发因素，这些诱发因素对急性心力衰竭的影响，往往大于原有的心脏病，因此纠正或控制诱因，是防治急性心力衰竭的重要环节。

（1）感染：呼吸道感染是心力衰竭最常见的诱因，其次是风湿活动、泌尿系统感染及消化系统感染。

（2）心律失常：快速性心律失常，如最常见的心房颤动，使心排血量降低，增加心肌耗氧量，诱发和加重心肌耗氧，诱发急性心衰。心律失常还会导致心房辅助泵作用丧失，使心室充盈功能受损。

（3）精神或心力压力过大、劳力过度或不健康的生活方式：超负荷体力活动、情绪激动、饮食过度或摄盐过多等，都可能诱发心力衰竭。

（4）妊娠和分娩：妊娠期血容量增多，并且会加重心脏的前后负荷，容易诱发心力衰竭。

（5）其他：主要包括输血输液过多或过快。电解质紊乱和酸碱平衡失调如酸中毒，是诱发心力衰竭的常见诱因。

8 治疗心力衰竭的药物有哪些?

治疗心力衰竭的药物主要包括两大类。一类是改善心力衰竭预后的药物，另一类是缓解心力衰竭症状的药物。

所谓改善心力衰竭预后，就是指延缓或者终止心功能衰退的病程，对于小部分幸运的心力衰竭患者，甚至可以逆转心力衰竭的进程，改善心脏的泵血能力，从而降低心力衰竭患者的病死率。

就目前而言，改善心力衰竭预后的药物，业界提出了“新四联”的理念，即β受体阻滞剂和血管紧张素转换酶抑制剂（ACEI）/血管紧张素Ⅱ受体拮抗剂（ARB）以及血管紧张素受体脑啡肽酶抑制剂（ARNI）、盐皮质激素受体拮抗剂（MRA）、钠-葡萄糖共转运蛋白2抑制剂（SGLT2i）这四类药物。这四类药物的联用，能够显著改善心力衰竭患者的预后。下面会分别给大家作详细介绍。

（1）β受体阻滞剂类药物：常用的β受体阻滞剂类药物包括美托洛尔、比索洛尔、卡维地洛（这种药物同时有α受体和β受体阻滞作用）等，这类药物因为具有减慢心律的作用，也有较轻微的降血压作用，需要小剂量开始使用，很多情况下都是以半片为起始量的，但是许多患者误认为半片是长期剂量，这是非常错误的观念。对于心力衰竭患者，需要逐步增加这一类药物目标剂量。衡量患者能耐受的最大剂量的依据就是心率以及血压。以美托洛尔缓释片（47.5 mg/片）为例，可以从半片开始，如果心率不低于55次/分，血压能耐受，我们就可以以一周或者数周为时间单位，半片为剂量单位，逐渐加量，实现每个患者能耐受的最大剂量，也就是目标剂量。对于心力衰竭患者，我们希望静息心率能控制在55～60次/分，这样能更好减轻心脏耗氧量。

（2）ACEI、ARB、ARNI：通俗来讲，ACEI类药物又叫作普利类药物，如培哚普利、福辛普利、赖诺普利、贝那普利、卡托普利等；ARB类药物又叫作沙坦类药物，如坎地沙坦、氯沙坦、缬沙坦、奥美沙坦等。这类药物都能抑制心肌重构，改善心力衰竭预后。从已知的临床研究来看，ACEI类药物比ARB类药物改善心力衰竭预后证据更充分。因此，一般首选ACEI类药物。但由于其有干咳等副作用，部分不能耐受的患者可以用ARB类药物替代。高血压的患者应该对这类药物很熟悉，因为其同时也是降压药。因此，对于心力衰竭患者和β受体阻滞一样存在起始剂量和目标剂量的概念，同样需要注意避免误认为首次使用的剂量当作长期使用的剂量的误区。因为它的用量从小剂量开始，力争能加到血压可以耐受的最大剂量。因为和β受体阻滞一样，它的量在能耐受的情况下用到越接近最大剂量，患者的获益越大。另外，沙库巴曲缬沙坦（ARNI类药物）是沙库巴曲和缬沙坦的共晶体，近些年的临床研究，证实了它对心力衰竭的治疗价值高于ACEI、ARB

类药物。目前国内外的指南都推荐LVEF < 40%的心力衰竭患者，ARNI可替代ACEI或ARB类药物。需要注意从ACEI类药物替换ARNI必须停用至少36小时。这种药物也是和ACEI/ARB类药物一样，从小剂量开始，在血压耐受且没有其他不能耐受副作用的情况下，通过数周甚至数月的调整加量到能耐受的目标剂量。值得强调的是，ACEI、ARB、ARNI同属于一类药物，一般选用一种即可，这3种药物一般不联用。

（3）MRA：MRA是一种保钾利尿剂，目前国内医院能见到的只有螺内酯，它是一种保钾利尿剂，常规用法一般是一天1～2片。因此，特别是与ACEI/ARB类药物合用的时候，要当心高血钾的情况，故建议患者定期监测电解质和肾功能。

（4）SGLT2i：这类药物基本都叫列净类，如达格列净、恩格列净、卡格列净等。SGLT2i可以通过抑制肾脏对葡萄糖的重吸收，使过量的葡萄糖从尿液中排出，降低血糖。除了降糖以外，还具有降低体重、降低血压、降低血脂、降低尿酸、降低尿蛋白等诸多额外获益。此外，近些年多项研究发现，无论患者是否患有2型糖尿病，SGLT2i均可在全LVEF范围内改善心力衰竭患者的心血管结局，故现在也成为心力衰竭领域的明星药物。每天一次，每次一片，低血糖发生率相对不高。其不良反应主要有：① 可增加泌尿生殖器感染的风险；② 有可能增加酮症酸中毒的发生风险。

9 缓解症状的心力衰竭药物有哪些？

除了上面讲的改善心力衰竭预后的药物，还有一些药物从目前所做的临床研究来看，并不能降低心力衰竭的病死率，但是可以缓解心力衰竭患者诸如胸闷、气喘、心力衰竭、下肢水肿、夜间不能平卧等症状，提高患者的生存质量。

改善心力衰竭症状常用的药物有利尿剂，这里说的利尿剂是

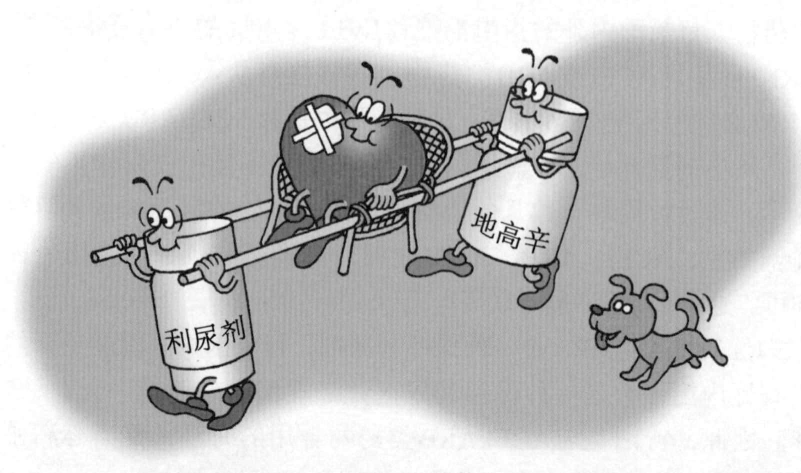

上面所说的醛固酮类受体拮抗剂以外的其他利尿剂，单纯改善心力衰竭的症状。常用的利尿剂有呋塞米、托拉塞米、布美他尼、氢氯噻嗪等。利尿剂，顾名思义，就是增加小便量，把多余的水排出去。由于心力衰竭患者心脏收缩力下降，泵血功能差，会导致体内多余的水分蓄积，引起双肺啰音，双下肢水肿，或者腰背部（长期卧床者）水肿的症状。利尿剂可以达到“消肿”的目的。需要注意的是，利尿剂都会或多或少影响电解质，使用这类药物需要注意电解质情况，特别是还和其他抗心律失常药物合用时要特别小心电解质。地高辛和呋塞米合用，要特别小心有无低钾血症。

地高辛是一种正性肌力药物，也常用于心力衰竭患者，特别适用于快心室率（特别是快房颤）低输出量的心力衰竭患者，可以增加心脏收缩力，减慢心律。百年前当它诞生之初，由于其正性肌力作用，这种药物在心力衰竭领域被寄予厚望，但随着研究的深入，这种药物目前被认为在心力衰竭患者降低病死率的作用是中性的结果（即不增加病死率，也不降低病死率）。不过，在合适的心力衰竭患者中，可以有效地改善症状。使用地高辛需要每天监测血压、心率。当心率过慢（<55次/分），请慎用，并且尽快就诊与医生沟通这一情况明确是否继续用药。此外，需要注意这

种药物过量或者肾功能恶化时使用可能造成洋地黄（地高辛）中毒，表现为各种心律失常，恶心、呕吐等胃肠道不适，头晕眼花等神经系统症状等。有以上不适，请及时就医。因此，地高辛常规剂量是很小的，一般是每天半片（肾功能不全的患者甚至要更小的剂量），大于这种剂量用法的说明书是禁止的，仅仅在特定的患者中极个别的有非常丰富经验的专家制定的方案中才会见到。由于地高辛主要靠肾脏代谢，对于肾功能异常的患者需要格外注意，加强监测，定期测肾功能和地高辛浓度预防中毒。

10 治疗心力衰竭还有哪些新药?

目前心力衰竭领域有一些新药已经在国内上市。部分药物目前还没进入医保，仍属于自费药物。

维立西呱是一种口服的选择性可溶性鸟苷酸环化酶（sGC）刺激剂。sGC是一氧化氮（NO）信号途径中的关键酶，与NO共同作用于sGC，使平滑肌松弛和血管舒张，发挥其抗心力衰竭的作用。被批准用于治疗射血分数降低的心力衰竭（HFrEF）成人患者，以减少心血管死亡及因心力衰竭恶化而首次住院的风险。该药使用过程中也须慢慢加量，同时要多测量血压，警惕体位性低血压的发生。

伊伐布雷定主要用于与β受体阻滞剂一起减慢窦性心律心力衰竭患者的心率，或者用于不能用或耐受β受体阻滞剂的患者。如前所述，心力衰竭患者需要降低心率减轻心肌负荷，首选的是β受体阻滞剂，但有些患者使用大剂量β受体阻滞剂时不能耐受或者有其他禁忌，但心率仍大于75次/分，可考虑使用伊伐布雷定。伊伐布雷定的使用同样是小剂量开始（每天2次，每次2.5 mg）调整剂量，最大剂量是每天2次，每次7.5 mg。

托伐普坦本质上来说是一种利尿剂，以利水为主。传统的利尿剂对电解质有影响，容易造成低钠。它可以在不影响血钠的情况下利尿，可用于低钠血症心力衰竭患者的利尿。此外，一部分血钠正常但其他药物利尿效果不佳时，使用托伐普坦也有很好的利尿效果。它的使用同样需要密切监测电解质和血容量状态，因此必须遵医嘱使用。

11 心力衰竭的器械植入治疗

心力衰竭是所用心脏疾病的终末阶段，以药物治疗为主，绝大多数患者对最优化的药物治疗（optimized medical therapy, OMT）有效，然而单纯的药物治疗并不能逆转疾病的进程，超过10%的患者对药物治疗反应不佳，由此科学家和临床医生共同创造和发明出很多非药物治疗方法，适用于不同的人群。

▶ **心脏再同步化治疗：CRTD的植入**

正常情况下，心脏的左、右心室作为一个整体几乎同步收缩、同步舒张。心力衰竭时神经内分泌机制导致心室重构，部分患者出现左、右心室活动不同步，大约30%的进展性心力衰竭存在左、右心室不同步。部分心力衰竭患者出现左束支传导阻滞，导致左心室收缩延迟，这种传导延迟发生在左心室内，由于传导延迟，左心室侧壁或外壁的心室肌比内壁或室间隔传导延迟，使左心室呈现节段性或波浪状收缩。左、右心室不同步收缩和室内不协调收缩都会使心搏出量大大减少。心脏再同步化治疗可以减少这种不同步收缩，这种治疗方式是在心脏植入3根电极（在左、右心室及右心房分别植入一根电极，通过这3根电极实现各心腔的同步化和协调收缩），同时这3根电极与一种特殊起搏器相连接，老百姓叫“三腔起搏器”。

心脏再同化治疗-复律除颤器（CRTD）是一种特殊的起搏器，它不是安装给心脏停搏的患者，也不是给心动缓慢的患者安装，而是装给晚期心力衰竭的患者，并不是每个晚期心力衰竭患者装了CRTD都会有效，只有心脏机械收缩不同步的患者才有效。

CRTD的作用就是让心脏的不同步收缩变成同步，由此增加心脏的搏出量，改善心功能。晚期严重心力衰竭患者是否适合装这种起搏器，需要心内科专科医生根据患者的临床表现（心功能分级）、心电图表现（QRS波宽度及左束支）和心脏超声检查结果（左室射血分数）来确定。

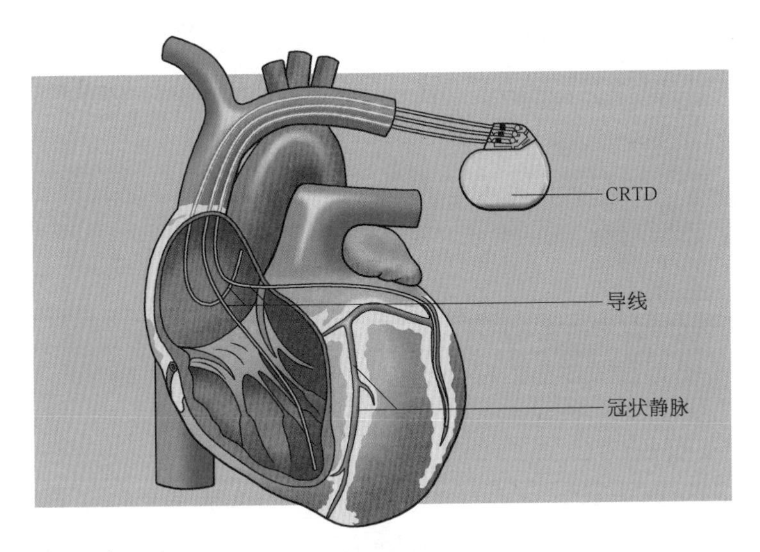

植入CRTD

▶ **植入式心脏除颤器（ICD）植入**

心力衰竭是一个逐渐发展的过程，促进心力衰竭的因素同时也促进心律失常的发生，所以心力衰竭患者同时也是心律失常的高危患者。心力衰竭患者很大一部分猝死于恶性心律失常，其中主要是快速性室性心律失常，包括室性心动过速和室颤，对于突发的室性心动过速和室颤最有效的方法就是电复律和电除颤。然而99%的人来不及被送到医院进行除颤。植入式电除颤仪是一个体积很小的除颤仪，它可以有效地检测患者发生了恶性心律失常，并及时放电进行电除颤，结束快速室性心律，避免患者猝死。大规模临床研究表明，植入ICD可以使得心力衰竭患者降低30%的病死率。发生过猝死并成功进行抢救的患者，如果长时程心电记录到恶性心律失常的高危患者应植入ICD。哪些患者需要植入ICD，也是需要心脏专科医生进行严格评估确定的。

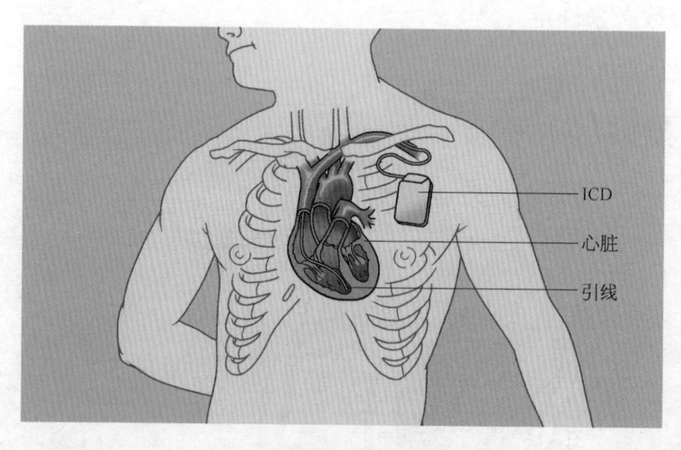

植入ICD

► CCM植入

研究发现，处于绝对不应期的心肌细胞，给予高压脉冲电刺激，可以使正常或衰竭心肌细胞收缩力增强，由于电刺激在心肌不应期释放，不会引起心肌细胞新的电或机械活动，所以又叫非兴奋性刺激。研究人员将这种刺激称为心肌收缩力调节信号（CCM信号），这种刺激不改变患者的心脏节律，但却触发一系列生理过程，增强心肌收缩力，长期刺激有利于心肌逆向重构，从而可以改善患者的心力衰竭症状和预后。这种治疗方式就叫植入式心脏收缩调节器（cardiac contractility modulation，CCM）。

临床上大部分慢性心力衰竭患者不伴有传导功能障碍（QRS < 130 ms），因此无CRT指征，且20%～40%接受CRT的患者术后表现出对CRT无应答，对于此类患者，CCM提供了新的选择。目

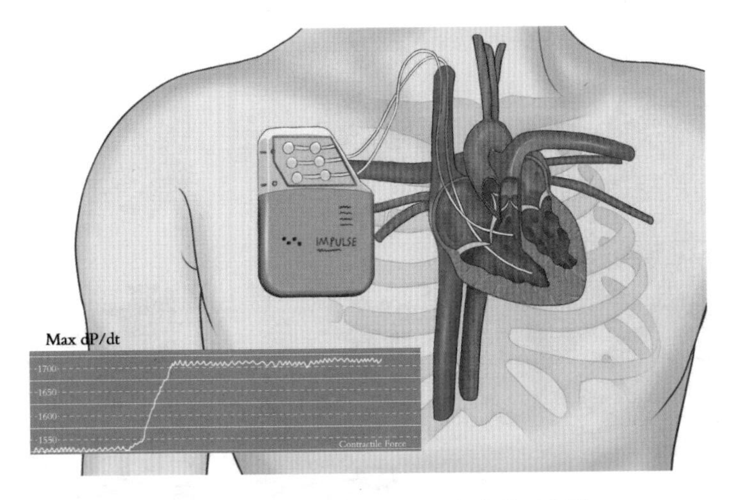

植入式心脏收缩调节器（CCM）安装示意图

前研究认为CCM通过以下机制发挥作用：① CCM通过改善心肌细胞Ca^{2+}循环，介导心肌的急性变力作用。② 通过调控基因表达和蛋白质互相作用。③ 纠正心室肌细胞骨架蛋白和基质金属蛋白酶的异常表达。

CCM是一种新的治疗方法，已经有FIX-HF-3、FIX-HF-4、FIX-HF-5等一系列临床研究证实其有效性和安全性，CCM植入过程类似于普通起搏器，也是将电极放置在心肌组织，只是不起搏心脏。如果发展到难治性心力衰竭，可以咨询医生是否适合使用这种治疗方式。

▶ **心室辅助装置（左心室血液泵）**

心力衰竭的本质是泵功能衰竭，那么有没有一种可以辅助心脏泵血的装置？美国Abiomed公司生产的一种人工心脏辅助设备，通过股动脉穿刺将这种微型血液泵入左心室，心室辅助装置可以将心室内的血液泵入主动脉内，弥补左心室自身的泵功能不足，在心源性休克等急性心力衰竭时使用可以帮助患者暂时渡过难关，但是这种治疗办法是不能长时间使用，容易引起各种并发症，主要包括严重出血、溶血、外周缺血性并发症和卒中。

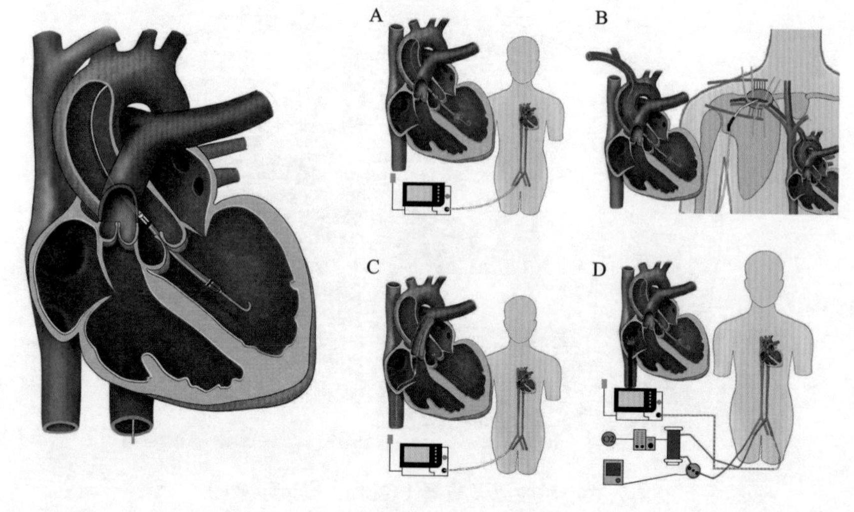

心室辅助装置植入示意图

12 心力衰竭的外科治疗

在内科医生不断寻求新的治疗药物和器械治疗的同时，外科医师也在不断低尝试对心力衰竭的手术治疗，目前为止最有效的外科治疗方案是心脏移植，心脏移植也是心力衰竭治疗的终极办法，在心脏移植之前还有其他手术方式可供选择，如心室机械复形（ventricular reshaping）等。

▶ **心室机械复形**

心室机械复形是用机械限制的方法限制和逆转心力衰竭，心脏球形的病理学重构，并在一定程度上恢复原来心脏椭圆形态的外科新技术，使用一种高科技技术制成特殊的聚酯网紧贴左、右心室外膜，防止心室过度扩张，使心腔恢复长轴做工 > 短轴做工，逆转球形重构不良，恢复原来的椭圆形状，改善心功能。因此方法手术创伤较大且并不能改善收缩力，临床效果不确切，实际临床开展较少。

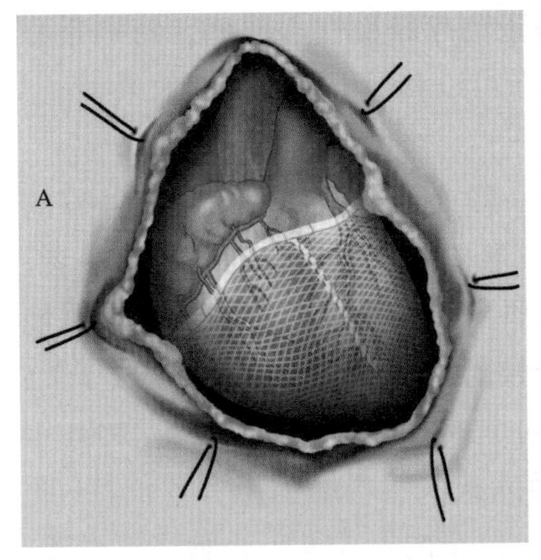

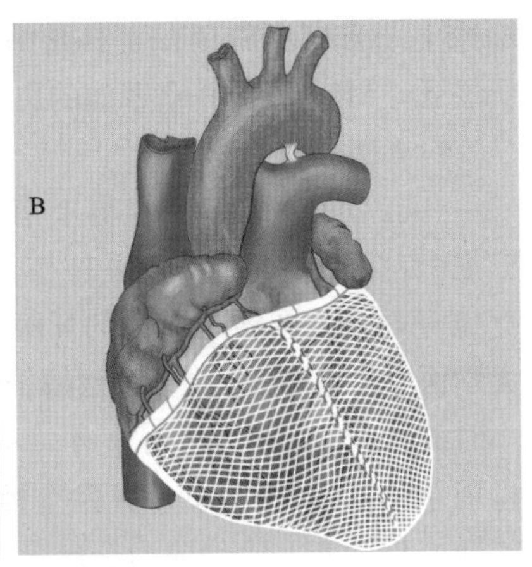

心室机械复形

▶ 左心室几何成形术（室壁瘤切除左心室成形术）

心肌梗死后部分患者形成室壁瘤，这种室壁瘤不仅引起心力衰竭还容易诱发心律失常，早在1937年Sauerbruch首先提出室壁瘤切除术，这个愿望终于在21年后的1958年由Cooley医生实现，他在体外循环辅助下成功实现了切除室壁瘤。1985年Jatene等在室壁瘤切除后植入心室内补片，重建左心室几何形状。目前左心室成形术分为两种：直接缝合术和补片成形术。补片成形术是否优于直接缝合术和此两种手术的适应证尚存在争议。尽管手术病死率较高，因为可以改善患者生存率和生活质量，室壁瘤切除术在

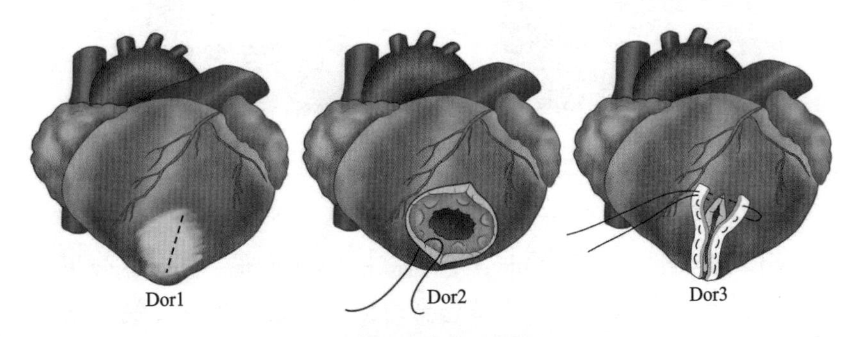

1989年Dor等室壁瘤切除后重建心室形态

临床上一直广泛应用，尤其是用于治疗缺血性心肌病，特别是心肌梗死（MI）后合并室壁瘤的患者可以获得很好的治疗效果。

► 人工心脏

1982年12月2日，世界上第一颗人造心脏移植成功。61岁的巴尼-克拉克博士成为第一位植入永久性人工心脏的心脏病患者。克拉克是西雅图地区退休的牙医师。1982年12月，由盐湖城犹他大学医学中心威廉-迪弗律兹博士领衔的外科小组，为他完成了7.5小时的人工心脏移植手术，不幸的是该患者仅存活112天。2001年肯塔基州首例Abiocor永久性全植入式人工心脏为患者罗伯特·图尔斯成功植入，使他成为全球第一位全内置式人工心脏移植患者，在移植手术后近5个月后于2001年11月30日在美国肯塔基州路易斯维尔大学附属的犹太医院去世，享年59岁。由于人工心脏还存在一些技术难以克服的问题，创伤较大，预期生存期较短，临床应用没有广泛被接受。

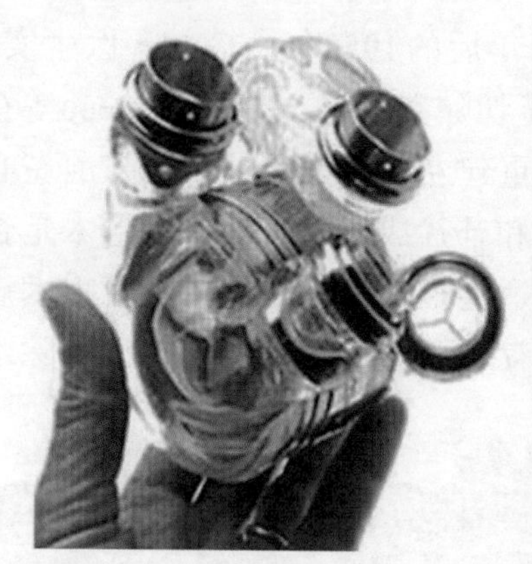
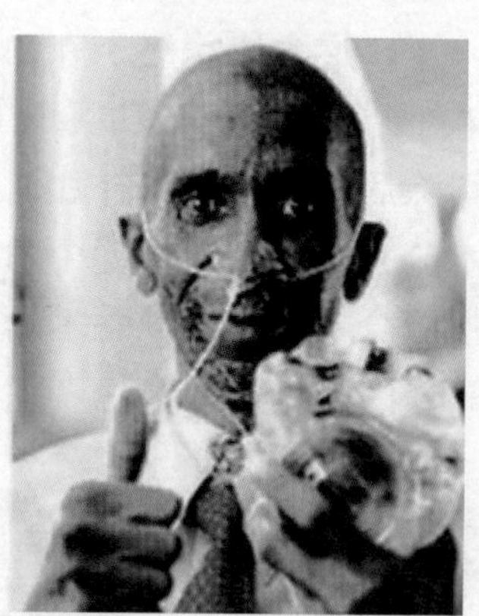

全球第一位全内显式人工心脏移植患者

► 心脏移植

出现难治性心力衰竭时，心脏移植是目前唯一已确立效果确切的外科治疗方法，心脏移植患者可以获得长期生存。第一次心脏移植由克里斯蒂安·巴纳德于1967年在南非完成。此后20年心脏移植的方法不断得到改进。右图是波兰医生Religa在1987年为一名叫Tadeusz Zitkevits患者进行心脏移植，该手术持续23小时，患者延长了30年的寿命，直到2017年去世，而给他进行心脏移植的Regila却在2009年先于患者去世，这个故事说明成功心脏移植可以大幅度地延长患者的生存期。然而心脏移植的困难在于心脏供体的获得，极大地限制了此项治疗方法的临床应用。

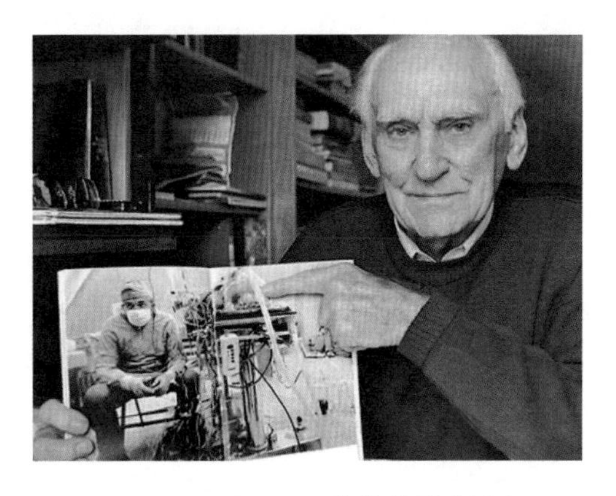

Tadeusz Zitkevits和他的手术医生

13 心力衰竭是否需要进行心脏康复治疗?

关于心力衰竭有句俗语:“一人心力衰竭，全家气促”，形象地说明了心力衰竭患者及其家庭所受到的严重困扰。那么，我们该如何减少心力衰竭患者的发病率和再住院率呢?对于心力衰竭患者而言，是否适合进行心脏康复，或者说是否能够运动?一部分患者可能想当然地认为不能运动，其实不然，只要度过了心力衰竭的急性期，进入慢性稳定期以后，心力衰竭患者是需要运动的。2009年发表在*JAMA*杂志上的HF-ACTION研究首次证明心力衰竭患者运动有效、安全。运动可使心力衰竭全因死亡和全因再住院率下降11%，运动使心力衰竭心血管死亡和心力衰竭再住院率下降15%，运动可显著提高射血分数减低的心力衰竭（HFrEF）患者的运动耐力，且安全性较好，运动同时也可以提高射血分数保留的心力衰竭（HFpEF）患者的最大摄氧量（VO_2max）和生活质量。因此，心力衰竭运动康复得到了国内外众多指南的推荐。

《2024年中国心力衰竭诊断和治疗指南》推荐心力衰竭患者进行有规律的有氧运动，以改善症状、提高生活质量（证据级别：Ⅰ A）。《2023年ESC急慢性心力衰竭诊断和治疗指南》建议所有有能力的慢性心脏病患者进行锻炼，以改善生活质量并减少心力衰竭住院率。对于那些患有更严重疾病、虚弱或有合并症的患者，应考虑有监督的、基于运动的心脏康复计划。

14 心力衰竭患者运动康复的适应证与禁忌证

▶ 适应证

（1）急性（包括慢性心力衰竭急性发作）：生命体征平稳者（Ⅰ期康复）。

（2）慢性：NYHA Ⅰ～Ⅲ级，稳定性心力衰竭。

▶ 禁忌证

见下表。

心力衰竭患者运动康复的禁忌证

绝对禁忌证	相对禁忌证
①急性冠状动脉综合征（ACS）早期（2天内）；②恶性心律失常；③急性心力衰竭（血流动力学不稳定）；④静息血压>200/110 mmHg；⑤高度房室传导阻滞；⑥急性心肌炎、心包炎或心内膜炎；⑦有症状的主动脉瓣重度狭窄；⑧严重的肥厚型梗阻性心肌病；⑨急性全身性疾病；⑩心内血栓；⑪近3～5天静息状态进行性呼吸困难加重或运动耐力减退；⑫低功率运动负荷（<2 METs，或<50 W）出现严重心肌缺血；⑬糖尿病血糖未控制理想；⑭急性栓塞；⑮血栓性静脉炎；⑯新发心房颤动或心房扑动	①过去1～3天内体重增加>1.8 kg；②正接受间断或持续的多巴酚丁胺治疗；③运动时收缩压降低；④NYHA心功能Ⅳ级；⑤休息或劳力时出现复杂性室性心律失常；⑥仰卧位时静息心率≥100次/分；⑦合并有运动受限的疾病

15 心力衰竭心脏康复的内容及评估

慢性心力衰竭的心脏康复包括医学评估、运动训练、心理咨询营养咨询、教育及危险因素控制等方面的综合医疗，其中运动训练是心脏康复的基石。

评估是心脏康复的前提，了解患者的整体状态、危险分层以及影响疗效和预后的各种因素，为患者制订优化治疗策略，实现心力衰竭的全面、全程管理。

评估内容包括患者基本病史采集、生命体征及心力衰竭相关生化检测，以及和运动康复最为密切相关的功能性评估。这些功能性评估包括心电图、X线胸片、超声心动图、运动负荷试验及其他徒手评定方法等，主要了解心脏结构和收缩舒张功能、心电活动、心肺储备功能、潜在的心血管风险及肌肉耐力、柔韧性、平衡性、协调性等。运动负荷试验有多种，慢性心力衰竭患者应根据病史、心功能和运动能力选择不同的运动负荷方案，包括低水平、症状限制性运动负荷试验。选择由简单到复杂，包括2分钟踏步、6 分钟步行试验（6 minutes walking test，6MWT）、运动平板、心肺运动试验（cardiac pulmonary exercise test，CPET）等。这里介绍最为常用的CPET和6MWT。

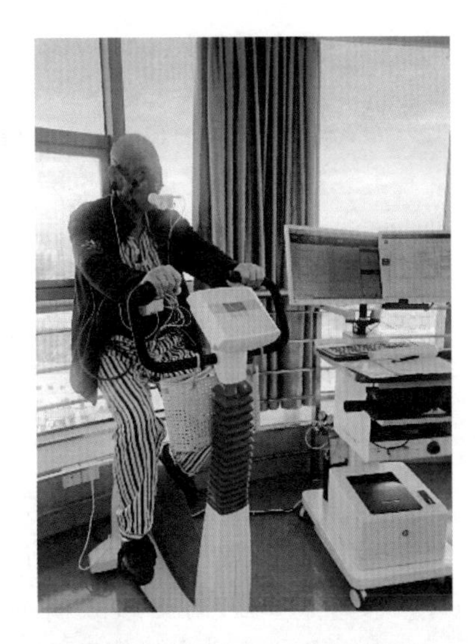

图示患者进行心肺运动试验

CPET可通过测定人体在休息、运动及运动结束时恢复期每一次呼吸的氧摄取量（VO_2）、二氧化碳排出量（VCO_2）和通气量（VE），及心率、血压、心电图等发现和患者运动出现的症状，全面客观地把握患者的运动反应、心肺功能储备和功能受损程度的检测方法，是目前综合判断心肺功能最准确的检查，也是实施心肺康复的客观综合指标（上图和下表）。

心肺运动试验主要参数

无氧阈值（AT）	最大摄氧量（peak VO_2）	代谢当量（MET）
运动中有氧代谢转化为无氧代谢的交界点	细胞的最大摄氧能力	安静且坐位时的能量消耗
反映机体耐量情况	反映人体最大有氧代谢及心肺转运 O_2 和 CO_2 的能力	表达各种活动时相对能量代谢水平

1988年Janicki等提出用CPET中的peak VO_2和无氧阈（AT）值将慢性心力衰竭心功能分为4级（见下表），对心力衰竭严重程度及预后判断提供更多信息，其中A级患者提示预后良好，D级患者为心脏移植适应证。

最大摄氧量（peak VO_2）和无氧阈（AT）心功能分级标准

分　级	peak VO_2［mL/（min·kg）］	AT［mL/（min·kg）］
A	>20	>14
B	16～20	11～14
C	10～16	8～11
D	<10	<8

对于无条件完成CPET者可使用6MWT，6MWT与日常活动量相近，可客观反映患者日常活动能力，方法简单、易行，重复性及安全性均较好。多项研究证明，6分钟步行距离（6 minutes walking distance，6MWD）能够独立预测心力衰竭患者的预后。

ACC/AHA指南推荐6MWD用于评估心血管疾病患者预后和运动风险，危险分层标准如下，6WMD也可用于运动处方的制定。

危险分层标准

目　　的	评估运动能力大小，指导居家康复治疗
用于危险分层	低危：6MWD>450 m 中危：6MWD 300 ～ 450 m 高危：6MWD<300 m 极高危：6MWD<150 m
用于制订运动处方	运动强度（km/h）= 6MWD × 10/1 000 ×（0.6 ～ 0.8）

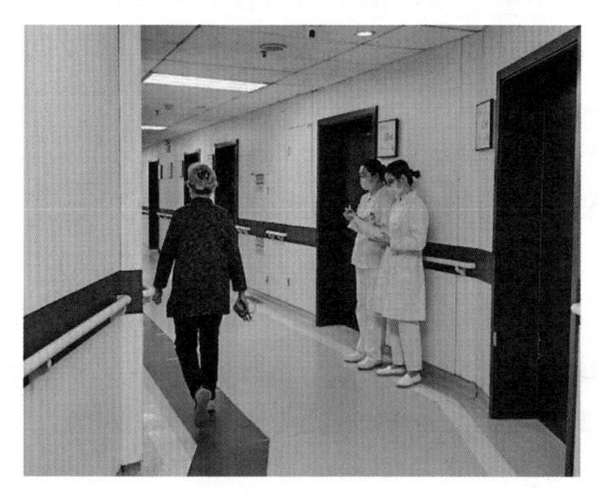

患者进行6分钟步行试验

16 心脏康复的几张处方

▸ 运动处方

运动康复是慢性心力衰竭患者心脏康复的核心要素，也是难点。遵循制订运动处方的总原则，包括6大要素运动种类、运动强度、频率、时间、运动进度、注意事项。运动种类以改善心肺功能的有氧运动为主，辅助抗阻运动、柔韧性运动、平衡运动及呼吸肌训练，柔韧性运动可以作为热身和整理运动。对大多数慢性心力衰竭患者，在3～4周内逐步增加运动强度、时间、频率，目标运动总量逐步达到3～7 MET-h/周。

运动处方种类内容如下。

（1）有氧运动种类包括步行、跑台、功率车等，也可以结合自身条件，选择太极拳、八段锦、舞蹈、体操等。

（2）抗阻运动种类包括等张训练、等长训练和等速训练。抗阻运动方式多样，可采用克服自身体质量训练，或借助于使用各种设备，包括自由举重/哑铃、踝部重量袋、弹力带、滑轮或力量训练机。

（3）柔韧性运动种类包括动力拉伸和静力拉伸。

（4）呼吸肌训练包括缩唇呼吸训练、腹式呼吸训练、人工对抗阻力呼吸训练。

► **药物处方**

心力衰竭患者药物治疗是最基本的。心力衰竭基石药物从原来的“金三角”变为“新四联”：血管紧张素受体脑啡肽酶抑制剂（ARNI）/血管紧张素转换酶抑制剂（ACEI）/血管紧张素受体拮抗剂（ARB）、β受体阻滞剂、盐皮质激素受体拮抗剂（MRA）和钠-葡萄糖共转运蛋白α抑制剂（SGLT2i）四类。对于不同的患者个体，需要酌情增减药物和调整剂量，个体化治疗以获取最大效果。

► **心理处方**

慢性心力衰竭患者常合并抑郁、焦虑等精神心理问题，是导致心力衰竭患者治疗不依从、预后不良的重要因素。有效的心理干预可以改善患者的心理障碍，增强信心，提高康复效果。

► **营养处方**

慢性心力衰竭营养处方是根据慢性心力衰竭患者生理、心理特点及病理、病情，制订特定的膳食处方并通过适宜的途径给予，以改变其营养状况并纠正营养失衡、增强机体抵抗力、促进组织修复，达到辅助治疗的目的。

▶ **健康教育**

通过健康教育以加强慢性心力衰竭患者自我管理能力的培养。第一次与患者接触时，明确告诉患者复诊的时间，应该服用的药物和剂量，血压心率的监测方法和次数，记录液体出入量以及监测体重的方法，对教育效果进行评价和反馈，了解患者认知和执行的薄弱环节，并在后续接触中持续调整和改进。健康教育课程包括：什么是心力衰竭，引起心力衰竭发生和加重的病因及诱发因素，心力衰竭应该服用的药物，心力衰竭的非药物治疗，心力衰竭的运动治疗，心力衰竭的营养支持，心力衰竭的心理恢复。

17 慢性心力衰竭患者运动康复流程

目前倾向于心力衰竭患者早期活动，对于慢性心力衰竭急性发作期，在生命体征平稳情况下，除纠正诱发因素、优化药物治疗外，若患者不存在活动禁忌的情况下（如伤口活动性出血、谵妄状态等），建议早期活动（Ⅰ期康复），进行低强度抗阻运动（小哑铃、弹力带、沙袋）、关节松动、呼吸肌训练（缩唇呼吸、腹式呼吸），目标是早日离床、减少卧床带来的不利影响及并发症。待功能状态逐步改善、病情稳定后，进行再次康复评定，以进入下一阶段运动康复。

下一阶段的运动康复方案包括在医院及基层医院门诊进行运动康复（可以根据危险分层评估结果确定是否需要心电与血压监护以及监护的次数）（Ⅱ期康复），以及家庭康复（Ⅲ期康复），家庭康复阶段在条件允许下患者可选择家庭远程监测，开展运动治疗。危险分层为B、C级患者需要心电与血压监护，危险分层为A级患者可以不需要监护下运动。下图为心力衰竭（包括慢性心力衰竭急性失代偿阶段）运动康复流程。

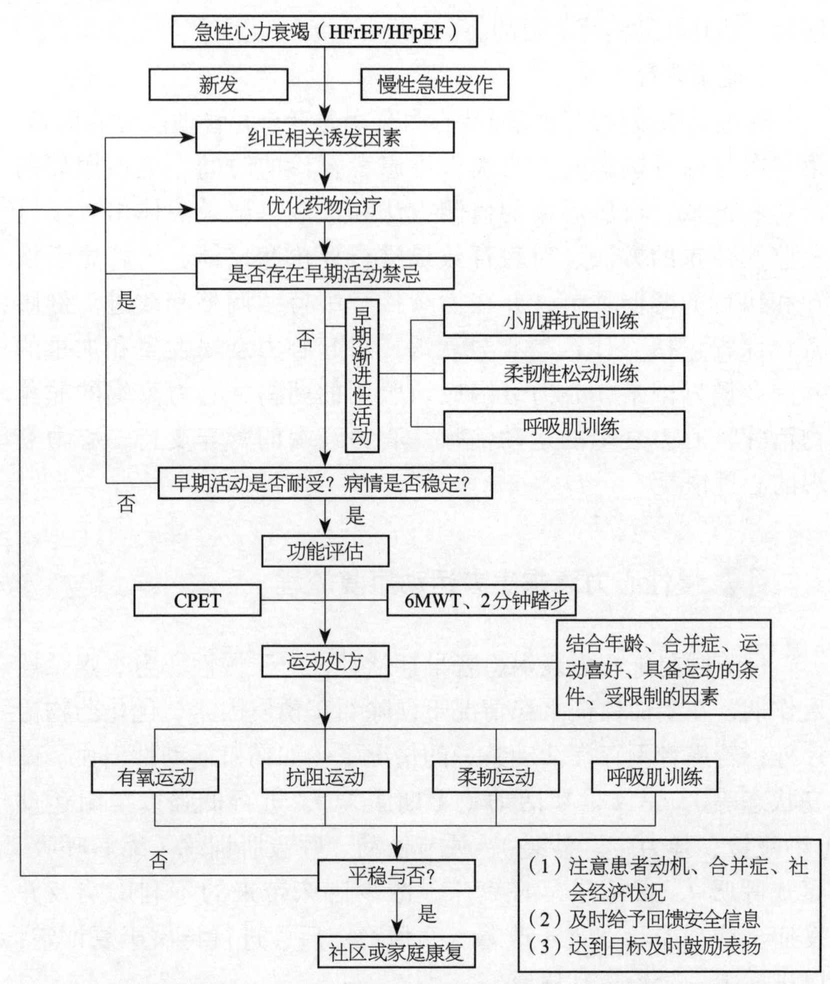

注：HFrEF为射血分数降低的心力衰竭；HFpEF为射血分数保留的心力衰竭；CPET为心肺运动试验；6MWT为6 min步行试验

心力衰竭运动康复流程

慢性心力衰竭是目前唯一发病率仍在显著上升的心血管疾病，且医疗费用比较高。心脏康复是药物治疗及手术干预治疗外的另一种重要治疗方式，是一种安全、无创、有效的治疗方法。评估心力衰竭患者身体状况，制订合理、个体化运动康复方案，同时加强患者对运动康复的认知，可为心脏运动康复的安全、有序实施提供一定基础。基于患者的常规治疗而同时进行安全可靠的运动康复疗法，不仅利于患者活动耐力的改善，提高生活质量，同时可降低病死率以及再住院率，是在治疗心力衰竭过程中必不可缺的环节。

18 特殊慢性心力衰竭患者心脏康复

最新研究表明，对于植入式心脏除颤器（ICD）、心脏再同步化治疗（CRT）、心脏再同步化治疗-复律除颤器（CRTD）植入以及具有左心室辅助装置的心力衰竭患者，经过6个月运动康复可显著改善CRT/ICD患者的最大摄氧量（peak VO_2），显著改善左心室内径、右心室内径、左室射血分数（LVEF）。日本心脏康复指南把ICD/CRT患者运动康复列为Ⅰ级推荐（B级证据），以提高ICD/CRT患者的运动耐力和生活质量；而对于CRT患者运动康复以提高心脏功能列为Ⅱa级推荐（B级证据）。这些特殊患者需要在专业的心脏康复中心进行运动康复，而且相关人员必须能够熟练评估心力衰竭患者心力衰竭恶化的早期症状，包括心肺听诊、评估中枢和外周水肿及监测体重增加。学习起搏器和左心室辅助装置相关知识也是运动康复的医学专业人员所需要的。

二、出院备忘录

心力衰竭患者 经过控制症状、保护心功能、治疗原发病等，好转出院，相关检查结果已经写入 出院小结，出院后仍需注意以下事项。

（1）坚持服药

□ β受体阻滞剂：药物 __________ 用法用量 __________，

使用中注意随访心率血压变化，定期随访医生加量至最大耐受剂量。

□ 血管紧张素转化酶抑制剂（普利类）/血管紧张素受体拮抗剂（沙坦类）：药物 ________ 用法用量 ________，使用中注意随访电解质、肾功能及血压，定期随访医生加量至最大耐受剂量。

□ 醛固酮受体拮抗剂：螺内酯，用法用量 ________，使用中注意随访电解质、肾功能及血压。

□ 脑啡肽酶/AT1受体阻滞剂：沙库巴曲缬沙坦钠，用法用量 ________，使用中注意随访电解质、肾功能及血压。

□ 其他利尿剂：药物 ________ 用法用量 ________，使用中注意随访电解质、肾功能、血压、水肿情况，定期随访医生调整剂量。

□ 其他药物：________。

（2）改变生活方式

1）控制高血压、高血脂、糖尿病等危险因素。

2）戒烟戒酒、避免咖啡浓茶等导致兴奋的饮料。

3）规律饮食：避免暴饮暴食、避免过度饥饿，避免过咸的饮食。

4）体重管理：严格控制每日水的摄入，每日进行体重监测，如3天内体重突然增加2 kg以上，考虑心力衰竭加重，需要增加利尿剂剂量或及时就诊。

5）适当运动：心功能1～3级患者在不引起症状的情况下可以进行适当运动，但应避免过度劳累，可以考虑在心脏康复专业人员指导下进行运动训练，提高生活质量；心功能4级患者以休息为主，可进行适当被动运动以预防深静脉血栓形成。

（3）定时规律就医：规律就医有以下目的。

1）优化药物治疗方案：心力衰竭的药物要在最大耐受剂量能发挥最佳作用，而整个过程需要医生来控制，自己不可随意加量或减量。

2）监测疾病进展：及时发现相关症状体征变化，采取有效措施延缓心力衰竭的进展和恶化。

3）监测药物的副作用：治疗心力衰竭的利尿剂会导致尿酸升高、电解质紊乱等，他汀类药物会导致肝功能损害，螺内酯会导致男性乳房发育、高钾血症等，都需要定期就进行分析。

（4）建议随访时间

1）每1～2个月进行常规随访，了解症状体征变化情况，调整药物剂量。

2）每3～6个月进行重点随访，进行脑钠肽前体（pro-BNP）、电解质、肾功能，必要时行心超、胸片等检查，对心功能状态进行系统评估。

3）根据病情需要，随时增加随访频率。

三、常见问题

1 出院开的这些药要吃多长时间呀?

心力衰竭患者出院后的药物治疗计划会因个体差异、病情严重程度、治疗效果等因素而有所不同，需根据患者症状、检查结果、药物反应、病情变化和治疗效果制订个体化计划，包括药物的剂量和药物使用频次，并且应在医生的指导下长期维持。即使是病情稳定的慢性心力衰竭患者，依旧需要定期复诊。患者应严格按照医生的建议服药，不要自行增减药物或停药，还应注意药物的副作用和相互作用，如有不适或疑问，及时与医生沟通。

2 还有其他疾病需要吃药，这么多药一起吃行不行呀?

心力衰竭患者伴随其他疾病者非常常见，需服用多种药物非常普遍。遵医嘱进行药物的联合使用是可以的。需告诉你的医生所有正在服用的药物，医生会评估这些药物之间是否可能存在相互作用，并根据你的具体情况做出适当的调整，以确保药物的安全性和有效性。部分药物可能会相互影响，导致药效增强或减弱或增加副作用的风险。

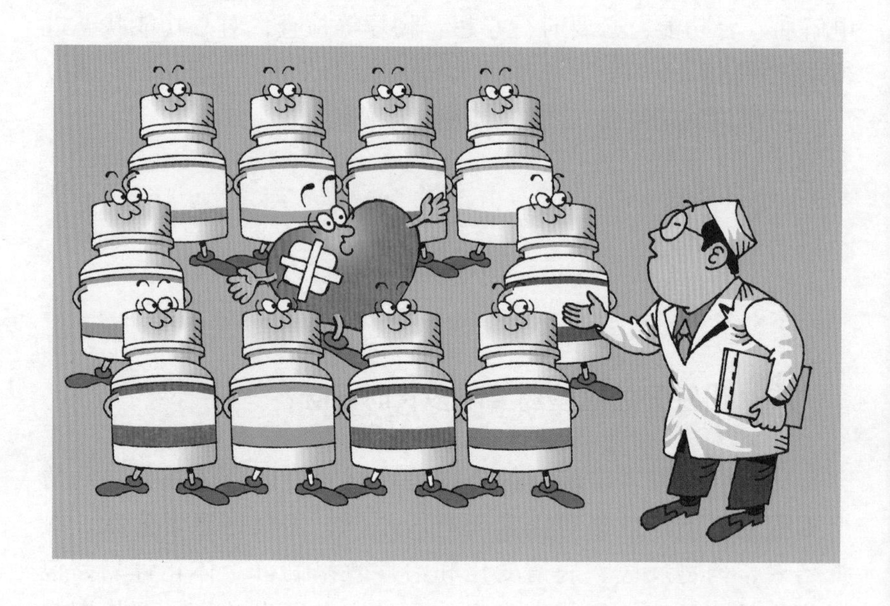

3 没有高血压，为什么要吃“降压药”？

在心力衰竭的药物治疗中，能够改善心力衰竭患者预后的几类药物［β受体阻滞剂，ACEI/ARB类药物如培哚普利、诺欣妥（沙库巴曲缬沙坦），醛固酮受体拮抗剂］确实都属于降压药物，它们除了降低血压之外，它们可以通过其他机制改善心脏结构和功能、减轻心脏负担、减轻心力衰竭的症状、降低心血管事件风险。不管有无高血压，只要患者能够耐受（血压不能太低，一般需>90/60 mmHg）并且不存在其他禁忌证，都应遵医嘱长期使用。

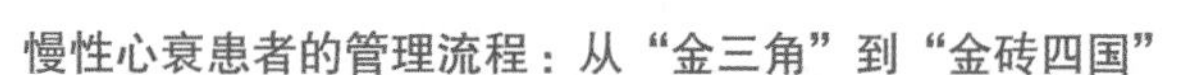

慢性心衰患者的管理流程：从“金三角”到“金砖四国”

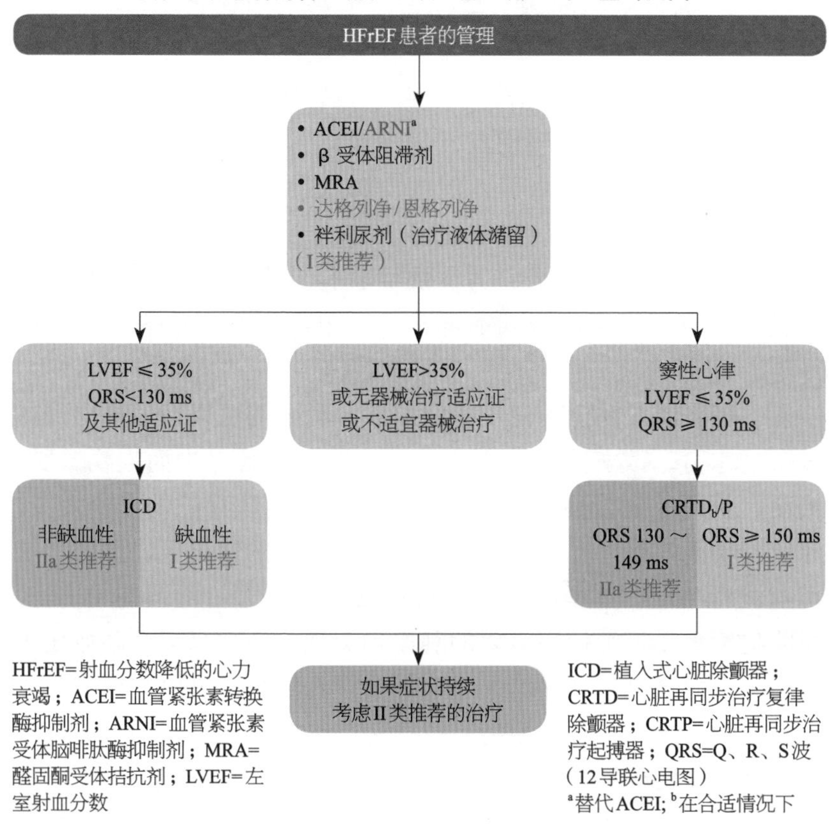

4 心力衰竭患者的血压需要控制在什么水平?

心力衰竭患者的血压控制目标会根据个体情况而有所不同。一般来说，医生会根据患者整体健康状况、心力衰竭的严重程度和症状及身体反应等因素，确定合适的血压范围。对于心力衰竭合并高血压等患者，血压控制的目标是将收缩压控制在130/

80 mmHg 以下。降压治疗中密切监测血压，并根据患者的反应和病情变化来调整治疗药物。

5 治疗心力衰竭的利尿剂需要一直吃吗？一直吃利尿剂有没有问题，会伤肾吗？什么时候可以停用？

利尿剂在心力衰竭治疗中有助于减轻体液潴留，减轻心脏负担，但是否需要一直服用以及何时可以停用，取决于心力衰竭的严重程度、症状（水肿、腹胀、肺水肿等）的控制情况、身体反应（体重、尿量、肾功能等）和生活方式（高盐饮食、体力活动）等因素。如果心力衰竭症状得到良好控制，水肿明显减轻，抑或副作用或肾功能异常，医生会调整利尿剂的剂量或停药。

一般来说，在正确使用的情况下，利尿剂可以帮助排出身体多余的水分，改善症状，不会让灌注肾脏血流过少而损伤肾脏。然而，长期或大量使用利尿剂可能会导致灌注肾脏的血流过少，导致肾功能损伤，尤其是在肾功能已经受损的情况下。医生会密切监测肾功能，并根据需要进行调整。因为害怕所谓的“伤肾”而因噎废食，拒绝使用必要的利尿剂会加重心力衰竭、高血压等疾病，反而会导致肾功能恶化。需要注意的是，停用利尿剂应该在医生的指导下进行，不应自行停药。突然停用利尿剂可能导致体液潴留的复发和心力衰竭症状的加重。

6 地高辛能长期服用吗？

地高辛是一种用于治疗心力衰竭和控制心率的正性肌力药物。是否可以长期使用地高辛取决于多个因素，包括个体的病情、对药物的反应以及其他身体状况。

地高辛可以长期使用，但长期使用地高辛需每天监测患者的血压和心率，当心率过慢（<55次/分），请慎用，并且尽快就诊以明确是否调整用药。定期监测其症状、心电图、肾功能等指标，以确保药物的效果和安全性。根据这些监测结果，可能需要调整地高辛的剂量。注意地高辛过量导致的地高辛中毒，如黄绿视、心律失常、恶心、呕吐等，一旦发生，需要及时调整剂量并进行相应处理。对于肾功能不全或者高龄患者，更要加强监测，定期测肾功能和地高辛浓度，预防地高辛中毒。

7 出院后我想吃点中药补补，有用吗？

心力衰竭患者需要谨慎选择和在医生的指导下使用中药治疗。一些中药可能具有一定的营养和调理作用，但可能与你正在服用的西药发生相互作用，这可能影响药物的疗效或增加副作用的风险。中药可能导致肝功能损害，对于需要联合使用多种药物来维持病情稳定的患者，额外增加的许多药物都由肝代谢，这种潜在的风险可能带来严重的后果。

8 心力衰竭的药物可以少吃点吗？症状好了可以减药停药吗？

心力衰竭药物不可以随意减药或者停药，药物使用剂量是需要根据患者的病情、年龄、体重、肾功能等因素综合考虑而决定的。减少药物剂量或停药可能会导致心力衰竭症状的复发或加重。心力衰竭是一种慢性病，需要长期管理，而药物治疗是控制病情的重要管理手段。当心力衰竭症状得到改善并且病情稳定后，医生可能会考虑逐渐减少药物的剂量，这通常是一个循序渐进的过程，需要在医生的密切监测下进行。医生会根据你的病情变化来决定是否可以减少药物剂量或停药，给予你个性化的建议。

9 心力衰竭患者为什么要做体重监测？具体怎么做呢？

心力衰竭患者进行体重监测是非常重要的，因为体重的变化可以反映出体内水分潴留的情况。心力衰竭患者的心脏功能受损，导致身体循环系统不能有效地排出多余的水分，从而引起体液潴留。体重的增加可能意味着体内潴留了更多的水分，这可能是心力衰竭恶化的迹象。可选择固定的时间和称重设备，每天选择相同的时间，最好是在早晨起床后、排尿后空腹和穿着相同的衣物进行称重，并记录体重，观察体重的趋势和变化。如果体重在短时间内快速增加，可能需要及时与医生沟通，其会根据体重变化来调整药物剂量、限盐或采取其他适当的措施。

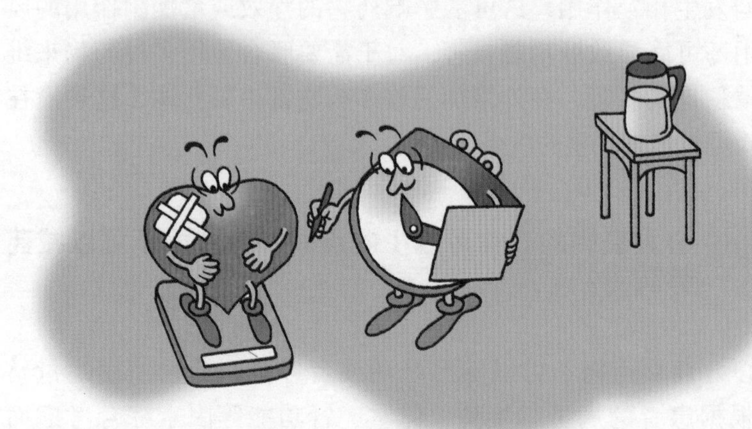

10 心力衰竭患者可以喝酒、喝茶、喝咖啡吗？

心力衰竭患者应该限制饮酒（≥14杯/周，1杯=14 g酒精）或避免饮酒。酒精会增加心脏负担和工作量，并可能导致心律失常等问题。此外，酒精还可能与某些心力衰竭药物相互作用，影响药物的疗效。

心力衰竭患者可适量饮茶。茶含有茶多酚等抗氧化物质，对心血管有一定保护作用。但要注意喝茶一般早上较好，不宜饮浓茶，饮茶量不宜过多，且宜选择低咖啡因或无咖啡因的茶，因为咖啡因可能会对心脏产生刺激作用。如果你同时服用某些药物，茶叶也可能与药物相互作用。

咖啡和茶类似，也含有咖啡因，所以需要适量饮用。对于心力衰竭患者，医生可能会建议限制咖啡因的摄入量。

11 心力衰竭患者可以进行夫妻生活吗？

心力衰竭患者的体力和耐力可能会受影响，一些抗心力衰竭药物，如噻嗪类利尿剂、安体舒通（螺内酯）、β受体阻滞剂可能会加重这种功能障碍，但并不意味着完全不能有夫妻生活。在考虑夫妻生活时，以积极进行心力衰竭治疗，定期评估心脏功能和整体健康状况，包括心力衰竭程度、症状控制、药物治疗等因素。如果心力衰竭病情稳定，没有明显的体力限制或其他并发症，可进行适度的夫妻生活。如果在过程中出现疲劳或任何不适，如呼吸困难、胸痛或心悸等，应立即停止并寻求医生帮助。与伴侣进行开放的沟通，让他们了解你的身体状况和限制。同时，保持积极的心态，与伴侣共同探索适合你们的方式，以维护良好的情感和身体健康。

12 心力衰竭患者出院以后什么时候复诊？

心力衰竭患者出院后的应每隔1～3个月定期复诊，可监测病情变化、药物副作用、血生化检查、评估心脏功能等。如果出院后出现新的症状（如胸闷、气促等）、症状加重或出现其他异常情况，应及时联系医生并安排复诊，以确保心力衰竭得到良好的控制，及时发现并处理任何问题。

13 心力衰竭患者出院后要监测些什么?

心力衰竭患者出院后应进行体重、症状、血压、心率、药物、饮食、液体等监测是非常重要的，并定期复查。自我监测可以帮助患者及时发现病情变化，并采取适当的措施。心力衰竭的管理是一个长期的过程，积极的自我监测和合适的治疗可以提高生活质量并延缓病情的进展。

14 心力衰竭患者需要在家里吸氧吗?

慢性心力衰竭患者易发生低氧血症，适时给予氧疗可改善慢性心力衰竭患者的呼吸困难症状。心力衰竭患者是否需要在家里吸氧，取决于心力衰竭的严重程度、血氧水平、呼吸困难程度以及个体的整体健康状况。轻度或稳定的心力衰竭患者可能通过休息、药物治疗和适当的体位调整来维持足够的氧气供应。在家吸氧需要掌握相应的注意事项，包括吸氧的时间、流量和使用方法等，以确保吸氧的效果和安全性。

15 心力衰竭患者出院回家后万一又发病了，有什么办法吗？有没有急救药?

如果出院后心力衰竭急性发作，应尽快找一个安静舒适的位置坐下或躺下，避免过度活动，尽量保持冷静，避免紧张和恐慌，可减轻心脏的负担。取半坐卧位，可以减轻肺部充血和呼吸困难。如果有急救药物，如硝酸甘油或利尿剂等，按照医生的指示使用，自我处理只是暂时的措施。如急救药物仍不能缓解，立即寻求医疗救助。

16 心力衰竭患者病情稳定时，可否出去旅游？需要准备哪些药物？

心力衰竭患者可以考虑外出旅游。在计划旅行之前，考虑旅行的地点、活动强度、交通方式等因素，以确保你的旅行安全且不会对心力衰竭病情产生不利影响。需要准备足够的日常服用的药物、急救药物，以确保你的健康和安全。在旅行期间，密切关注自己的身体状况，注意疲劳程度、呼吸困难、水肿等症状的变化，如果出现任何不适或症状加重，应立即停止活动并寻求医疗帮助。了解旅游必要的注意事项，保持良好的休息，避免过度劳累，合理安排行程，选择适当饮食和水分摄入，限盐，避免过度饮水或脱水。随身携带医疗团队和紧急联系人的联系方法。

17 心力衰竭患者出院以后可以继续上班吗？

心力衰竭患者出院后能否继续上班取决于心力衰竭的严重程度、工作性质、身体状况等。如果心力衰竭患者经过治疗后病情稳定、工作强度适中、身体状况允许、良好的药物管理、定期随访和监测的情况下，可以考虑继续上班。继续上班时，需合理安排工作时间，避免过度劳累，定期休息，保持良好的生活习惯，如健康饮食、适量运动和充足睡眠。

18 季节变换时心力衰竭患者有什么要注意的？

季节变换时，导致气温的变换，空气湿度的变化，昼夜节律的变化导致容易发生上呼吸道感染，睡眠障碍、血压波动等变化均可能诱发急性心力衰竭的发作。心力衰竭患者需要特别注意预防感染（勤洗手、接种疫苗等），适应温度变化（适时调整衣物），

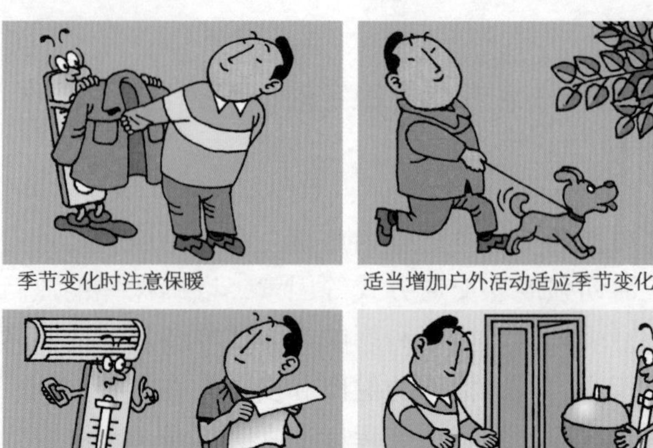

季节变化时注意保暖

适当增加户外活动适应季节变化

夏季空调温度不宜过低

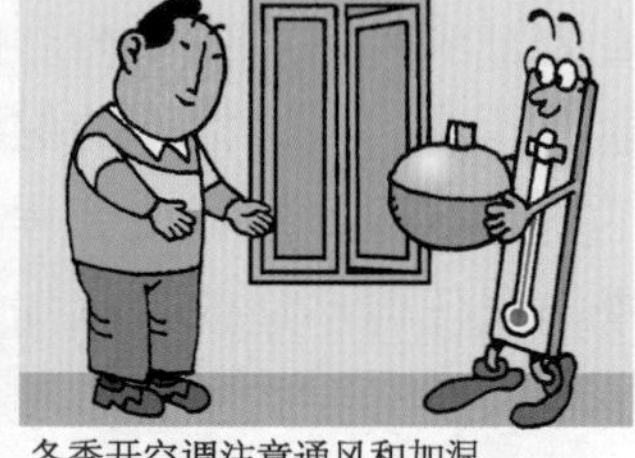

冬季开空调注意通风和加湿

合理调节饮食（夏季补充水分、冬季选择温暖滋补的食物），适当运动和休息，药物管理，监测症状，保证心理健康并定期复查，以维持身体的健康和稳定。

19 夏季、冬季心力衰竭患者需要待在空调环境下还是少用空调？

夏季和冬季对于心力衰竭患者来说，是否需要待在空调环境下，取决于个人的身体状况和对温度的耐受程度。夏季炎热时，高温会导致患者出现出汗、烦躁，甚至胸闷、气急。空调可以提供舒适的环境，有助于减轻高温对身体的负担。要注意空调温度的设定，气温不宜过低，一般以26～28℃为宜，避免过度制冷，注意通风，以免造成温度反差过大。冬季寒冷时，容易诱发血压波动及心绞痛，可适当使用取暖设备，如暖气或空调，可提供舒适的环境，但应避免过度干燥，可适当开窗通气或使用加湿器使保持室内空气湿度。在天气适宜的时候，适当进行户外活动，呼吸新鲜空气，也有助于提高身体的适应能力。

20 心力衰竭可以治愈吗？有机会逆转吗？会遗传吗？

心力衰竭是一种慢性疾病，是各种心脏疾病最终的发展阶段，心脏的工作细胞是不可再生细胞，心肌细胞死亡后会被成纤维细胞分泌的胶原所代替，收缩能力下降，心脏的衰老是不可逆的，目前尚无法完全治愈。然而，通过严格的治疗和管理，心力衰竭病情可以得到控制，症状可以缓解，有机会让部分心力衰竭患者逆转的，延缓病情的进展，生活质量可以得到改善。如心力衰竭是由治疗的原因引起的，如心脏感染、心律失常或高血压等，在解决这些根本原因后，心力衰竭可能会有所改善。关于心力衰竭是否会遗传，取决于心力衰竭的病因。某些遗传因素可能会增加心力衰竭的发病风险，如基因突变可能与心肌病。然而，并不是所有心力衰竭都是由遗传因素引起的，环境因素、生活方式和其他非遗传因素也可能起到重要作用。如家系中有多人确诊心力衰竭，疑似遗传因素，应尽早咨询医生。

21 得了心力衰竭以后，吃东西有什么限制吗？

心力衰竭患者需平日均衡饮食，选择多样化的食物，避免刺激性食物，注意药物与食物的相互作用，控制盐的摄入，因为过多的盐会增加体液潴留和心脏负担。建议每天盐的摄入量控制在2～3 g以内。同时，应限制水分摄入，以避免过多的体液潴留，建议无症状患者液体摄入在1.5～2 L，然而，急性期患者应严格控制在1.5 L内。此外，控制体重对于心力衰竭患者很重要，因肥胖会增加心脏负担。

22 多锻炼是不是心力衰竭就会好？

适当锻炼对于心力衰竭患者来说是有益的，但它并不能直接治愈心力衰竭。锻炼可以帮助改善心脏功能、减轻症状、改善血液循环、控制体重、提高身体的耐力和生活质量。锻炼可以促进血液循环，提高身体的代谢水平。心力衰竭患者在开始锻炼前，应由医生进行详细评估，并且要根据个人的病情和身体状况来选择合适的锻炼方式和强度。同时，选择适当的活动种类，逐渐增加活动量，注意休息和恢复。过度锻炼或不适当的锻炼可能会对心脏造成负担，加重心力衰竭的症状。根据患者的具体情况制订个性化的锻炼计划，并提供相关的指导和建议。

23 睡眠不好影不影响心力衰竭?

睡眠对于身体的恢复和健康非常重要。心力衰竭本身也可能导致睡眠问题的出现，因心力衰竭患者可能会因为呼吸困难、水肿、夜间咳嗽等症状而难以入睡，影响睡眠质量。心力衰竭患者睡眠不好可增加心脏负担、血压升高、疲劳和体力下降、不良情绪问题等。为了改善睡眠质量，心力衰竭患者可以尝试保持良好的睡眠习惯、管理心力衰竭症状、掌握适当的放松技巧，同时，应注意其他与睡眠相关的因素，如疼痛管理、心理健康等。

24 如何做好心力衰竭患者的心理支持?

心力衰竭疾病对患者的生活产生了重大影响，除了身体上的不适，心理方面也可能面临挑战。心力衰竭患者要保持积极健康的心态，正视疾病，不过分焦虑或消极。了解疾病的相关知识，可以增加对自身状况的掌控感。与家人、朋友或其他患者分享感受和经验，足够的理解和支持对心理健康非常重要，也可考虑加入心力衰竭患者组织以获得心理支持，积极与其他患者交流和互相鼓励。如果感到情绪低落或无法自行应对，可以寻求专业心理咨询师或心理医生的帮助。学习放松和减压技巧，如深呼吸、冥想、瑜伽或渐进性肌肉松弛等。这些方法可以帮助减轻紧张和焦虑。保持健康的生活方式，包括合理饮食、适度运动、充足睡眠等，有助于改善整体身心健康。培养兴趣爱好或参与喜欢的活动，可以转移注意力，提升情绪和生活质量。积极参与疾病的自我管理，按照医生的建议进行治疗和监测，这有助于增强自信和控制感。提供心力衰竭相关的心理教育课程，可学习更多应对心理问题的技巧和方法。

25 作为心力衰竭患者的家人该怎么做？

作为心力衰竭患者的家人，你可以扮演重要的支持角色，积极学习心力衰竭的相关知识，可更好地理解患者的需求和状况。给予患者关心、鼓励和理解等情感支持，让他们感受到家人的爱和支持。倾听他们的担忧和恐惧，提供积极的情绪反馈。协助患者日常疾病管理，如提醒他们按时服药、协助他们保持健康的生活方式等。密切观察患者的身体状况，如呼吸困难、水肿等急性症状的变化，及时与医生沟通。尽量陪伴患者去医院就诊，帮助记录医生的建议和注意事项。根据患者的需要，提供日常生活中的实际帮助，如购物、做饭等。鼓励患者参与社交活动，与朋友和家人保持联系，避免孤立感。在照顾患者的同时，也要关注自己的身心健康，确保有足够的精力和体力来支持患者。与患者保持良好的沟通，让他们知道你们会一直在他们身边，共同面对疾病的挑战。家人的支持和关爱对心力衰竭患者的康复和生活质量有着积极的影响。

26 心力衰竭患者要天天卧床吗？

不一定，要根据具体情况决定。在心力衰竭急性发作期，需要卧床休息，减少心脏负担，利于病情恢复。在心力衰竭缓解期，

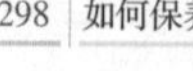

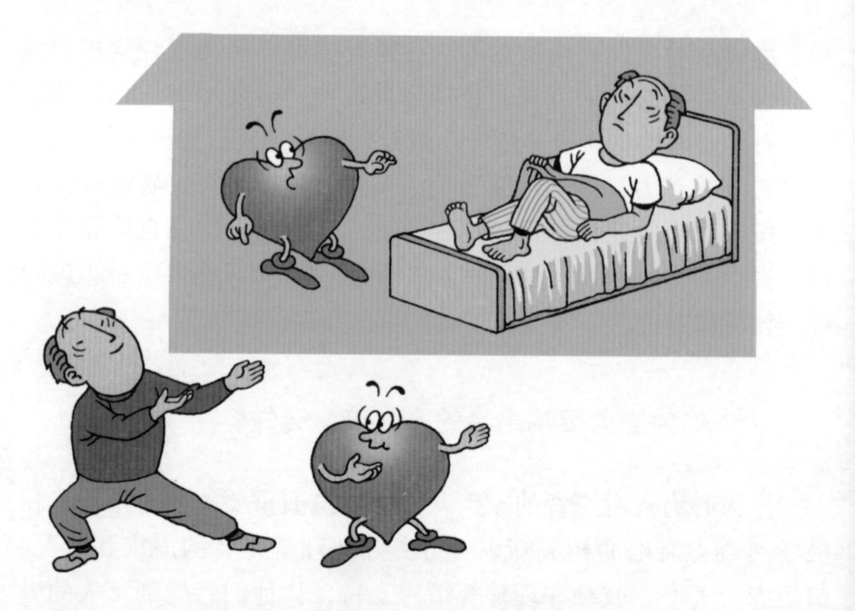

建议适度运动，逐步增加活动量，减少卧床，这样能减少下肢水肿、血栓的发生，增加机体组织对缺氧的耐受性，促进心功能恢复。

第十章
心 肌 病

老张是一名出租车司机，39岁，平时喜欢和朋友们喝喝酒，打打牌，身体一直挺好。已经是“奔四”的人，近些年来干体力活时，明显感觉比之前喘一些，也没太在意，还曾自嘲岁月不饶人。但某天刚到家楼下，老张突然两眼一黑，失去意识，晕了过去，幸好邻居发现，赶忙送去了医院。

到医院的时候老张已经清醒过来，急诊立刻查了生命体征、血常规、肝肾功能等，发现除血压偏高外，其余均正常。心电图显示“偶发早搏，V1～6导联T波倒置”；心超显示“左室肥厚，室间隔向两侧肥厚，SAM征阳性”。老张不懂，拿着报告单找医生，医生告诉他综合检查的结果，应该能确诊为“肥厚型心肌病”。

虽然老张知道自己的父亲也是患有此病，但自己身体一直很健康，还是很不解这突如其来的消息。医生告诉他，心肌病多呈缓慢性进展，有很多类型，其中肥厚型心脏病的遗传风险较高，若能及早意识到，应该早些时候来医院排查的。

医生判断老张心脏的增厚已导致左室流出道梗阻，故建议他进行PTSMA（经皮腔内间隔心肌化学消融）术，老张在和家人商量后同意了医生的安排。手术很顺利，到现在为止已经随访7个月，老张的活动后气喘的症状明显得到改善，也未再发晕厥。

一、基础知识

1 什么是心肌病？

提到心肌病，我们先要大概了解心脏的组成和功能。我们可以把心脏看作一个由肌肉组成的空腔器官，它主要由心肌细胞组成，各种原因导致（除其他心血管病所引起）的心肌本身发生的病变，我们称为心肌病。

目前最新的心肌病管理指南对心肌病进行精准分类和明确定义，包括肥厚型心肌病、扩张型心肌病、非扩张型心肌病、致心律失常性右心室心肌病、限制型心肌病。其中，针对心脏形态不

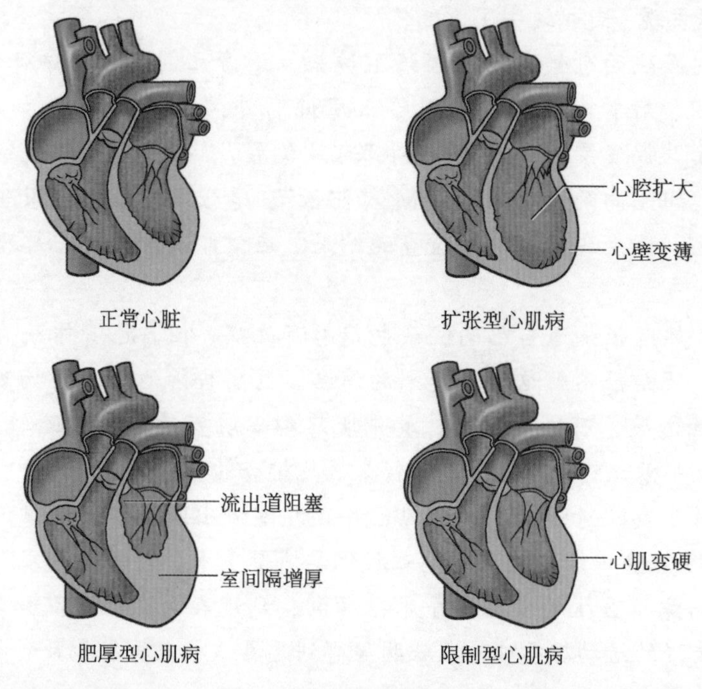

心脏病的心脏变化

同，我们将壁薄腔大称为“扩张”，壁厚腔小称为“肥厚”，室壁僵硬称为“限制”。

心肌病可使心脏“导电”和“搏动”等能力出现异常，前期心脏本身尚可通过自身调节来“抵抗”，后期“寡不敌众”，则会出现心律不齐、心力衰竭甚至猝死等并发症。以心肌病变为主的，我们称为原发性心肌病，如扩张型心肌病（以此型最为常见）、肥厚型心肌病、限制型心肌病等；若是由全身系统疾病（如糖尿病、甲状腺功能减退、系统性红斑狼疮等）所引起，我们则称为继发性心肌病。

2 如何早期发现心肌病?

我们了解了什么是心肌病以及它的危险因素，那么我们是否可以通过一些方法早发现、早治疗呢?

首先，我们要了解哪些情况可能提示心肌病的存在。但需要注意的是心肌病起病多缓慢，早期可能无明显症状；症状随病情发展而逐渐显现，各类型有其不同的表现，且不具备特异性，也就是说并非心肌病所特有的。但若存在下述症状，也应及时就医，通过相应的检查排除其他疾病。

（1）由于心排血量降低，患者多感乏力、头晕甚至晕厥。

（2）血泵不出而滞留于肺，则会出现呼吸困难。

（3）致使心律失常的患者常会感到心悸。

（4）心肌肥厚致使血液供不应求，可能会出现心绞痛。

（5）严重影响泵血能力时则会出现心力衰竭，表现为气急、水肿、咳嗽、咯血等。

过度劳累时，可能发生心源性猝死。其中，肥厚型心肌病是青少年和运动员发生心源性猝死最常见的病因。

在出现上述症状后，建议进行心电图、心脏超声等辅助检查。其中，心脏超声对于发现早期心肌肥厚及心脏扩大较为敏感和准

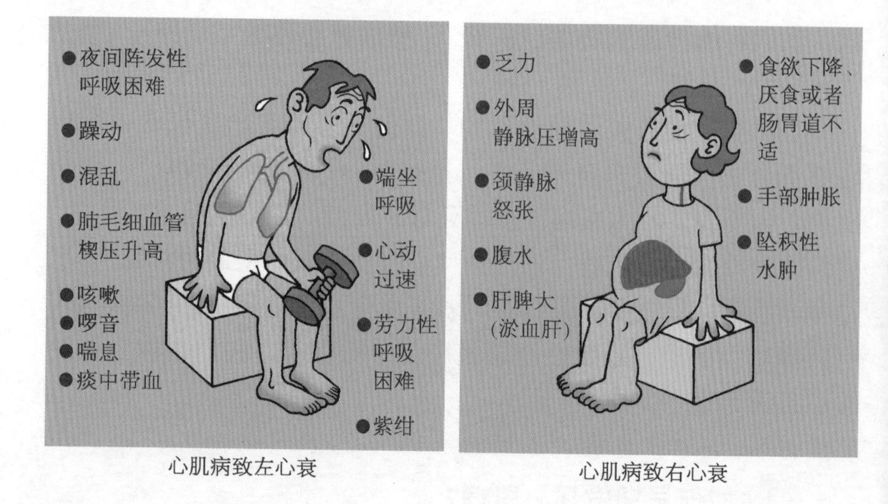

●夜间阵发性呼吸困难
●躁动
●混乱
●肺毛细血管楔压升高
●咳嗽
●啰音
●喘息
●痰中带血
●端坐呼吸
●心动过速
●劳力性呼吸困难
●紫绀
●乏力
●外周静脉压增高
●颈静脉怒张
●腹水
●肝脾大（淤血肝）
●食欲下降、厌食或者肠胃道不适
●手部肿胀
●坠积性水肿
心肌病致左心衰　　心肌病致右心衰

确，帮助早期诊断心肌病。

3 如何确定心肌病？

不同类型的心肌病有不同的诊断标准，医生在询问症状和病史后，会进行一系列身体检查如叩诊、听诊，随后可能会通过血液指标检测（检查体内是否存在病因）、影像学检查（图像反映病变情况）、必要时组织活检（取出一小块心肌组织做成病理切片观察）来评价心肌功能，诊断心肌病。具体检查项目和方法可能包括以下几点。

（1）血液指标检测：包括proBNP、血清电解质、肾功能、甲状腺功能、自身抗体检查等。

（2）心电图检查；超声心动图检查；X线胸片检查；心脏CT扫描；心血管MRI检查。

（3）心导管检查：从腿或手臂处的血管插入导管，伸入心室或主动脉，测定心室和动脉压力；还可以注入对比剂，显示出冠状动脉和心脏的情况。

（4）放射性核素心肌显像检查：这是一种放射性检查，医生会将少量放射性核素注入静脉，显示出心肌缺血的图像。

（5）心内膜心肌活检：医生会在患者颈部或大腿处血管插入导管，将活检钳伸进心室病变部位，取出心内膜下一小块组织来进行检查。

（6）基因检测或筛查。

4 心肌病有哪些严重的后果?

心肌病所带来的影响绝不仅仅是结构及形态的改变，更重要的是由结构改变所导致的一系列心脏功能的变化，引起一系列较为严重的后果。最常见的并发症如下。

（1）心律失常：结构的改变影响心脏传导系统。

（2）继发性瓣膜病：心肌病可导致心脏增大，使不同心腔间的“阀门”不能正常关闭，引起血液反流。

（3）心力衰竭：心脏泵血功能严重损害。

（4）血栓栓塞：若发生血栓栓塞则可导致脑卒中，多发生于心肌纤维化及收缩力下降、合并心房颤动、久卧不动或用利尿药的患者。

（5）感染性心内膜炎：多发生于肥厚型心肌病患者，应预防性应用抗生素。

（6）猝死：猝死是其致命性并发症，多见于肥厚型心肌病，室性心动过速导致的心室颤动最为常见，但严重的心动过缓也是不容忽视的因素。

5 心肌病有哪些治疗方法?

心肌病很难根治，一般以改善症状、防止病情恶化、降低并发症风险、提高生活质量为主要目的。治疗方式通常包括用药、外科手术或介入（微创）治疗。

（1）药物治疗：治疗心肌病、降低并发症风险，我们首先要做的就是改善心功能、控制心力衰竭。这类药物主要有ACEI/ARB类，如卡托普利、培哚普利等；β受体阻滞剂是肥厚型心肌病的一线治疗药物，包括美托洛尔、卡维地洛等。除此之外，利尿剂与强心类药物也会根据患者的不同情况酌情使用。其次，关键是防止血栓形成，一般在无禁忌情况下，心肌病的患者应用阿司匹林预防血栓，已有血栓的需长期抗凝治疗。

控制心律失常也是治疗心肌病的重要环节，特别是室性心律失常。对患有室性异位节律、非持续性室性心动过速和持续性室性心动过速的患者推荐β受体阻滞剂或胺碘酮治疗。当药物无效时，如条件合适，可接受植入式心脏除颤器（ICD）治疗。另外，辅酶Q10或曲美他嗪改善心肌代谢。因持续病毒感染或自身免疫功能异常导致的心肌病症状，可使用抗病毒药物和免疫调节药物对因治疗。

（2）外科治疗：医生可能会采用外科手术的方式来改善心肌不能正常工作的问题。特别是针对肥厚型心肌病，经全面评估后，对药物治疗无效、症状严重的肥厚性梗阻型心肌病患者，在没有禁忌证的情况下可进行手术治疗：将肥厚的心肌切除，并将相对异常的心腔间的“阀门”用人造机械装置取代（见下图）。

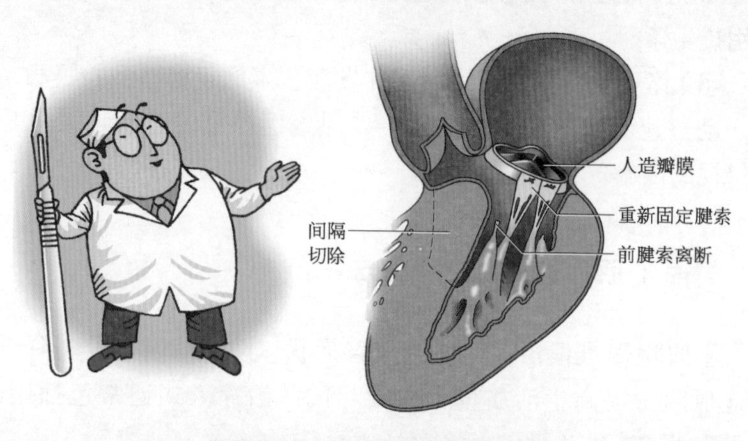

肥厚性梗阻型心肌病的手术治疗

虽在国际标准指南中尚未成为一线治疗方法，但近些年来“手术切除肥厚心肌切除＋二尖瓣（阀门）置换术”在临床实践中确实取得了非常好的效果，有望不久成为主流术式，为肥厚型心肌病患者带来福音。

（3）介入治疗

1）化学消融：主要指针对肥厚型心肌病的“酒精间隔消融术”，即将酒精注入特定血管内，利用酒精使过度肥厚的心肌坏死。这种方法往往针对具备手术切除需求但却存在手术禁忌证的患者。

2）心脏起搏治疗：植入式心脏除颤器（ICD）本质上是一台植入人体的微型除颤器。除颤器能够通过瞬间释放大量电能贯穿心脏，从而终止各种恶性心律失常，是医生抢救患者的得力武器。但一般的除颤器就是电视剧中医生拿在手里的像大印章一样，通过电击抢救患者的仪器，不仅需要专业人员操作，而且院外发生恶性心律失常时，时间往往来不及。因此，如果有能安装在高危患者体内的迷你除颤器，根据需要放电，终止心律失常，将会大大降低患者的猝死风险，这就是ICD。

3）干细胞移植和基因治疗：目前处于研究探索阶段。

4）生活建议：包括锻炼、饮食、饮酒、体重、生育、性生活、药物、疫苗接种、驾驶、就业及保险。建议有能力的心肌病患者进行中等强度的运动，每周至少150分钟，并对所有心肌病患者进行个性化的运动风险评估。同时，患者及其家属在治疗的过程中积极参与，可以实现从诊断到治疗再到康复的全生命周期管理，以提高治疗的效果。

6 哪些心肌病会遗传？

遗传性心肌病一般包括肥厚型心肌病、限制型心肌病、扩张型心肌病以及致心律失常型右室心肌病等。遗传性心肌病是因染色体基因突变，而导致心肌结构及功能异常的一组疾病。

其中，肥厚型心肌病最为常见，主要表现为常染色体显性遗传，约60%存在致病性或可能致病性基因变异，仍有大约40%未找到明确致病基因。家族中第一个确诊的患者称为“先证者”。无论是否行进一步临床诊疗或基因筛查，推荐所有患者进行遗传咨询。应确定患者直系亲属（至少三代）是否临床受累或者遗传受累。应全面收集直系亲属的临床病历资料，重点关注有猝死、心律失常、先天性心脏病的亲属，即使未见明显心肌肥厚。

二、常见问题

1 什么是心肌肥厚？

人体心脏是由左右心室、左右心房构成的四腔心结构。如果通过超声心动图或MRI检查发现心室室壁厚度增厚超过一定程度，就诊断为心肌肥厚。在左、右心室之间，由名为室间隔的结构将左、右心室隔开。心肌肥厚可见于室间隔和游离壁，以前者为甚，常呈不对称（非同心）性肥厚，即心室壁各处肥厚程度不等，部位以左心室为常见，右心室少见。

目前心肌肥厚的诊断标准为，心超或MRI检测出左心室舒张末期任意部位室壁厚度≥15 mm可确诊。如果存在致病基因检测阳性，或有明确遗传因素，左心室壁厚度≥13 mm也可确诊。心肌肥厚在各年龄段均可发生，但是在40岁以下发生较40以上发生的患者更为严重。

2 什么是心脏扩大？

心脏为一个四腔结构，如果左或右心室或双侧心室同时扩大，则称为心脏扩大。但是，如果要诊断扩张型心肌病，还需要伴有心室收缩功能减退，伴或不伴充血性心力衰竭。心脏扩大一般呈进行性加重，可以通过临床症状评估、心电图、超声心动图、心脏MRI和心内膜心肌活检术等诊断扩张型心肌病。

3 为什么会得心肌病，心肌病可以预防吗？

目前看来，有部分心肌病可以找到病因，如病毒感染、大量饮酒、心肌梗死等；此类心肌病可以采取一些措施预防，如健康的生活方式、防止出现呼吸道或胃肠道病菌感染。但某些类型的心肌病具有很强的遗传背景，则无法预防，只能早期发现，尤其是家里有人患有心肌病，应尽早到医院筛查。

4 出现哪些症状，需要去医院筛查？

如果出现不明原因的呼吸困难、胸痛、心悸、晕厥/意识丧失、心脏骤停等；或者体检偶然发现心电图异常、心脏杂音、心律失常等；或有直系亲属诊断为心肌病或具有猝死家族史等，都建议到医院进一步检查。

5 抽烟、喝酒会得心肌病吗？

会！不良的生活习惯极易引起心肌病，需要养成良好的生活方式，戒烟、戒酒。酒精性心肌病便是由于饮酒过多导致的心肌损伤。

6 糖尿病、高血压会得心肌病吗？

会！糖尿病和高血压都是心肌病的病因之一，严格控制血糖和血压，可以大大减少心肌病发生的可能性。

7 心肌肥厚就是心肌病吗？

否。不是所有的心肌肥厚都是心肌病，长期进行体育锻炼或怀孕期间的女性都有可能形成生理性心肌肥厚。

8 心肌病与性别有关吗？

有。不同类型的心肌病男女发生比例不同，如肥厚型心肌病一般男性比女性多。有些心肌病是X染色体连锁阴性遗传，则多表现为男性发病，男性发病早于女性，且病情重于女性。

9 得了心肌病的妈妈，还能生宝宝吗？

要结合心肌病的类型和病情程度进行评估。女性在怀孕后心脏负担明显加重，对于产前没有症状或仅有轻微稳定症状的心肌病患者，大多数能耐受，怀孕过程相对安全。在孕期要动态检测左室射血分数等心功能指标，加强孕妇本人和胎儿的检查监测，重点预防胎儿心动过缓，监测胎儿发育状况。

10 心肌病患者能要孩子吗？一定会遗传给下一代吗？

对于有遗传性心肌病的患者，建议在妊娠前务必进行相关的遗传咨询。当前，运用第三代试管婴儿技术可以从源头阻断致病基因，避免遗传给下一代。

11 心肌病可以根治吗？手术效果怎么样？

目前除少部分继发性心肌病可对因治疗外，缺乏有效的治疗方法。临床以控制心力衰竭和心律失常，缓解心肌免疫损伤，提高生存率和生存质量为目标，只能延缓不能根治。但就像外科治疗中提到的，对于肥厚型心肌病的外科术式已取得了很大的进展，通过手术切除肥厚心肌和瓣膜置换，从根本上解决了心肌肥厚所带来的“阀门阻塞”等一系列问题，若治疗效果好，几乎可以达到根治的效果。

12 心肌病患者出院后，在平时生活中应注意哪些问题?

（1）饮食结构

1）低盐饮食：心肌病患者常伴有充血性心力衰竭和各种心律失常，因此，心肌病患者的饮食应低盐饮食，避免食用腌制品或其他含盐量高的食物。限制钠盐摄入量，注意钠、钾平衡，有利于防止心律失常和心力衰竭的发生。

2）低热量饮食，控制体重，减轻心脏负荷。

3）优质蛋白：饮食应选择易消化，富含必需氨基酸的优质蛋白食物，保证心脏供给。

4）避免过冷、过热和刺激性食物，不饮浓茶、咖啡等。

5）多食新鲜的蔬菜和水果，膳食应平衡。

（2）避免劳累：心肌病患者应再医生的指导下进行与心功能相匹配的适量运动，切勿过度劳累，以免诱发心力衰竭急性发作。出现心力衰竭表现后应注意休息。

（3）戒烟忌酒：不良的生活习惯也是心肌病的重要危险因素。

（4）预防感染：出现心力衰竭后应预防感染，尤其是呼吸道感染，感染是心力衰竭的主要诱因之一。

（5）监测体重：心力衰竭患者应每天称量体重，以及时发现液体潴留。

（6）定期随访。

13 患有心肌病的患者，什么情况下需要到医院就诊？

心肌病患者应具备识别病情恶化及并发症信号的能力，若具有上述一项或几项发病危险因素，或出现严重的呼吸困难、头晕眼花或持续的胸痛时，应立即拨打 120 急救电话或立刻前往医院心内科就诊；如果已确诊为心肌病，或出现某些症状加重或特殊情况，应尽快就医。另外，心肌病患者及其家属应按照上述标准定期进行随访。

14 心肌病患者长期服用药物，应了解哪些药物副作用？

心肌病的患者往往需要长期服用药物，是否会带来较大的药物副作用，又该如何防范呢？

（1）利尿剂：利尿剂在控制心力衰竭症状过程中起重要作用，最常见的副作用是其带来的水与电解质平衡紊乱，如低血容量、低血钾、低血钠、低血镁等，多在过度利尿时发生。低血钾最常见，主要表现为恶心、呕吐、腹胀、乏力及心律失常，如出现上述症状应及时就诊，在医生指导下调整用药，及时补充电解质。低血容量时可发生直立性低血压甚至休克。

（2）ACEI/ARB类药物：ACEI 就是普利类药物，如福辛普利等；ARB 就是沙坦类药物，如坎地沙坦酯等，能缓解心力衰竭症状，降低病死率。一般从小剂量开始逐渐加量至目标剂量或最大耐受剂量，曾服用 ACEI/ARB 出现血管性水肿导致喉头水肿、肾衰竭的患者及妊娠妇女绝对禁用。另外，部分患者服用 ACEI 会出现干咳，此时可换用 ARB 类药物。

（3）β受体阻滞剂：β受体阻滞剂常用药物主要是美托洛尔、比索洛尔和卡维地洛，能明显降低病死率和再住院率。一般从小剂量开始逐渐加量至目标剂量或最大耐受剂量。应注意的常见不良反应如下。

1）低血压（一般首次使用或加量后 24 ～ 48 小时出现），所以这段时间应注意检测血压。

2）液体潴留，3 天内体重增加 > 2 kg应引起注意。

3）心力衰竭症状加重。

4）心动过缓，心率 < 55 次/分或出现眩晕症状。

出现这些不良反应应尽快求助于专科医生，在医生指导下调整药物剂量或减量停药等，切勿盲目自行突然停药。

15 心肌病患者需要放支架吗？

合并冠心病的心肌病患者，冠状动脉造影证实有高度狭窄时，可考虑行冠状动脉支架植入治疗。如果单纯心肌病，无冠心病，则不需要放支架。

16 心肌病患者猝死的风险有多高？如何降低风险？

上面已经提到，猝死是心肌病最严重的并发症，最常发生在肥厚型心肌病患者中。目前已有模拟评价猝死风险的计算工具，即HCMRisk-SCD 方程。要素包括评估时年龄、有无晕厥、最大室壁厚度等，计算所得的猝死风险及预期寿命。ICD的植入也应基于此结果。

预防猝死主要是控制室性心律失常的诱发因素，包括：纠正心力衰竭；纠正低钾低镁；选用 β 阻滞剂和 ACEI/ARB 类药物；减少洋地黄和利尿剂的副作用；选用合适的抗心律失常药物，如胺碘酮。目前ICD是防止、终止致命性心律失常导致猝死最为有效的手段。

第十一章
肺动脉高压

小苏28岁，是某化妆品专柜售货员，两年前和老公结的婚，婚后生活和和美美的，每天都享受着幸福的时光。但自1个月前起，小苏开始在柜台工作站了一天后，觉得有些疲劳，有点呼吸困难，走上一段路就更明显了，但稍微歇一下就好。小苏也没当一回事，继续上班。这一周来呼吸更加不顺畅了，走几步就得停下歇歇，胃口也差了很多，周围的同事也察觉小苏不太对劲，嘴唇也有点发青，就建议小苏去医院查查。周医生问了病情，仔细查体以后发现小苏嘴唇发绀，心脏有杂音，腿也有些肿，就建议小苏先查一下心脏彩超。彩超结果不太好，肺动脉高压，压力60 mmHg，医生建议小苏住院进一步化验和右心导管检查。经过住院的一系列检查，周医生诊断小苏“特发性肺动脉高压”。

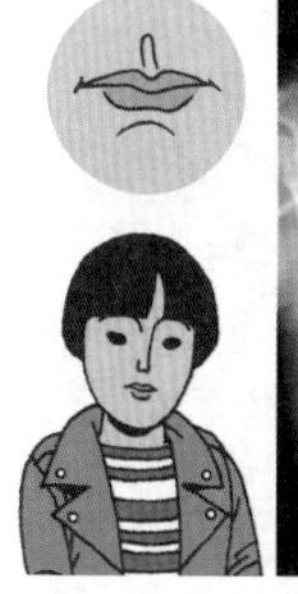
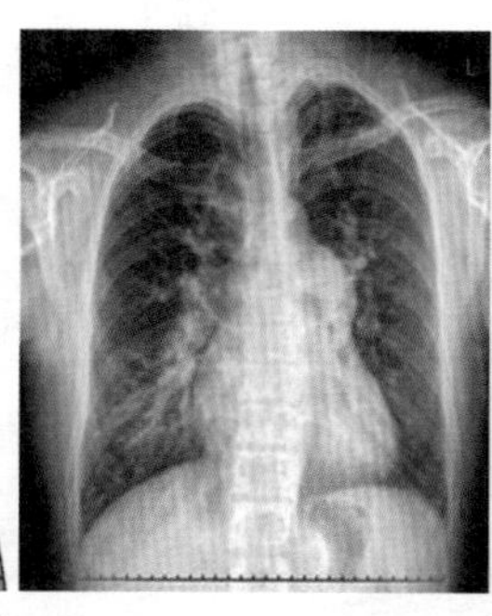
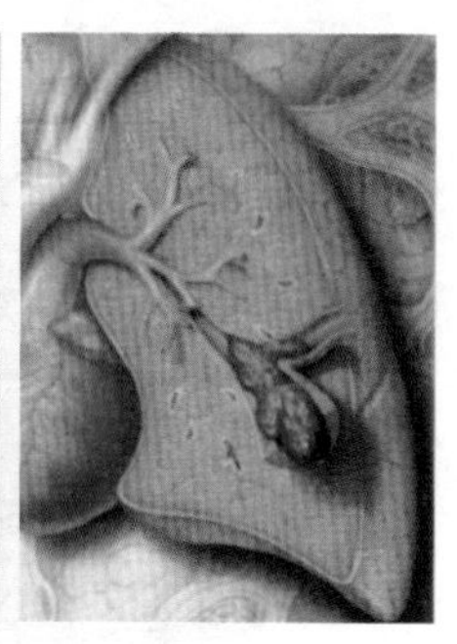

肺动脉高压的常见表现：蓝色嘴唇（左图），肺动脉段突出（中图），肺动脉内血栓形成（右图）

1 什么是特发性肺动脉高压？

总体来说，肺动脉高压在人群中的发病率比较低。特发性肺动脉高压就是不知道什么原因使肺小血管阻力大、肺血流不通畅、肺动脉压力增高。诊断标准为：在静息状态下，成年人经右心导管测定平均肺动脉压（mPAP）≥ 25 mm Hg，或运动时>30 mm Hg；肺血管阻力（PVR）>3 Wood单位；心脏超声检查发现肺动脉压>40 mmHg。

总的来说，此病并不少见，而且发病年龄较早，大约3/4的患者集中于20 ～ 40岁发病，甚至有15%的人在20岁以下发病。常见症状包括呼吸短促、易疲劳、晕厥、胸痛以及腿部和踝部水肿等，其中以不明原因的乏力、气短、水肿最常见，医生检查患者嘴唇发青紫，也称“蓝嘴唇”，心脏听诊时部分患者有杂音。临床上通常采用超声心动图评估是否患有肺动脉高压，但如需确诊，需行右心导管检查。

特发性肺动脉高压一般病情会比较严重，需要及时治疗。为

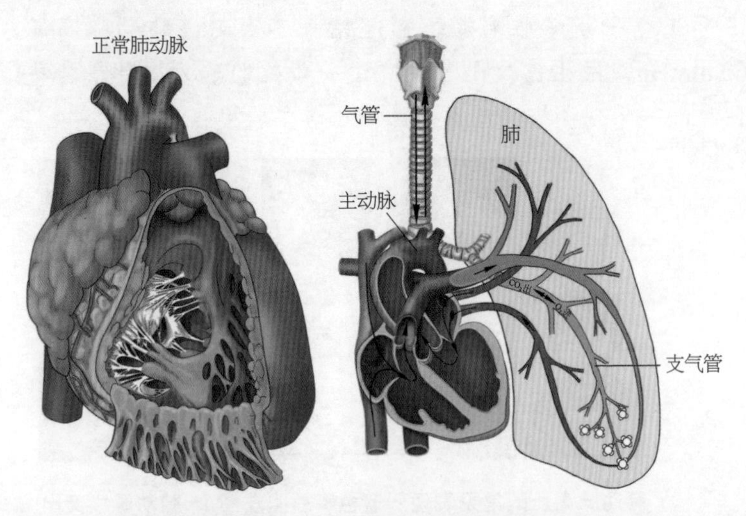

正常的肺动脉从右心室顶部开始，连接两侧肺部

了延长患者的生存期和整体生存质量，早期诊断、早期治疗是关键，早期诊断和及时治疗有助于改善肺动脉高压患者的预后，可以有效地延长患者的生存率。

2 如何排查引起肺动脉高压的病因？

肺动脉高压分为原发性、继发性两大类。目前原发性的病因还没有搞清楚。继发性肺动脉高压是一部分已经查明原因的患者，应该进一步检查，看看有没有先天性心脏病、结缔组织病（如红斑狼疮、类风湿关节炎）、肺部疾病（如间质性肺病）、门脉高压（如肝硬化）、慢性肺栓塞、HIV感染等相关疾病。因此，需要进行比较全面的化验和检查。

肺动脉高压分类及病因如下。

（1）肺动脉高压：

1）特发性肺动脉高压（原因不明）。

2）家族性肺动脉高压（遗传导致）。

3）继发性因素所致：① 胶原性疾病（结缔组织疾病）；② 分流性先天性心内畸形（先天性心脏病）；③ 门静脉高压（肝脏疾病、血吸虫病等）；④ 艾滋病毒感染；⑤ 药物/毒性物质。

（2）左心疾病相关性肺循环高压（心脏病导致）。

（3）与呼吸系统疾病或缺氧相关肺循环高压：老年性慢性支气管炎、肺间质性肺病、睡眠呼吸障碍综合征、慢性高原病。

（4）慢性血栓/栓塞性肺循环高压（下肢或深部静脉慢性血栓导致）。

（5）混合性肺循环高压（多种问题导致）。

3 肺动脉高压患者如何进行体力活动？

目前研究尚不清楚体力活动是否能延缓肺动脉高压的发展。

一般建议患者体力活动强度应该以不出现呼吸困难、晕厥和胸痛的症状为宜，而且应避免在餐后、气温过高及过低的情况下进行。根据自身的体力活动能力而不应和同龄人相比而逞强，调整日常活动，这样可以提高生活质量，减少症状发生。

4 肺动脉高压患者为何要积极预防呼吸道感染？

肺动脉高压患者容易发生肺部感染，一旦感染就会加重肺动脉高压。因此，应及早诊断、积极治疗。建议每年接种流感和肺炎球菌疫苗，以减少感染机会。

5 肺动脉高压患者是否可以旅行？

一般体力能耐受的旅行是可以的。但要注意出行地的海拔高度，因为高海拔地区氧气比较稀疏，低氧会加重肺动脉高压患者肺血管收缩，引起症状恶化甚至猝死。因此，应避免到海拔1 500～2 000 m以上的低压性低氧区，如果乘坐商业飞机，建议患者乘坐时吸氧。

6 肺动脉高压患者能怀孕生宝宝吗？

虽然有肺动脉高压患者成功怀孕、分娩的案例，但毕竟怀孕和分娩风险太大，会使患者病情恶化甚至导致死亡。因此，推荐育龄期妇女都应采取适宜的方法避孕，一旦怀孕，建议及时终止妊娠。如果采用避孕药避孕，最好检测凝血功能。前文中小苏得了“特发性肺动脉高压”，虽然不能拥有宝宝会比较遗憾，但这也是为了病情的稳定，否则后果往往不堪设想。

7 肺动脉高压患者为何要接受心理咨询？有哪些注意事项？

由于特发性肺动脉高压患者发病年龄较早，同龄人往往参加各种活动，比较活跃，自身病前也许体力较好，生病后因体力活动很明显受到限制，而不能继续以往的生活方式，许多患者可能存在不同程度的焦虑或者抑郁的情况。因此，患者必要时应接受心理咨询进行疏导。

肺动脉高压患者的注意事项见下图。

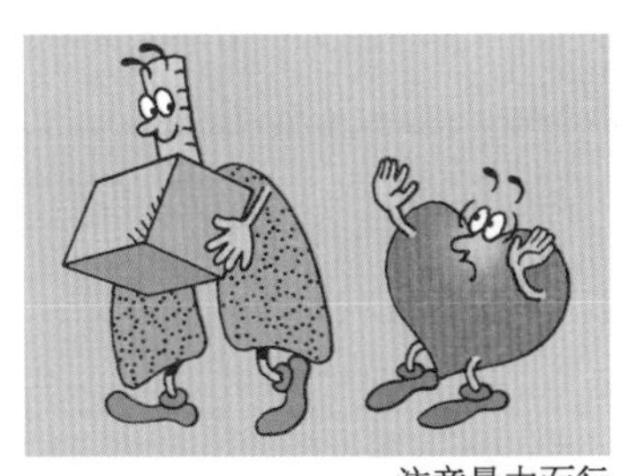

注意量力而行

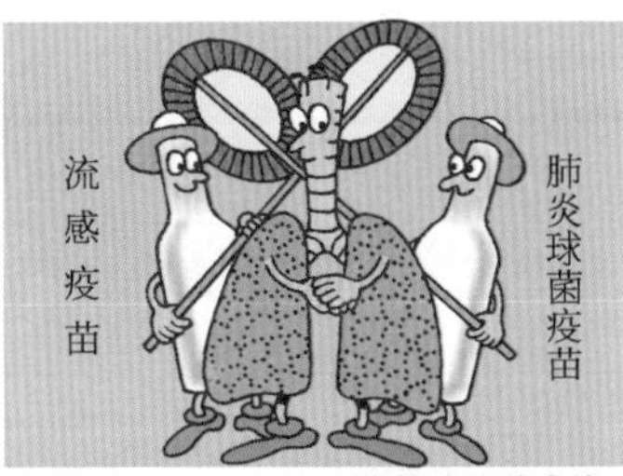

预防呼吸道感染

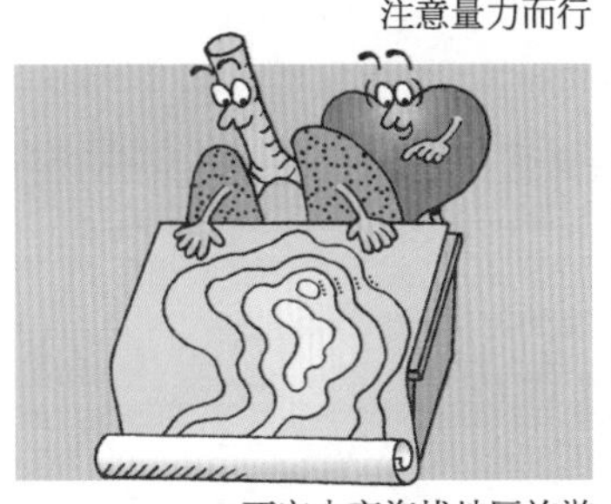

不宜去高海拔地区旅游

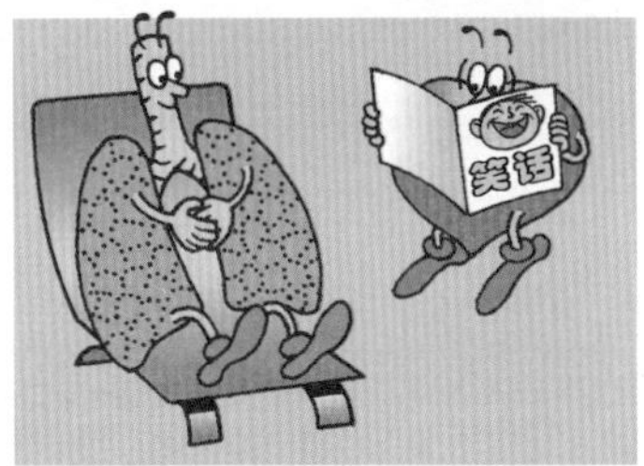

保持乐观和活力

第十二章
心脏瓣膜病

1 心脏瓣膜有几个，有什么作用?

心脏有4个瓣膜，左、右心各有2个。其中左心室2个，进口是二尖瓣、出口是主动脉瓣；右心室2个，进口是三尖瓣，出口是肺动脉瓣。瓣膜的作用是通过其开关功能，保证血液向一个方向流动，并且把心脏一跳一跳断续的血流变成持续地流动。其工作过程如下：舒张期血液流入心脏时，三尖瓣、二尖瓣打开，肺动脉瓣、主动脉瓣关闭，保证血流从静脉及肺部回流到心脏，等待排出；收缩期心脏射血时，三尖瓣、二尖瓣关闭，肺动脉瓣、主动脉瓣开放，保证血液输入肺部及全身动脉。

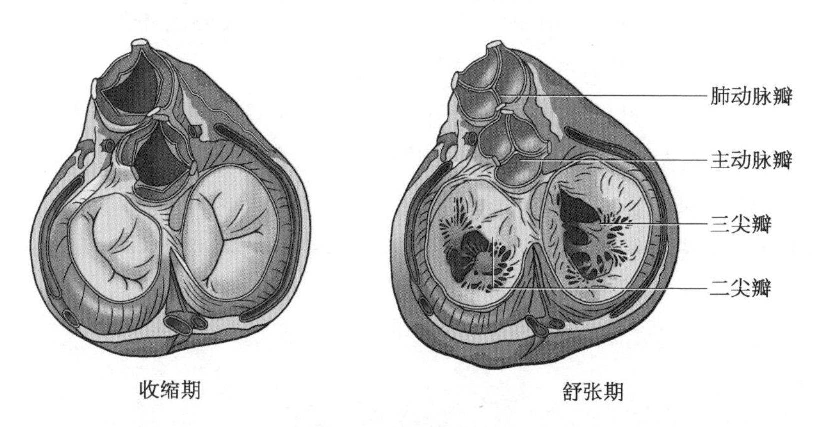

舒张期、收缩期瓣膜的状态

2 什么是心脏瓣膜病？有哪些种类？

通常瓣膜装置包括瓣环、瓣叶以及瓣叶附着的腱索，就像门框、大门、门锁一样，任何一个环节的问题都可能造成大门出现问题。同理，如果瓣环扩大了，就会出现瓣膜关闭不全；瓣叶穿孔、破裂、钙化、发炎粘连等问题就会造成关闭不全、狭窄不能完全开放等问题；如果是腱索断裂或松弛，也会发生关闭不全等问题，影响瓣膜功能。所以，所有瓣膜装置发生的问题都可以导致瓣膜疾病，最常见的是二尖瓣狭窄、二尖瓣关闭不全、主动脉瓣狭窄、主动脉瓣关闭不全，当然也可能几个瓣膜同时发病，称为联合瓣膜病变。三尖瓣关闭不全、肺动脉瓣狭窄也经常见到，其他问题少见。

3 年轻人及老年人常见的心脏瓣膜病有哪些？

年轻人最常见的瓣膜疾病是风湿热导致的风湿性二尖瓣狭窄、关闭不全，也有风湿性主动脉瓣关闭不全；有时候可以见到瓣膜发育不好导致的问题，二尖瓣脱垂就是二尖瓣的绳索太长了，导致瓣膜关闭不严；二叶式主动脉瓣也可见到，这是由于发育问题，本来应该长3个瓣膜的地方少长了一个。

老年人常见的心脏瓣膜病有冠心病二尖瓣关闭不全、钙化性主动脉瓣狭窄+关闭不全。前者是由于缺血导致左心扩大、二尖瓣腱索松弛延长致关闭不全，后者是瓣膜老化、内皮损害、钙盐沉积导致瓣膜变硬、变厚，打不开、关不牢，这种情况在老年人中逐步增加。

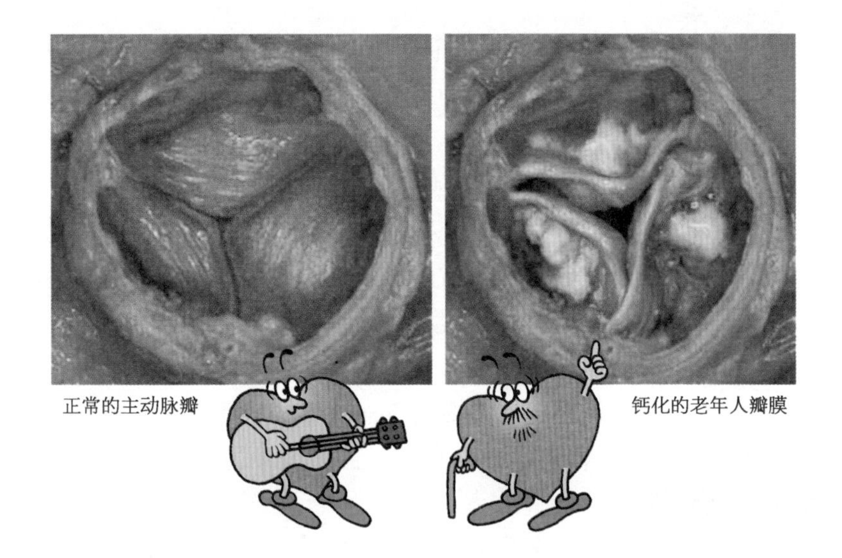

正常的主动脉瓣　　钙化的老年人瓣膜

4 瓣膜病的病因有哪些？如何预防？

瓣膜病的病因主要有：① 先天性发育不良，如二叶式主动脉瓣、二尖瓣脱垂；② 瓣膜炎症，如风湿性二尖瓣狭窄、感染性心内膜炎；③ 心肌缺血，如缺血性二尖瓣关闭不全、乳头肌断裂；④ 瓣膜钙化主要由动脉粥样硬化、内皮损害、高血压等因素诱发；⑤ 瓣膜机械损害，如心导管导致主动脉穿孔等。

预防瓣膜病要从增强抵抗力、防治感染，控制高血压、胆固醇水平，防治动脉粥样硬化等多方面入手，针对性地防控危险因素，定期检查心超，才能预防瓣膜病。

5 哪些症状、体征提示瓣膜疾病？

► 二尖瓣狭窄

（1）症状

1）呼吸困难：劳力性呼吸困难→阵发性夜间呼吸困难和端坐呼吸→急性肺水肿。

2）咯血：突然大量咯血（重度二尖瓣狭窄），血性痰或痰中带血丝，大量粉红色泡沫状痰（急性肺水肿），肺梗死伴咯血。

3）咳嗽，特别是夜间咳嗽，反复感冒。

4）声嘶：扩大的左心房和肺动脉压迫左喉返神经。

（2）体征："二尖瓣面容"（双颧绀红）：① 心尖搏动正常或不明显；② 舒张期震颤，像小猫在胸口震动；③ 心律不齐，心尖区出现开瓣音，隆隆样舒张中、晚期杂音。

▶ 二尖瓣关闭不全

（1）急性发作：轻度二尖瓣反流症状较轻。严重反流（如乳头肌断裂）迅速出现急性左心力衰竭，甚至发生急性肺水肿、呼吸困难、不能平卧或心源性休克。

（2）慢性发展：轻度二尖瓣关闭不全可终身无症状，严重反流者早期出现疲乏无力，晚期发生呼吸困难、乏力、气促。风湿性心脏病可无症状20年，一旦出现明显症状，多已有不可逆的心功能损害。一般二尖瓣关闭不全较轻，多无症状，严重的二尖瓣关闭不全晚期出现左心力衰竭。

▶ 主动脉狭窄

（1）呼吸困难：劳力性呼吸困难、夜间阵发性呼吸困难、端坐呼吸、急性肺水肿。

（2）心绞痛：常由运动诱发，休息后缓解。

（3）晕厥或接近晕厥：见于1/3的有症状者。多发生于直立、运动中或运动后即刻，少数在休息时发生，由于脑缺血引起。

▶ 主动脉关闭不全

（1）急性：轻者可无症状；重者出现急性左心力衰竭和低血压。

（2）慢性：可多年无症状，甚至可耐受运动。最先的主诉与心搏量增多有关，如心悸、心前区不适、头部强烈搏动感等症状。晚期出现左心力衰竭表现，呼吸困难，不能平卧，只能坐着睡觉。

心脏瓣膜病症状多变，且联合发生，使问题更加复杂，所以胸闷、气促、咳嗽、不能平卧要及时到医院心超检查。

6 如何诊断瓣膜病?

诊断瓣膜病最好的方法是心超，包括食管超声，可以准确发现问题。其次，还需要心电图、肺部CT、心脏导管检查等进一步明确病情，决定治疗方案。

7 瓣膜病用药物治疗可以治好吗?可以单纯用药物治疗瓣膜病吗?

部分瓣膜病可以通过手术方法治愈，例如二尖瓣脱垂可以手术修补。除了手术方法，瓣膜病通常不能治愈，单纯的药物治疗不能解决瓣膜病的问题，需要手术时不能拖延。

药物治疗可针对瓣膜病的病因进行对因治疗，例如抗风湿治疗；降低血压、防治动脉粥样硬化治疗；也可缓解瓣膜病的症状，例如发生心力衰竭时利尿、强心治疗；也可能是针对瓣膜病的并发症进行处理，例如二尖瓣狭窄、心房颤动口服倍他乐克减慢心率，使用华法林抗血栓治疗等，要根据具体情况而定。

8 瓣膜病的手术方法有哪些?

（1）手术修补：用缝合线修补破裂、过长的瓣膜，这种情况下需要自己的瓣膜相对较好，可以继续使用，另一个好处是手术后不需要长期的抗凝治疗，因为材料是自己的。

（2）瓣膜置换术：就是切下有病的瓣膜，更换上人工瓣膜。人工瓣膜分为金属机械瓣膜和人工生物瓣膜两大类。顾名思义金属瓣膜就是采用钛钢等合金制造，它们坚固耐用，年轻的患者多采用这种瓣膜；缺点：不是自身的东西，容易长血栓，需要终身抗凝治疗，经常要到医院查血监测药物疗效。人工生物瓣膜多采用猪或牛的心包，经过特殊处理后制造，好处是生物相容性好，只需要一段时间抗凝，缺点是使用寿命比机械瓣短，老年人多用。

（3）经导管瓣膜置换术：就是采用不开刀，穿刺皮肤，通过血管内插导管，用微创的方法将人工瓣膜释放到心脏内，特点是微创、简单，手术后恢复快，特别适用高龄、身体差、难以耐受开胸手术的患者，是目前正在迅速发展的一类方法。

9 什么是TAVI手术?

TAVI是经导管主动脉瓣膜置换术的英文简称，主要治疗老年人钙化性瓣膜病变，主动脉瓣狭窄+关闭不全，特别适用于高龄、肾脏功能等基础条件差、难以耐受常规开胸瓣膜置换术的患者。它是将一条导管从大腿动脉内逆向插到心脏主动脉口，将预装在一个球囊上的两个支架瓣膜定位在原来的瓣膜部位，加压扩张球囊，将瓣膜释放在主动脉根部，达到置换的目的。该手术已经成熟，国内很多三甲医院已经开展，创伤小、恢复快，截至2023年底已有约40 000名中国患者因此种微创手术治疗方法获益。

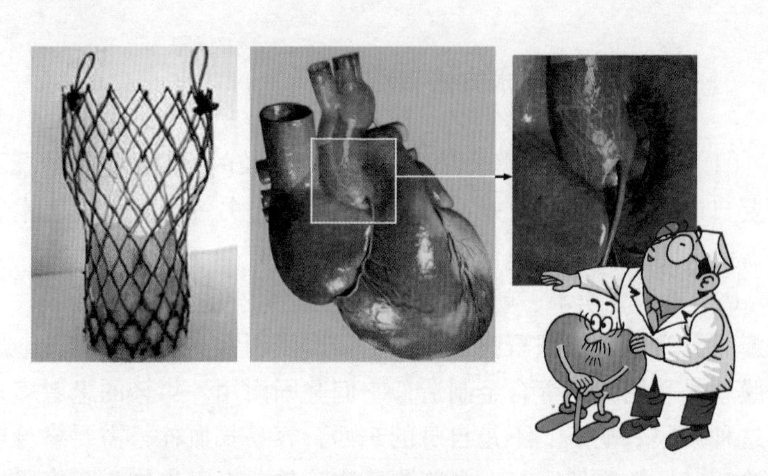

TAVI手术示意图

10 主动脉瓣疾病何时需要手术治疗?

主动脉瓣是左心射血的出口，位置非常重要。正常主动脉瓣口面积为3～4 cm^2；临床上常用超声心动图检测主动脉瓣面积，判断狭窄的严重程度（见下表）。

根据主动脉瓣面积判断狭窄的严重程度

严重程度	瓣口面积（cm^2）	瓣口流速（m/s）
轻度	>1.5	2.6～3.0
中度	1.0～1.5	3.0～4.0
重度	<1.0	>4.0

主动脉瓣狭窄是否需要手术主要依据三方面：一是临床症状，如果出现心绞痛、晕厥、心功能不全者均需要手术；二是看瓣膜口面积，中、重度狭窄的患者需要手术治疗；三是看心功能状况，出现心功能降低、左室射血分数（LVEF）< 50%、瓣膜钙化严重的患者需要手术。

主动脉瓣关闭不全是否需要手术，通常有以下因素需要考虑。

（1）有症状的慢性重度关闭不全。

（2）无症状慢性重度关闭不全伴静息LVEF < 50%，或LVEF > 50%但左心室扩大内径 > 50 mm，或左心室进行性扩张内径 > 65 mm。

（3）中、重度主动脉瓣反流，由于其他适应证进行心脏手术时，如需要搭桥手术，可同时进行瓣膜手术。

（4）主动脉根部疾病伴升主动脉内径如下情况时：≥ 45 mm的马方综合征合并危险因素患者（主动脉夹层家族史或主动脉内径增加 > 2 mm/年）；≥ 50 mm的二叶式主动脉瓣合并危险因素患者

（主动脉缩窄、主动脉夹层家族史或主动脉内径增加＞2 mm/年）；≥55 mm的其他患者。

值得注意的是，许多患者在需要手术、身体条件也许可情况下拒绝手术，等到病情严重、愿意手术时身体已经不能耐受了，错过了最佳的治疗时机，最后白白送了性命。所以，一定要及时手术治疗。

11 二尖瓣可以进行微创手术经皮置换或修补吗？

二尖瓣疾病的发病率越来越高，同样追求微创、经导管的手术修补及置换方法也正在进行，并应用于临床。经皮导管修补二尖瓣最成熟的手术是德国医生研制的二尖瓣夹子系统（MitraCip System），在心超的指导下，通过导管装置把二尖瓣的前后叶像订书机一样钉在一起，达到治疗二尖瓣关闭不全、减少反流血量的目的，可以同时订几个夹子。经皮二尖瓣置换术如下图所示，通过穿刺房间隔的方法，从右心插入预装在球囊上的人工二尖瓣，定位后扩张球囊释放，达到治疗二尖瓣狭窄+反流的目的。

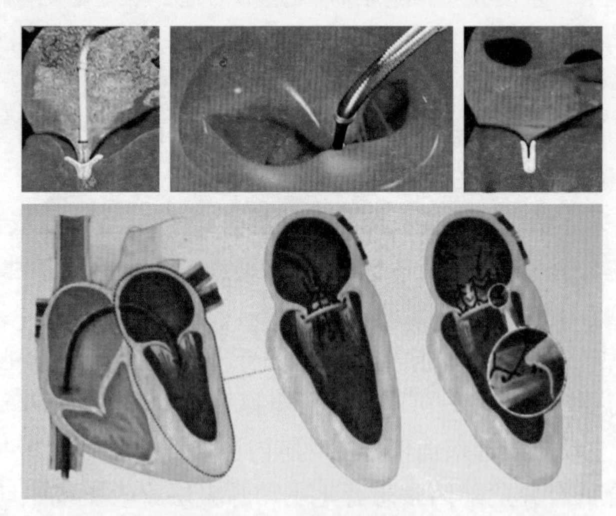

经皮二尖瓣置换术

此外，目前经房间隔穿刺或经心尖穿刺进行二尖瓣置换术目前也已应用于临床，而且国产器械在这方面走在世界前列。

12 瓣膜置换术后如何用药？使用华法林时，应如何进行监测？

通常于换瓣术后第1～2天患者能进食时，开始每天口服华法林2.5 mg，2～3天后根据检查结果调整用药量，每2天测定1次，每次增减1/4或1/3，一般2周左右即可达到稳定量，使华法林稳定在2.0～3.0 mg。2001年美国胸外科医师学会建议人工机械瓣膜置换术后患者宜采用较低强度抗凝。对于主动脉瓣置换患者国际标准化比值（INR）为2.0～3.0即可，对于二尖瓣置换患者INR为2.5～3.5即可，若有左心房扩大或伴有房颤，无论主动脉瓣置换或二尖瓣置换INR均为2.5～3.5。

术后不能进食的患者，术后第2天开始使用肝素抗凝，待患者可进食后，再开始口服华法林治疗。以后每2周检测一次INR，INR低于2.0就增加剂量，高于3.5就减少剂量。稳定后每4周左右到医院测量一次INR，根据结果调整用量。心脏换瓣手术后口服华法林的时间长短要依据瓣膜的种类，金属机械瓣需要终身抗凝治疗，不能停药。人工生物瓣膜需6个月左右的短期抗凝即可停药；但如果患者为高凝状态，还是需要继续抗凝药物治疗。

13 瓣膜置换术后服华法林的患者拔牙怎么办？

华法林抗凝后止血困难，拔牙时容易出血不止，为此，可采取两种方法解决：一是减少华法林的用量，使INR（一种反映华法林疗效的指标，正常INR=2.5～3.5）缩短到1.5～2.0拔牙，期望达到出血量不多又有部分抗凝效果的目的；二是华法林手术前停药，监测INR，当INR<1.5时开始使用低分子肝素注射，拔牙

当天停药；拔牙24小时后开始使用低分子肝素+华法林口服；当INR>2.0时，停掉低分子肝素，单用华法林口服，这叫作肝素桥接法。具体患者采取何种方法，应该找医生评估再定。

14 有哪些食物会影响华法林的抗凝效果?

华法林发挥抗凝效果不是直接作用于凝血酶而是通过一种酶间接发挥作用，这个酶的作用依赖维生素K，所以富含维生素K的食物都会使华法林的抗凝作用下降，这类食物主要有胡萝卜、猪肝、菠菜、荠菜（地菜）、卷心菜、甘蓝、蛋黄、绿茶等。其中绿叶蔬菜维生素K含量较高，如菠菜、韭菜、油菜高达236～436 μg/100 g，大白菜中等为89 μg/100 g，芹菜茎、萝卜、菜花、黄瓜含量较少为30～40 μg/100 g（黄瓜皮含量高，应去皮后食用），而西红柿最少仅5 μg/100 g。此外，纳豆中含有的纳豆杆菌可以在肠道中产生大量维生素K，使华法林抗凝作用降低。另外，有些食物也能增强华法林的抗凝作用，如生姜、大蒜。葡萄柚中含有香豆素类化合物，同时可减少华法林的代谢而增强其抗凝作用。芒果中含有维生素A、维生素C、维生素B_1、维生素B_6等与华法林合用也可增强其抗凝作用。患者在服用华法林时最好注意这些问题，不要经常更换菜谱。

15 华法林过量了如何解救?

轻度过量的患者停药2～3天，等INR回到3.5以下时再减量服用。严重过量者立即静脉注射维生素K_1 1～2支，然后根据INR数值决定进一步的用量，使INR回到3.0以下，再减量服药。当然，如果出血严重则输血治疗。

第十三章
肺心病

1 什么是肺心病?

肺心病全称为慢性肺源性心脏病，指由于肺、胸廓、肺血管异常导致肺动脉高压，引起右侧心脏系统衰竭的一类疾病。肺源性心脏病是常见病、多发病，平均患病率为0.48%，病死率13%左右，与吸烟密切相关，此外粉尘刺激、油烟刺激、空气污染等也是肺心病的病因。

2 哪些患者容易发生肺心病?

从防治角度来说，以下人群是发生肺心病的危险人群：有慢性阻塞性肺病的患者，我们通常称为老慢支；有支气管哮喘患者；有支气管扩张的患者，是发生肺心病最危险的人群。此外，肺结核后遗症、结缔组织疾病、肺间质纤维化患者也较易发生肺心病。

3 肺心病患者有哪些表现?

这些患者一般都有慢性咳嗽、咳痰、哮喘的历史，逐步出现活动后周身乏力、呼吸困难。医生在给患者做体格检查的时候会发现明显的肺气肿表现。肺心病急性发作期会出现严重的缺氧表现，多见于近期有上呼吸道感染、肺部感染的老年慢性支气管肺炎人群中，可能会有口唇发紫、心悸、胸闷的表现，严重者可出现神经精神症状。此外，患者还会出现下肢浮肿、颜面浮肿的慢性表现，这是累及心脏，导致右侧心脏功能衰竭的症状。

4 肺心病患者是做胸片检查好，还是做心超检查好？

对于肺心病患者而言，胸片和心超的检查都是必须的。胸片可了解心胸比例、肺动脉的解剖结构，这是心超无法见到的，胸片的结果一般分为三型：正常型（心肺均无异常）、间质型（肺内纹理紊乱）、肺气肿型（肺过度膨胀）。而心超检查可以更加明确地分析右侧心脏系统的结构和功能，即解析右心房和右心室的问题，看看右心房是否增大，右心室的“墙壁”是否厚，这都提示肺部的疾病是否已经侵犯了心脏系统。

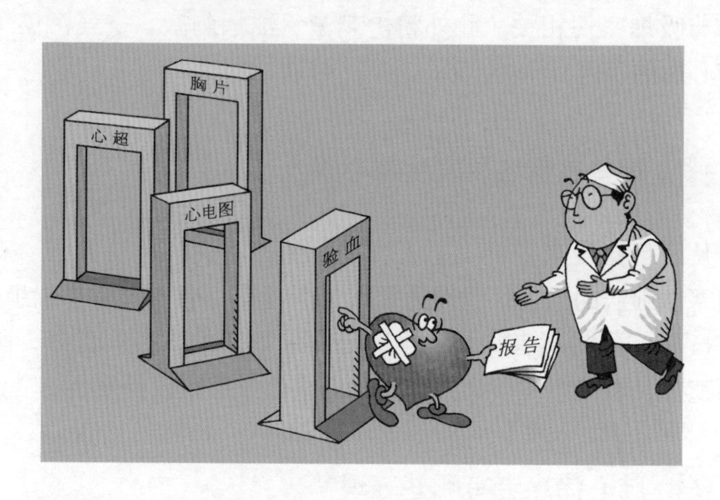

5 肺心病患者需要做心电图吗？

很多患者都不愿意做心电图，认为心电图无用。其实不然，心电图可以很轻松地花很少的钱来确定右心房、右心室的增大，还能诊断与肺心病相关的其他心律失常，如频发房性早搏、房性心动过速等。

6 肺心病患者要抽血做哪些项目?

肺心病患者必须做动脉血气分析，一般会发现动脉血氧饱和度降低，二氧化碳分压高于正常范围。此外，实验室检查还应包括血常规，一般会发现红细胞和血红蛋白高于正常；全血黏滞度也会升高。对于已经出现右心力衰竭的患者，我们还应当注意随访肝肾功能，一般此类患者肝肾功能会受损。

7 肺心病患者肺功能检查是必须的吗?

对于心肺功能不稳定或者说是衰竭期的患者，我们不建议做肺功能检查。但在疾病缓解期可在一定的条件和环境下，适当地选择肺功能检查，观察肺的储备能力。对于有吸烟史，每到冬天就会出现咳嗽、喘息表现的患者，应该尽早做肺功能检查，避免在症状严重时，无法进行针对性的治疗。

8 如何预防慢性肺心病的急性发作?

慢性肺心病患者必须注意预防急性上呼吸道感染和肺部感染发作。一旦发生感染，慢性病患者出现急性发作的概率会相当高，严重的低氧血症有时几乎是致命的，所以必须预防肺部感染发生，特别是在季节转换的时候，尤其要注意防寒保暖。

9 肺心病稳定期治疗包括哪些内容?

稳定期的治疗是防治肺源性心脏病发生发展的关键期，可采用以下治疗方法。

（1）改善肺脏通气等耐寒和康复锻炼：冷水擦身和膈式呼吸或者缩唇呼气。

（2）针对症状的治疗：镇咳、祛痰、平喘、抗感染等。

（3）长期家庭氧疗：低流量的家庭氧疗可以明显改善缺氧状态下的肺心病患者的生活质量。

（4）合理选择中医中药治疗：利用扶正固本、活血化瘀的药物，以提高机体抵抗力，改善肺循环。

10 急性期肺心病治疗的要点有哪些？

上呼吸道感染和肺部感染是导致肺心病急性发作的重要诱因，所以急性期要积极控制原发的感染，在医生的指导下使用有针对性的抗生素治疗。此外，还要进行改善呼吸功能、抢救呼吸衰竭的工作，紧急情况下需要进行有创呼吸机辅助通气治疗，在短时间内靠先进的设备支持脆弱的呼吸系统渡过难关。

11 急性期肺心病患者如何控制心力衰竭症状？

对于轻度心力衰竭的患者给予吸氧，改善呼吸功能，积极抗感染就足够了，但对于病情较重的患者必须在急性期加用利尿、强心等药物帮助患者渡过难关。利尿剂需要在严格监护体液量的情况下给予；洋地黄类药物可以在短期内改善心肌收缩力等；医生也会在充分评估病情的情况下酌情给予短期激素抗炎治疗。总之，肺心病患者急性期的药物治疗十分复杂，必须严格听从医生的指导，进行合理安全有效的药物应用。

12 肺心病患者一般预后怎样?

本病常年存在，但在冬季由于呼吸道感染而导致的呼吸衰竭和心力衰竭多发且严重，故每年冬季肺心病的病死率均较高。但只要我们做好积极的预防和控制感染，戒烟，避免呼吸道处于有害环境，并在急性发病阶段早期积极的干预，通过适当的治疗，很多患者的心肺功能均能在一定程度上得到恢复。

第十四章
卵圆孔未闭

小王从小就有一紧张就头痛的毛病，而令他烦恼的是，刚刚大学毕业作为职场新人的他，不可避免地需要加班熬夜，可是头痛的老毛病却在这个时候发作得越来越频繁，这严重地影响到了他的生活及工作，苦恼的他不得已请假来了医院，可是做了大大小小数次的脑部检查后，却被告知没有发现任何可以解释头痛的原因，心情郁闷的他来到了我院的头痛专病门诊，经医生详细检查后告知，原来困扰他多年头痛的病因不在“头”而在“心”。

小张最近很是郁闷，年纪轻轻的他没有不良嗜好，平素酷爱健身，是朋友圈中的健身达人，可是就在最近的一次健身运动中突然出现了半边肢体的麻木，好在及时送医救治才没有出现意外，经医生诊治后明确是急性脑梗死，也就是所谓的“卒中（中风）”，面对病房里平均年龄都在自己两倍甚至三倍之上的病友，小张很是苦恼，平素身体健康的他怎么就突然得了“老年病”了呢，而最终的检查结果却更令他吃惊，原来导致自己卒中的原因并不在脑，而在心，是因为自己的心脏上有个洞才导致的卒中，而这个洞就叫卵圆孔未闭（PFO）。

1 什么是卵圆孔未闭?

卵圆孔是位于心脏房间隔中部的一个开放区，即在人类胎儿期，左、右心房隔膜上的一个小孔。卵圆孔作为胎儿发育所必需的生命通道，在胎儿早期处于开放状态，可是随着年龄的增长，人体肺循环的建立，一般在生后第1年就逐渐闭合；若大于3岁的幼儿卵圆孔仍不闭合，则称为卵圆孔未闭。卵圆孔未闭的发生并不少见，据统计，成年人中有接近1/4的人群卵圆孔不完全闭合。故卵圆孔未闭是成人中最为常见的先天性心脏异常。

2 卵圆孔未闭为什么会引起偏头痛?

目前认为，卵圆孔未闭是引起偏头痛的危险因素，两者之间的关系非常密切。在静息状态下由于左心房的压力大于右心房，使部分未闭合的卵圆孔也可处于关闭状态，可是当在特定条件下（如咳嗽、剧烈运动或潜水等），右心房的压力会超过左心房，这使得原发隔被推开，心脏内形成右向左的分流。而这股分流可能会导致大脑一过性缺氧，一些血管活性物质如5-羟色胺可直接通过分流进入体循环，从而引起刺激性头痛。未闭合的卵圆孔越大，分流的量就越明显，偏头痛发生的概率也就越高，从而严重影响患者的生活质量。

3 卵圆孔未闭为什么会引起脑卒中?

当卵圆孔未闭引起的心房内右向左的分流量较大时，极易形成湍流，从而导致血流淤滞，进一步引起微血栓的形成，当处于特定条件时，这些微血栓会随着血流进入体循环，最终进入大脑，从而引起脑卒中。据文献报道，在脑卒中人群中，有将近20%的人群属于不明原因栓塞性卒中，即经各种现代化检查手段评估后仍无法明确病因的卒中，而在这类人群中卵圆孔未闭的发现率超过了40%。在西方世界，每年约有160万人发生脑卒中，其中有1%的人群出现复发性卒中，而在复发性卒中的人群中有将近15%

的人群是由卵圆孔未闭所导致。

4 怎么才能发现卵圆孔未闭?

目前临床上最常用于确诊卵圆孔未闭的检查主要包括经胸超声心动图（TTE）、经胸超声心动图声学造影（cTTE）、经颅多普勒超声声学造影（cTCD）以及经食管超声心动图（TEE），其中经食管超声为诊断卵圆孔未闭的金标准，而经胸超声心动图声学造影、经颅多普勒超声声学造影因其性价比高、操作简单且无痛苦的特点，往往可以在经食管超声前检查，提高检出率，并且可以观察卵圆孔未闭的分流量，作为诊断卵圆孔未闭的常规检查而开展。

5 所有的卵圆孔未闭都需要手术封堵吗?

虽然目前大多数研究认为卵圆孔未闭封堵术对治疗偏头痛有效，且是卒中二级预防的重要手段，但并不是所有的卵圆孔未闭都需要手术封堵治疗。根据《2024年卵圆孔未闭规范化诊疗中国专家共识》，目前建议年龄16～60岁明确血栓栓塞性脑梗死合并卵圆孔未闭的患者，在排除其他卒中发病机制后，首选进行经导管卵圆孔未闭封堵术。而大多数其他卵圆孔未闭的患者往往无须手术治疗或仅仅需要药物预防即可，故发现卵圆孔未闭时切勿盲目，一定要在专业医生充分评估和指导下选择对患者最合适的治疗方法。

第十五章 出院患者家庭护理

一、冠心病患者家庭护理知识

1 家庭护理的常用方法及手段

心血管疾病出院患者家庭护理，应在专业医护人员指导下开展心脏康复，包括药物干预、运动干预、营养干预、精神心理干预及不良行为干预，旨在降低心血管疾病对患者生理和心理影响、降低心血管不良事件。

目前，已有远程电子心脏康复设备及技术应用于医院主导的家庭心脏康复，国外有借助数字技术、人工智能、虚拟现实技术等新手段开展家庭康复。患者也可通过电话、微信、移动应用程序等设备获取家庭护理的相关技能。

2 心脏病患者家庭备药的品种及注意事项

（1）血管扩张药物：硝酸甘油是冠心患者家中必备药品之一，其功效主要是能够快速扩张冠状动脉，从而减轻心绞痛发作带来的疼痛。当患者突发心绞痛时，可以在舌下含服1片，1片大约0.5 mg，1分钟左右就会发挥出药效，药效能维持15 ～ 30分钟。

个别患者在含化药后，30分钟之内并未减轻疼痛，可选择再服用1片。如果患者连续服用硝酸甘油仍不能减轻症状，就需要家属及时叫救护车，避免出现更加严重的后果。但需要格外注意，硝酸甘油要舌下含服，才能够快速发挥药效，尽量不要采取吞服的方式。硝酸甘油受热、受潮、暴晒、存放过久等都会导致药效不达标，因此，对于硝酸甘油的存放应做好防潮、避光等措施，如果药物已经开封，需要注意开封时间。为保持药效，开封3个月左右就不建议继续服用。另外，需要注意的是，在服用硝酸甘油前需要注意血压，如若患者血压过低，就不应该再服用硝酸甘油。

（2）快速降压药物：心痛定（硝苯地平）是一种短效的降血压药物，当患者突然出现血压升高，且升高程度较大，需要尽快将血压控制在正常范围，这时候可以口服1粒心痛定。但需要注意的是，这个药物起效比较快，而且降压程度较大，一些老年人可能会因为血压突降产生更大的心脑血管风险，所以要谨慎使用。有的患者用药后可出现脸红、头痛，一般症状轻微，3～5小时后症状可改善。

（3）稳定心率（律）药物：倍他乐克（美托洛尔）主要对窦性心动过速、房性和室性早搏、房性心动过速、心房扑动和心房颤动都有一定效果。如果患者出现心悸症状，自测脉搏增快，血压不低的情况，可以服用倍他乐克12.5～25 mg。需要注意的是，有哮喘或心率偏慢的患者，是不能用这类药物的。

3 冠心病患者未装支架出院后的家庭治疗要点

冠心病未装支架的患者，一般可分2种情况：一种是冠状动脉狭窄在50%～70%，还有一种是冠状动脉狭窄在70%以上，但考虑患者年龄较大、斑块稳定、症状不频繁，医生可能会建议保守治疗。一旦确诊为冠心病（冠状动脉狭窄≥50%），无论有没有植入支架，都需要终身服药，包括抗血小板聚集类药物、扩张冠状动脉血管药物、他汀类药物降血脂稳定斑块、β受体阻滞剂等。吸烟患者严格戒烟，包括二手烟。超重患者减重。避免情绪激动、饱餐、寒冷等诱发因素。一旦出现病情进展（症状加重，发作频繁），及时就医。

4 冠心病药物球囊治疗后的注意事项

药物球囊是一种无异物植入的冠心病介入治疗新技术，它与支架最大的区别是支架需要留在血管内，而药物球囊仅仅把药膜留在血管壁上，药膜可以被血管内皮细胞吸收，体内不会存留异物，而且可缩短术后双联抗（阿司匹林+氯吡格雷）血小板的时间（支架植入需要双联抗治疗1年，药物球囊一般3～6个月双联抗治疗即可），减少术后出血的风险。

药物球囊治疗后和支架植入术后一样需要保养。① 按时服药：包括抗血小板聚集药物、扩张冠状动脉血管药物、他汀类药物降血脂稳定斑块。② 定期复查：包括心电图、血常规、生化检查等，药物治疗的方案不是一成不变的，医生会根据复查结果，及时调整治疗方案。③ 低盐低脂饮食：饮食清淡是基本的原则，另外可以多食新鲜蔬菜、水果、鱼肉及豆制品，不宜多食用动物脂肪、内脏等高胆固醇的食物。④ 戒烟限酒：应严格戒烟，包括二手烟。⑤ 适度运动：运动量应因人而异，建议采用循序渐进的运动方式，过度运动有损身体。⑥ 控制危险因素：口服药物并不是万事大吉，应将血压、血脂、血糖等危险因素控制在目标范围内，才能避免冠心病进一步加重。⑦ 作息规律：充足的睡眠对冠心病患者尤为重要，熬夜导致斑块破裂的风险更高。

5 冠心病合并房颤的注意事项

心肌缺血是冠心病合并房颤的主要发病原因，因此需要纠正心肌缺血，如使用单硝酸异山梨酯缓释片等扩张冠状动脉，减少心绞痛发作。房颤可加重冠心病，因此房颤的治疗也是必要的一环，包括使用抗凝药物，如华法林或者新型口服抗凝药；用药物控制心率，降低心肌耗氧；药物或者电复律终止房颤，转为窦性心律；冠心病稳定后考虑行射频消融术，减少或根治反复发作的房颤。

6 冠心病合并糖尿病怎么办？

血糖的控制目标是个体化的。① 对于普通患者，空腹血糖低于7 mmol/L，餐后2小时血糖低于10 mmol/L，糖化血红蛋白低于7%；② 对于糖尿病病程短、预期寿命较长、无并发症的患者，可要求空腹血糖低于6.1 mmol/L，餐后2小时血糖低于7.8 mmol/L，糖化血红蛋白控制在6.5%；③ 对于合并其他慢性疾病，预期寿命较短的患者，空腹血糖低于8.5 mmol/L，餐后2小时血糖低于13.9 mmol/L，糖化血红蛋白可放宽至8.5%，甚至10%以下。降糖治疗的目的不是单纯控制血糖，更重要的是要降低糖尿病并发症的发生率，降低死亡风险。

生活方式的干预包括戒烟、限酒、限盐（<5 g/d）、规律运动、控制体重和保持心理平衡。高血压和高血脂也会影响血糖的控制，因此，需要控制好血压（<140/80 mmHg）和血脂（LDL-C<1.8 mmol/L）。

7 冠心病合并心力衰竭的注意事项

（1）饮食控制：冠心病患者饮食上需要控盐，当摄盐过多时会导致人体水肿，但也不必做到完全不吃盐，适当即可。新鲜蔬果和保证营养均衡是饮食的主旨，同时也要减少油腻和辛辣刺激，以免加重心脏负担。

（2）健康的生活方式：保持良好的心态面对疾病，不必悲春伤秋，也不要过于激动兴奋，同时要保持充足的睡眠时间，戒烟限酒，切勿熬夜。

（3）防止上呼吸道感染：在寒冷季节和流感高发时段一定要尽量避免感染，及时增减衣物、减少外出、戴好口罩等。心脏病患者一旦发生上呼吸道感染容易导致病情加重。

（4）适当锻炼：冠心病患者应根据疾病程度选择适合的活动方式，合理安排锻炼和休息有助于改善心肺功能，需避免耗氧量大的运动，可以选择散步或瑜伽等轻松的运动。心力衰竭严重患者应谨遵医嘱，卧床休息，心脏病患者能否参与运动应在医生评估下决定。

（5）自我监测：冠心病患者应做到实时了解心脏的“最新动态”，做好自我监测就能及时了解病情是否加重，患者除了遵医嘱按时用药之外，还要定期检查心肺功能，当日常生活中出现气促、胸闷、夜间憋醒、咳粉红色泡沫痰、乏力嗜睡、水肿等情况，应尽快就医。

二、高血压卒中患者的家庭护理要点

1 鉴别高血压患者在发生脑卒中前兆

（1）头晕，特别是突然感到眩晕或与平时不同的头痛、不明原因突然跌倒或晕倒。

（2）肢体麻木：突然感到舌麻、唇麻，一侧面部、手脚麻木。

（3）暂时性吐字不清，讲话不利索，肢体无力或活动不灵活；短暂意识丧失或个性和智力的突然变化。

（4）全身明显乏力，肢体软弱无力或整天昏昏欲睡，处于嗜睡状态。

（5）恶心、呕吐或血压波动，或双眼突感一时看不清眼前出现的事物。

假如患者发生脑卒中，可立即测量血压，给予降压药，并可根据以上FAST评估，协助判断是否需要拨打120急救电话。

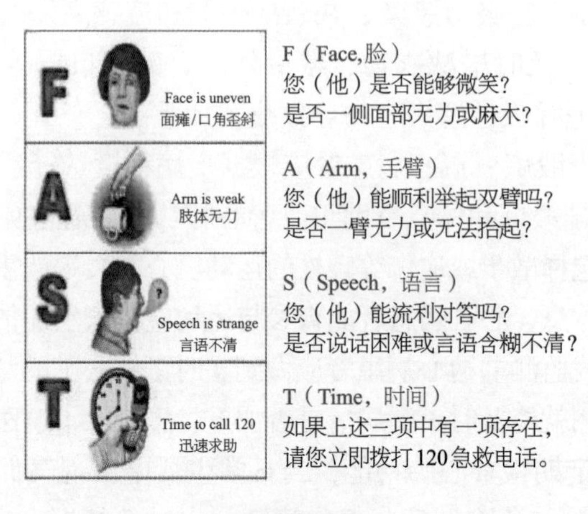

FAST评估法

2 拨打120送至医院需要配合的步骤

（1）不要慌乱，尽快将患者送往就近医院。

（2）迁移患者时要保持稳定，尽可能减少搬动。

（3）让昏迷躺卧床上的患者头部垫高，有呕吐时，头稍偏向一侧，使呕吐物顺利排出，避免窒息或引致肺炎。

（4）床褥必须保持平整、干爽和清洁，翻身后要检查皮肤是否有压红或变色，以防产生褥疮。

（5）插导尿管的患者须检查导尿管是否通畅、有无脱落等。

（6）与医护人员合作，尽力抢救患者。

3 饮食护理

（1）饮食：高蛋白质、蔬菜和水果，低糖、低盐和低脂肪；便秘者应吃高纤维素食物，如蔬菜、水果等；高血压者应低盐饮食；

少量多餐、戒烟、戒酒；不要吃太黏、太干、太韧、不易咀嚼和吞咽的食物，如汤圆、粽子等。

（2）喂食时，患者尽量坐起，不能坐起者应给予后背垫高枕，采取半坐卧位，将少量食物从患者健康侧口角放入口中，缓慢喂食。如吞咽反射障碍，应采用半流质或者流质饮食，或留置胃管，正确学习护理，严防误吸、窒息。

（3）饭后清洁口腔，避免食物残留。餐后保持原来姿势半小时，避免餐后躺平使食物反流。

4 安全管理

（1）防跌倒：指导患者穿着合身衣服和安全防滑鞋具，在如厕、起床、行走时寻求家属帮助。起床时要遵循起床“三部曲”：先平卧30秒，让自己清醒；再坐至半卧位，睁眼静坐30秒；然后至床边静坐30秒，最后慢慢起床活动。

（2）防烫伤：首先，确认高危人群，注意评估患者视力、意识、热适应能力和生活自理能力等；其次，消除危险因素，注意热水、热油和热蒸汽的使用，沐浴水温不超过42℃，不用热水袋防烫伤；烤灯、电暖气等使用与患者距离超过30 cm。如烫伤，先远离热源清除衣物，再判断伤情，严重者直接送往医院，同时保护好烫伤皮肤。

（3）防走失：随身携带信息卡，并标注姓名、住址、家属联系电话，还可让老人记住家附近的特殊建筑标记。

5 卧床护理

保持患者大便通畅，按时按摩腹部。偏瘫患者定时翻身拍背，更换体位。可2～3小时给患者左右侧卧，保持床铺整洁干燥，预防压疮和坠积性肺炎的发生。

6 活动护理

（1）卒中患者会随着时间推移逐渐出现肌肉萎缩、颓废和营养不良、坠积性肺炎、褥疮等各种并发症。当病情稳定（一般脑梗死发生1周后，脑出血发生3周后）时，快速进行早期功能锻炼，防止关节失用性挛缩。

（2）首先被动运动，对患者进行被动肢体活动按摩。可从大关节活动到小关节，每天3～4次，每次从短到长。瘫痪肢体肌肉力量恢复时，可指导主动运动，如仰卧伸展、抬脚、大小关节弯曲旋转、行走等，逐步提高肌肉力量和关节功能，进一步训练，掌握使用钥匙、筷子等精细动作，提高生活技能。

（3）可配合医生药物治疗、按摩、针灸、理疗，促进患肢血液循环功能恢复。也可利用沙袋、哑铃等自行抗阻训练，每天训练1～2次，每周至少有氧运动2～3次，根据情况选择慢跑、散步、打太极拳等，每次训练30～40分钟。

7 语言康复护理

（1）与患者交谈简单易懂，清晰缓慢，给患者足够的时间回答问题，表达意愿。

（2）当患者表现不耐烦时，应安慰或通过写作、手势、图示卡片等其他方式来弥补。

（3）对于单音、音调不正确、不连贯者，应猜测和澄清，帮助患者重建语言功能。

8 心理护理

及时掌握患者心理情绪变化，有严重后遗症和无法照顾自己的人，更易产生焦虑、恐惧甚至拒绝治疗或自杀。要尊重和理解患者，积极鼓励引导。

9 用药护理

协助患者遵医嘱按时定量服用药物，勿擅自停药、减药或换药，服用抗血小板聚集药，注意观察黏膜、消化道等有无出血。

10 定期随访

出院后定期复查血压、心电图、脑影像检查及抽血化验，如有不适及时就诊。

三、房颤患者的家庭护理

1 急性发作症状评估

患者居家出现心悸、气短、乏力、头晕等，甚至出现呼吸困难、胸痛、晕厥等，都可能属于房颤急性发作，患者应及时就诊。

2 饮食

（1）接受华法林抗凝治疗的房颤患者，尽量避免高维生素K食物摄入，如猕猴桃、生菜、奶酪、菠菜、韭菜、蛋黄和动物内脏等。

（2）酒精是房颤发生的危险因素，建议房颤患者戒酒。茶和咖啡等刺激性饮料不会加重房颤风险，可适当食用。

3 运动

房颤患者适当运动有助于锻炼心肺功能，运动前适当热身，选择节奏舒缓的运动如散步、太极拳、快慢走结合等，循序渐进增加运动强度，注意防寒保暖。

4 服药护理

（1）观察用药不良反应：服用抗凝药多关注出血问题；服用控制心室率和节律药物，关注心率、血压、甲状腺功能等，出现异常，及时就诊。

（2）遵医嘱按时、按量服药，对于房颤治疗非常重要。

5 潜在并发症观察

房颤血栓栓塞致卒中是房颤最常见和危险的并发症，观察是否出现突发眩晕、一侧肢体麻木无力、口角歪斜、吐字不清等脑梗死症状，这些症状出现时及时就医。

6 定期复查

调整用药剂量，保证凝血功能正常，减少出血风险。

四、心力衰竭患者的家庭护理

1 去除六大诱因

感染、过度劳累和激动、降压降糖利尿药使用不当、心律失常（房颤）、原有心脏病变加重、血容量增加。

2 适当休息，合理运动

（1）可以提高心力储备，改善心肺功能、夜间睡眠质量，使患者心情舒畅。

（2）运动形式如走路、踏车、游泳、骑自行车、爬楼梯、打太极拳等。

（3）运动每周3～5次为宜，每次30分钟左右；出现脉搏>110次/分或<50次/分，或有心慌、气急时，提示运动过量，应停止活动并休息。严重心力衰竭需卧床休息，可采取头高脚低位。如夜间呼吸困难，可采取半卧位或坐位，双下肢下垂，减轻心脏负担。

（4）长期卧床，可在照护者的协助下在床上进行翻身、抬腿、四肢关节等主动或被动活动，每日3～4次，每次20～30分钟，防止肌肉萎缩、肢体功能丧失、深静脉血栓形成、肺炎等并发症的发生。

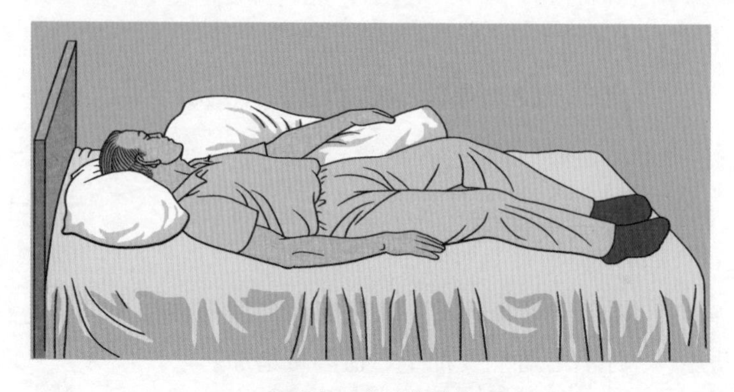

勤翻身，右侧半卧位

3 饮食节制、营养均衡

（1）定时定量、少食多餐：每日 4 ～ 5 餐，每餐七八分饱，以流质或半流质食物为宜。

（2）多吃营养丰富的食物：如瘦肉、鱼类、蛋类、乳类、豆类，以及新鲜蔬菜和瓜果；油脂类以植物油为主，动物油少用；水产类以淡水鱼及部分含钠低的海鱼为主。

（3）奶、蛋类：牛奶 250 mL/d，鸡蛋或鸭蛋 < 1 个/天。饮料选择淡茶、淡咖啡。严格戒烟戒酒。

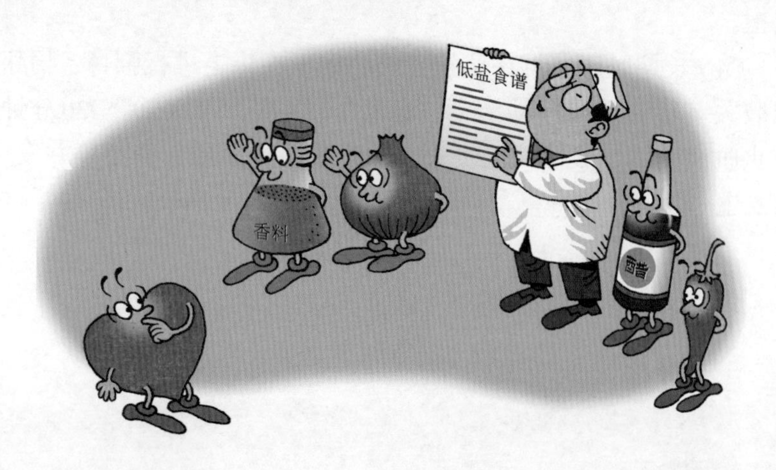

4 测量体重，定期监测

（1）每日清晨于排便后、早餐前穿相同重量衣物称重，如3天内体重增加超过2 kg，或每天增加达1 kg，考虑有液体潴留（可为隐性水肿），需及时就诊。

（2）每天检查双下肢是否肿胀，或其他部位是否有水肿或加重；记录夜间能否平卧、是否有气急呼吸困难；每日监测血压、心率，并记录，加重时及时就医。

5 限制钠盐，控制饮水

（1）控制水分：应“文雅”喝水，即喝小口水缓慢的咽下，若口渴明显，需控制入量，可口中含冰块解除口渴感。不渴时不要喝水，如果口干可尝试含一块冰或者水果。尽量减少进食汤水、饮料、酸奶等液体食物，可用刻度杯或者在杯子上画刻度线。

严重心力衰竭患者限水1.5~2 L/d。

（2）记录24小时出入量：入量包括喝水量（包括汤、奶等），水果、食物本身含水量等；出量主要为尿量、粪便量、呕吐物量、腹泻量、大量出汗量等。

（3）限制钠盐：世界卫生组织提倡建议健康成人食盐摄入量不超过6 g/d，注意食物中的“隐性食盐”，包括面包、午餐肉、比萨、三明治、奶酪等天天吃的“常规”食物。心力衰竭轻度或稳定期不严格限盐，急性发作控制钠盐在2 g/d以下。服用利尿剂的患者，有可能排尿较多，这时也不要过度限盐。

6 规律服药，定时门诊

服药注意事项如下。

（1）利尿剂：如呋塞米、托拉塞米，注意补钾（富含钾的食物，如橘子、香蕉等），定期抽血监测电解质，尽量选择在早晨。

（2）血管紧张素转换酶抑制剂（AGEI）：如雅施达（培哚普利）、洛汀新（贝那普利）等，会引起干咳、低血压，防止体位性低血压。

（3）β受体阻滞剂：如美托洛尔和比索洛尔等，会影响血压和心率，应注意监测。如血压<90/60 mmHg或心率<55次/min，应及时就医。

（4）醛固酮受体拮抗剂：如螺内酯等，可能会引起男性的乳腺增生，但这是可逆的，停药之后能够恢复。

（5）洋地黄类：如地高辛，如心率<60次/分或出现恶心、呕吐、心慌、黄绿视等，要注意是不是地高辛中毒。

（6）其他：建议每1～3个月进行1次门诊复查，每月复查电解质与肝肾功能，每3～6个月复查超声心动图、心电图等。

7 心力衰竭发作如何急救

（1）首先安慰患者保持其安静，减少恐惧躁动，有条件者马上吸氧。

（2）松开衣领，取坐位，双下肢随床沿下垂，可用胶带轮流结扎四肢，每一肢体5分钟，然后放松5分钟，以减轻心脏负担。

（3）可舌下含服硝酸甘油或口服利尿剂2片，并限制饮水量。

（4）同时拨打急救电话，立即送患者去医院救治。

8 心力衰竭患者压疮如何防治

（1）减轻受压部位缺血：长期卧床者，适当采取端坐及右侧半卧位交替，一般每3~4小时翻身一次；骨隆突处可使用减压贴或使用家庭气垫床。

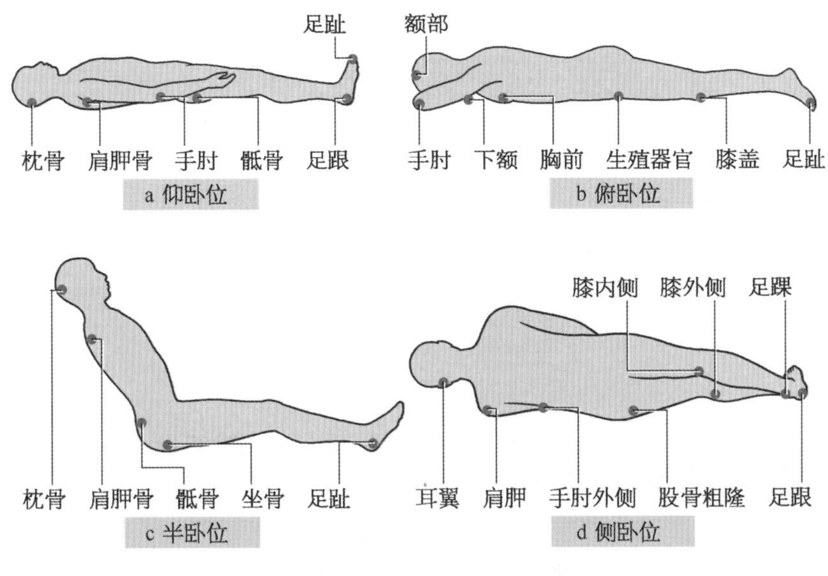

容易发生压疮的部位示意图

（2）勤换洗，护皮肤：保持皮肤和衣被清洁、干燥、无皱褶；大小便失禁者，及时清理皮肤，肛周可涂皮肤保护剂；水肿患者避免穿紧身衣服，病情允许时抬高双下肢，减轻水肿。

（3）心理支持：慢性心力衰竭患者因用药复杂、病程迁延，其活动、卧位、饮食等严重受限，较容易产生悲观、急躁、绝望的消极心理，应经常与患者进行有效交流。

五、肥厚型心肌病患者的家庭护理

肥厚型心肌病是一种不易发现、难于治疗的常见遗传性心脏病。肥厚型心肌病极易发生心力衰竭与猝死，其病死率为25%～45%。肥厚型心肌病患者应该如何护理?

（1）合适的生活环境：安静无噪声，避免惊吓。

（2）饮食科学合理

1）饮食：易摄入清淡易消化低脂肪高蛋白质食品，少食多餐，不宜过饱，尤其晚餐。可选莲子、大枣、山药等食疗，如黄芪加红枣；百合加玉米须；莲子猪心汤等。

2）多吃富含维生素B、维生素C的新鲜蔬菜水果，多进食粗纤维食品，保持大便通畅。

3）避免油腻刺激性食品，如咖啡、饮料、浓茶、辣椒等。辛辣可刺激心脏，使心跳加快，引发兴奋和失眠。禁烟酒，以免心肌变性、功能减退引发心律失常等。

（3）管理好心情：保持好心态、情绪，要了解病情，对减少恐惧和由此引起的焦虑有益。

（4）适度的运动

1）病情早期尽量减少户外活动，可选用手操、静坐、腹式呼吸锻炼。体力逐渐恢复后，参与一些散步、太极拳，切忌大运动量。

2）如患者无运动康复禁忌，建议出院后尽早到专业的心脏康复中心进行运动康复。

3）居家心脏康复：居家运动康复前，建议先在医疗机构门诊运动训练至少4周12次，再以门诊康复运动处方为依据，指导患者在社区或家庭进行相应强度的运动训练。

（5）监测和排查

1）评估、治疗焦虑和抑郁。

2）建议筛查和干预睡眠呼吸暂停。

3）约60%的患者可以找到明确的致病基因。家族中第一个被确诊为肥厚型心肌病患者可以进行遗传评估，通常包括遗传咨询和基因检测。

（6）随访：建议每年随访一次。对于运动相关心源性猝死风险较高的青少年和年轻人，应考虑每6个月随访一次。

六、智障老人心血管药物家庭给药方法与技巧

智障老人很大一部分是阿尔茨海默病引起的，出现记忆力障碍、性格改变、精神障碍等，致患者遗漏、重复、超剂量、错误、异常服药等，因此，照护此类患者给药非常重要。

1 药物管理

（1）加强对药物的管理，禁忌让老人自行保管。每天可和老人共同分装药物，督促老人按时按量服用。

（2）镇静睡眠药、抗血栓药、降压药、降糖药、控制心律失常药易产生昏迷、出血、低血压休克、低血糖昏迷、心跳过缓等副作用，为避免由此带来的安全隐患，最好将药物放在老人不宜拿到的地方。

2 服药技巧

（1）自己服药的老人，准备一张服药记录单贴在墙上，记录下服药信息，每次服药后在上面打钩，以防漏服或重服；或保留药品包装作为已服药的证据，也可与老人约好，服药后在记录本、日历上做标记等。

（2）需在服药后检查口腔，确保药物完全吞服，避免出现藏药。老人拒服药时，家属需耐心劝说，待情绪稳定后再次喂入，避免强行喂服导致意外。

（3）服药姿势：老年人服药时应采用站位、坐位或半卧位，避免平卧位。长期卧床老人，服药前应先抬高床头30° ～45° ，服药结束观察半小时，半小时后再协助患者调整至平卧位。

（3）服药方法：服药前可先饮用适量温开水，观察有无呛咳，同时湿润咽喉，之后再将药丸或药片放于老人舌中后1/3处，温水送服。

（4）不论药物为固态或是液态，都须避免在老人咳嗽或者气喘等情况下服用，否则易发生呛咳、误吸等。

3 疗效观察

（1）观察药物疗效，如有无头晕、恶心、皮肤瘙痒、血压、意识、视觉、平衡力等反应，如有异常须及时就医。

（2）部分药物可影响肢体行动，导致老年人跌倒，在服药30分钟至1小时是危险期，变换体位时动作要缓慢，避免体位性低血压发生。

参考文献

[1] 陈灏珠，林果为，王吉耀.实用内科学［M］.15版.北京：人民卫生出版社，2021.

[2] Douglas P.Zipes，Peter Libby，Robert O.Bonow， 等 主 编；Eugene Braunwald创始主编.陈灏珠主译.Braunwald心脏病学［M］.11版.北京：人民卫生出版社，2021.

[3] 罗心平，沈伟，熊楠青，主编.心脏解剖与心电图［M］.上海：上海科学技术出版社，2022.

[4] 罗心平，施海明，金波，主编.实用心血管内科医师手册［M］.2版.上海：上海科学技术出版社，2017.

[5] 中国心力衰竭诊断和治疗指南2024［J］.中华心血管病杂志，2024，52（3）：235-275.

[6] 中华医学会心血管病学会，中国医师学会心血管内科医师分会，中国医师协会心力衰竭专业委员会.中国心力衰竭诊断和治疗指南2018［J］.中华心血管病杂志，2018，46（10）.

[7] 黄从新，张澍，黄德嘉，等.心房颤动：目前的认识和治疗的建议-2018［J］.中国心脏起搏与心电生理杂志，2018，32（4）：315-368.

[8] 唐先意，刘铁群，张义雄.机械辅助装置治疗心脏泵衰竭的研究进展［J］.中国循证心血管医学杂志，2022，14

（11）：1400-1405.

[9] 中国康复医学会心血管病预防与康复专业委员会.慢性心力衰竭心脏康复中国专家共识［J］.中华内科杂志，2020，59（12）：942-952.

[10] 中国医学会心血管病学分会，中国医师学会心血管内科医师分会等.中国心力衰竭诊断和治疗指南2024［J］.中华心血管病杂志，2020，48：235-268.

[11] 中华医学会心血管病学分会.冠状动脉微血管疾病诊断和治疗中国专家共识（2023版）［J］.中华心血管病杂志，2024，52（5）：460-492.

[12] 中华医学会老年医学分会心血管学组，中国老年保健医学研究会老年心血管病分会.老年心房颤动诊治中国专家共识（2024）［J］.中华心律失常学杂志，2024，28（2）：103-124.

[13] 中华医学会心血管病学分会，中华心血管病杂志编辑委员会.卵圆孔未闭规范化诊疗中国专家共识［J］.中华心血管病杂志，2024，52（4）：369-383.

[14] 中国医师协会内分泌代谢科医师分会，国家心血管病专家委员会心血管代谢医学专业委员会，周智广，等.糖尿病患者血脂管理中国专家共识（2024版）［J］.中国循环杂志，2024，39（4）：322-341.

[15] 《成人肥厚型心肌病康复和运动管理中国专家共识》编写委员会，冯雪，宋雷.成人肥厚型心肌病康复和运动管理中国专家共识［J］.中国循环杂志，2024，39（1）：29-40.

[16] 国家心血管病专家委员会心血管代谢医学专业委员会，李建军，窦克非.他汀不耐受的临床诊断与处理中国专家共识［J］.中国循环杂志，2024，39（2）：105-115.

[17] 中国老年医学学会心电与心功能分会，中国心衰中心联盟专家委员会，中华医学会《中华全科医师杂志》编辑委员

会.心力衰竭早期筛查与一级预防中国专家共识（2024年）［J］.中华全科医师杂志，2024，23（1）：7–18.

［18］《钠–葡萄糖转运体2抑制剂在慢性肾脏病患者临床应用的中国专家共识（2023年版）》专家组.钠–葡萄糖转运体2抑制剂在慢性肾脏病患者临床应用的中国专家共识（2023年版）［J］.中华糖尿病杂志，2023，15（12）：1213–1224.

［19］中国血脂管理指南修订联合专家委员会，王增武，李建军，等.中国血脂管理指南（基层版2024年）［J］.中国全科医学，2024，27（20）：2429–2436.

［20］苗立鹏，任柯好，李梦蝶，等.2009–2021年中国心血管疾病死亡趋势分析与预测研究［J］.中国全科医学，2024，27（18）：2260–2264，2271.

［21］白雪，陈梦飞，唐玉娇，等.心搏骤停流行病学调查及其危险因素研究现状［J］.中华危重病急救医学，2024，36（4）：445–448.

［22］Taylor RS, Dalal HM, Zwisler AD. Cardiac rehabilitation for heart failure: “Cinderella” or evidence-based pillar of care?［J］. Eur Heart J, 2023, 44(17): 1511–1518.

［23］McDonagh TA, Metra M, Adamo M, et al. 2023 Focused Update of the 2021 ESC Guidelines for the diagnosis and treatment of acute and chronic heart failure［J］. Eur Heart J, 2023, 44(37): 3627–3639.

［24］Byrne R A, Rossello X, Coughlan J J. 2023 ESC Guidelines for the management of acute coronary syndromes［J］. Eur Heart J, 2023, 44: 3720–3826.

［25］Williams B, Mancia G, Spiering W, et al. 2018 ESC/ESH Guidelines for the management of arterial hypertension［J］. Eur Heart J, 2018, 39(33): 3021–3104.

编 者 简 介

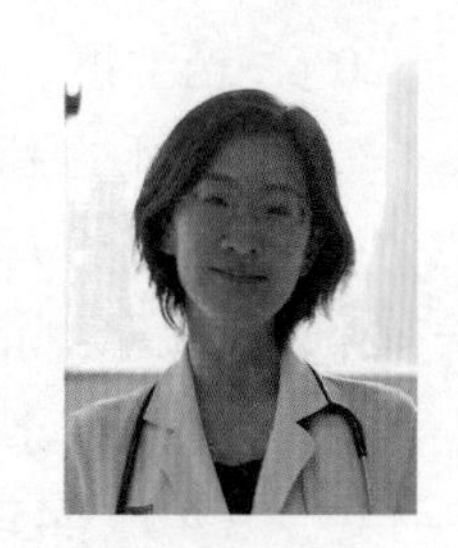

包丽雯 医学博士，复旦大学附属华山医院心内科副主任医师。国家紧急医学救援队队员，复旦大学附属华山医院内科学上海市住院医生规范化培训基地秘书，中国高血压联盟理事，长三角心血管急重症联盟委员，中国微循环学会基层慢病管理委员会委员，第七届中西医结合心血管病委员会委员，2018—2019年参加哈佛大学医学院全球临床研究者培训。主持上海市科委、卫健委课题，参与国自然课题各1项。2018年获得科技部颁发的全国优秀微视频科普作品，2020年上海市住院医生规范化培训优秀带教老师，2021年复旦大学本科生“我心目中的好老师”提名，复旦大学优秀抗疫工作者，复旦大学优秀团干部等。

门诊时间：周二下午心血管门诊，周三上午高血压与心律失常专病门诊。

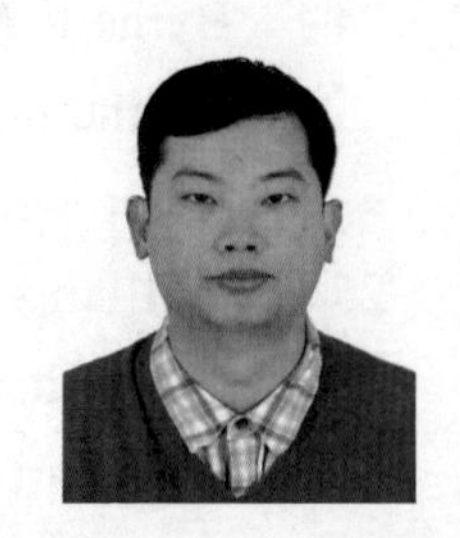

陈　华 医学博士，中科院生化研究所科研多年，复旦大学附属华山医院心内科主治医生，在国外期刊上发表多篇学术论文。

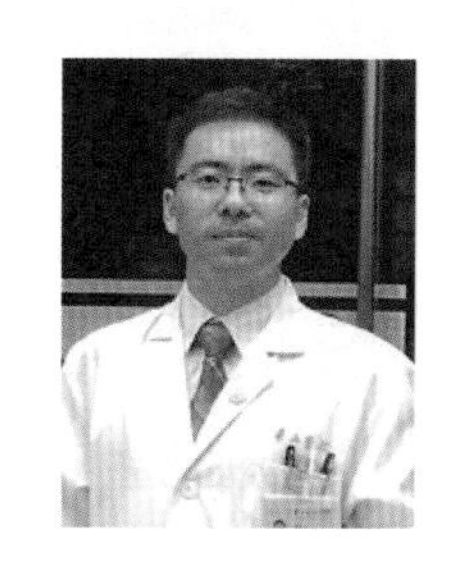

陈奇英 医学博士，新加坡国立大学—复旦大学联合培养博士，复旦大学附属华山医院主治医师。擅长冠心病及心律失常的药物及介入治疗，发表相关SCI论文5篇。

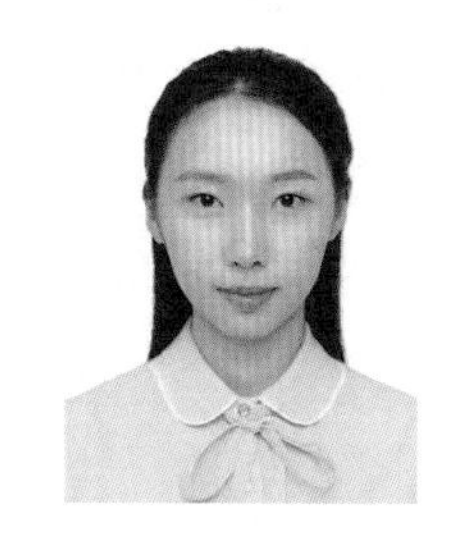

陈羽斐 复旦大学附属华山医院心内科住院医师，师从罗心平教授，致力于冠状动脉粥样硬化与心肌梗死相关的机制研究，擅长冠心病、高血压等常见心血管疾病的药物治疗。

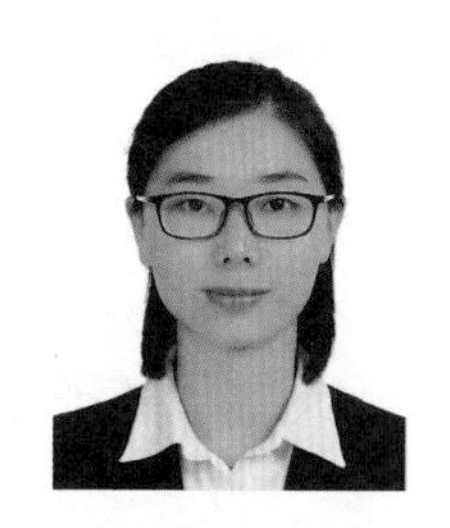

高 稳 医学博士，复旦大学附属华山医院心内科医师，欧洲心脏病学会（ESC）会员。临床专长：起搏器的程控随访、顽固性高血压的诊疗、冠心病抗栓及房颤抗凝方案的优化等。

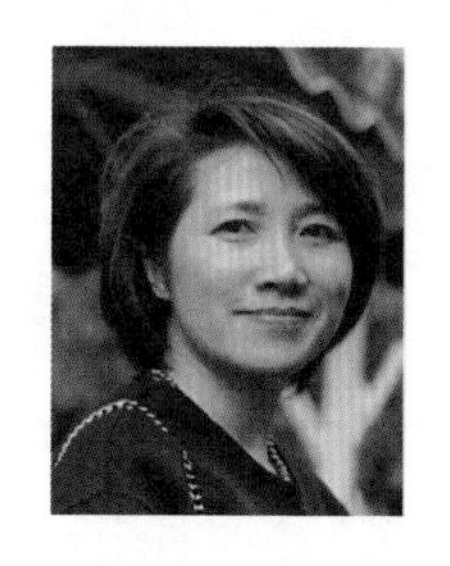

高秀芳 医学博士，主任医师，副教授。2002年起就职于复旦大学附属华山医院心内科。中国医师协会高血压专业委员会代谢组委员，中国高血压联盟理事会理事，中国生物医学工程学会心律分会女性心律失常工作委员会委员，上海市生物医学工程学会心脏起搏与电生理专业委员会心电学组委员。临床专长：擅长心房颤动治疗方案的优化、顽固性高血压的诊疗、胸痛原因的鉴别、晕厥原因的鉴别、心力衰竭的药物方案调整。专家门诊：周二下午。

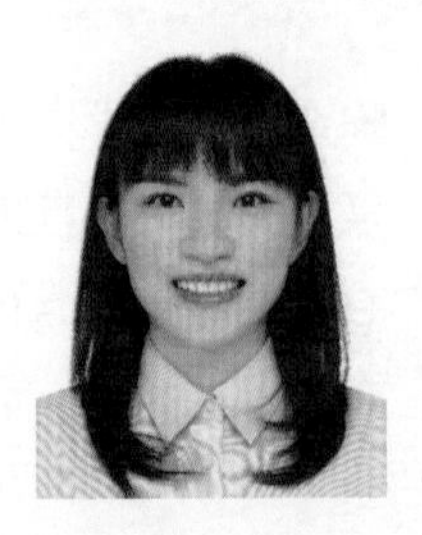

郭慧琦 护理本科，主管护师，担任复旦大学附属华山医院心内科、心胸外科专科护士，复旦大学循证护理中心证据转化与临床应用项目主要负责人；以第一作者发表SCI论文1篇、国内权威期刊论文2篇、核心期刊论文2篇；曾获得“复旦大学附属华山医院四星护士”“复旦大学附属华山医院护理明星”“复旦大学抗击新冠肺炎疫情先进个人”等荣誉。擅长心内科急危重症患者护理、心脏病慢病护理和心力衰竭患者的护理；研究方向为心力衰竭伴认知障碍患者的自我护理机制研究。

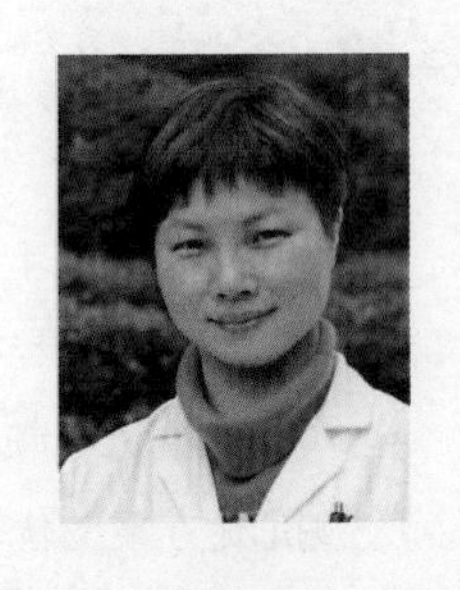

黄国倩 主任医师，硕士生导师，复旦大学附属华山医院超声心动图室主任。中国医师协会超声医学分会心脏超声专委会委员，中国医师协会心血管病分会心脏精准医学与罕见病学组委员，中国超声医学工程学会心超专委会委员，上海市社会医疗机构协会超声医学分会常委暨心超专委会主任委员，上海市医学会超声医学分会心脏学组副组长、秘书，上海市医学会心血管病学分会影像学组委员、秘书，上海中西医结合学会超声医学专委会常委暨心肺组组长。

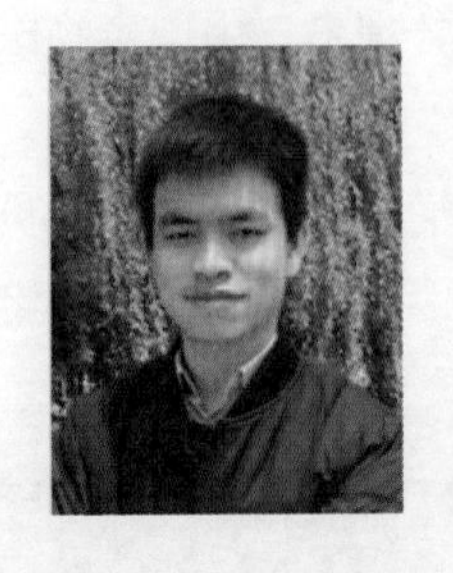

黄清昱 临床医学博士，复旦大学附属华山医院心内科主治医师，一直在临床一线工作，对心血管常见疾病的诊治积累了一定的经验。

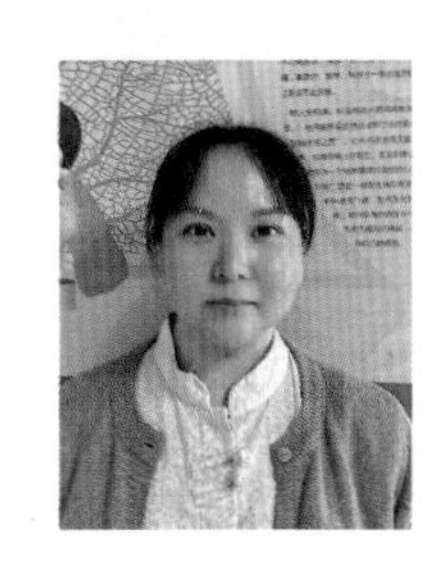

姜慧文 护理本科，主管护师。复旦大学附属华山医院心内科、胸心外科专科护士。发表国内核心期刊论文5篇、科普文章1篇。参与编写科普书籍《如何保养您的心脏》。曾获得上海市护理成果改进奖、中国医学伦理学会叙述故事三等奖、全国优秀案例擂台赛三等奖、健康医学院优秀带教老师、第三届“构建医患命运共同体　共享美好医患关系”医患故事类二等奖、复旦大学附属华山医院优秀带教老师、复旦大学附属华山医院教书育人奖等。研究方向：青年冠心病的危险因素研究及干预。擅长心内科危重症患者护理、慢病管理、代谢性心血管疾病护理。

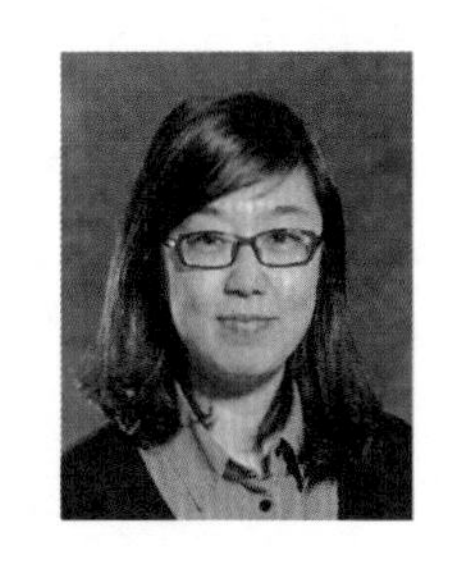

姜晓斐 医学博士，副主任医师，复旦大学附属华山医院西院急诊科主任。中国高血压联盟理事会理事，中国中西医结合学会心血管病专业委员会临床研究方法专业组委员。临床专长：与心血管影像结合对心肌病、心力衰竭的诊断与治疗。门诊时间：周一、周五上午心血管门诊。

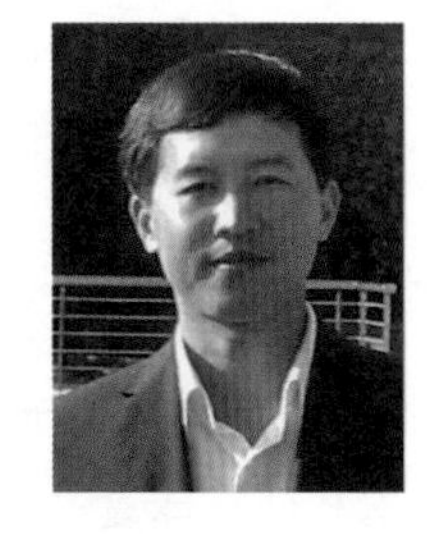

金　波 医学博士，副教授，硕士生导师，复旦大学附属华山医院心内科主任医师。从事心血管医疗、教学、科研工作近十年，在冠心病介入治疗和永久起搏器植入方面具有丰富的临床经验；在心肌病领域具有一定造诣，目前主持国家自然科学基金2项，已发表SCI论文18篇。专家门诊时间：复旦大学附属华山医院总院周四下午；复旦大学附属华山医院北院周五上午。

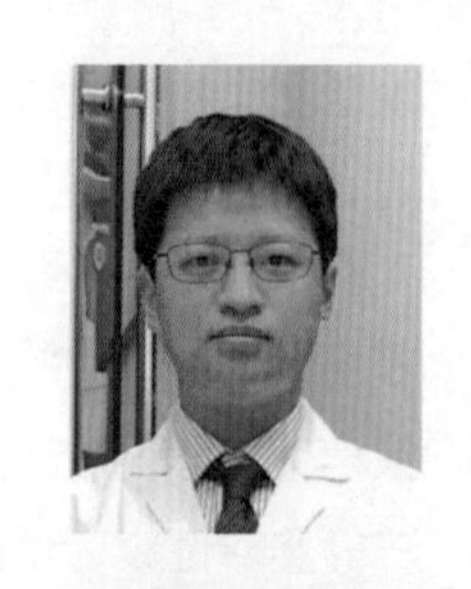

李慧洋 医学博士，复旦大学附属华山医院心内科主治医师。临床专长：长期从事冠心病的介入治疗，冠心病的中西医结合诊治工作和临床研究。

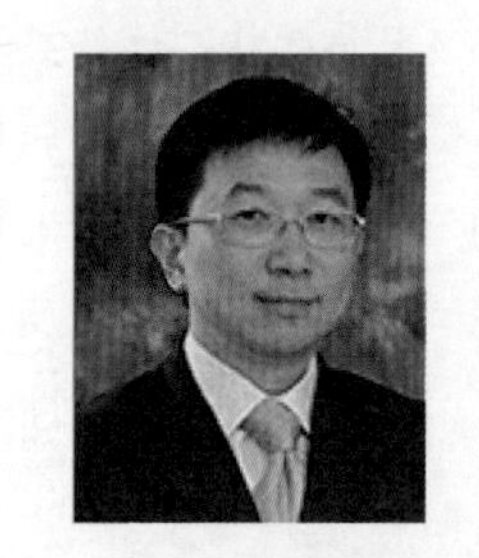

倪唤春 副主任医师，上海中西医结合学会心血管病专业委员会委员。主要从事高血压、冠心病、心力衰竭的临床诊治，冠状动脉介入治疗、起搏器植入术。专家门诊时间：每周五下午。

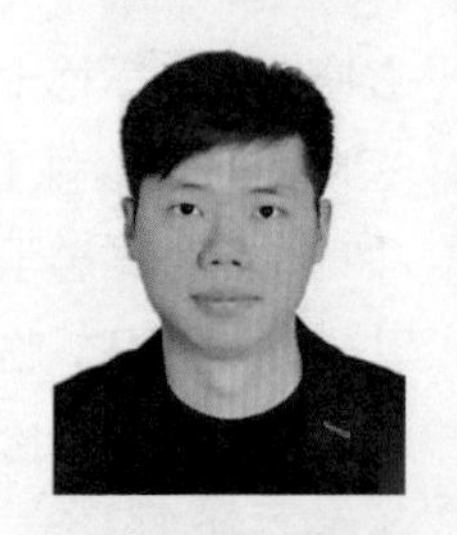

欧 洋 医学硕士，复旦大学附属华山医院主治医师。从事临床工作数年，对心血管常见疾病的诊断及治疗有一定经验。

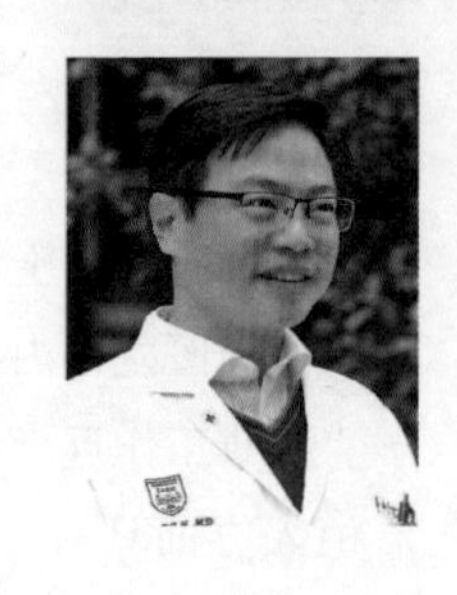

潘俊杰 博士，复旦大学附属华山医院心内科副主任医师。中国医药教育协会心血管内科专业委员会青年委员，中国中西医结合学会介入分会青年委员，启航新健康博士专家团创始人、团长。主持国家自然科学基金等多项课题。先后入选复旦大学附属华山医院优秀人才计划“华菁奖”、复旦大学“卓学计划”。擅长：冠心病精细化诊断、优化治疗及精准心脏支架植入手术和药物球囊手术，对复杂血管病变、高难度支架手术以及药物球囊手术有深厚造诣；对有导线与无导线起搏器手术均有丰富经验，年完成手术500多例。

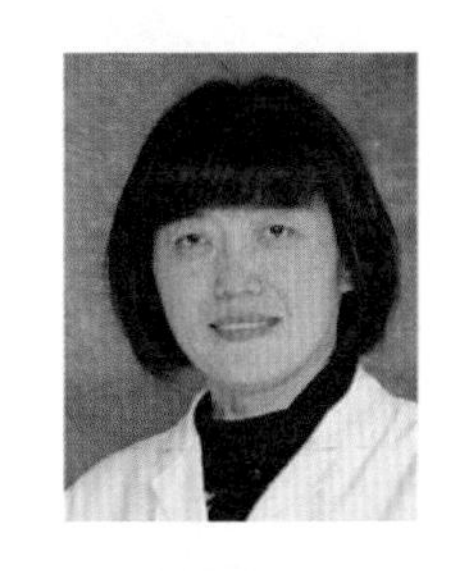

戚玮琳 医学博士，复旦大学附属华山医院心血管内科主任医师，多年致力于心血管药物的临床研究，尤其擅长高血压、高脂血症、心力衰竭等心血管疾病的优化药物治疗。现任中西医结合学会心血管专业委员会委员、中华医学会临床流行病与循证分会循证学组委员、上海医学会心血管分会心力衰竭学组委员。

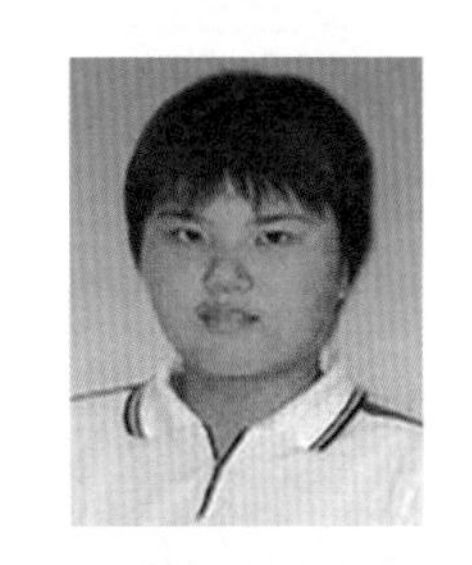

沈　俊 医学硕士，复旦大学附属华山医院主治医师，对于常见心血管疾病诊治，特别对心脏瓣膜病的超声心动图诊断积累了丰富经验。

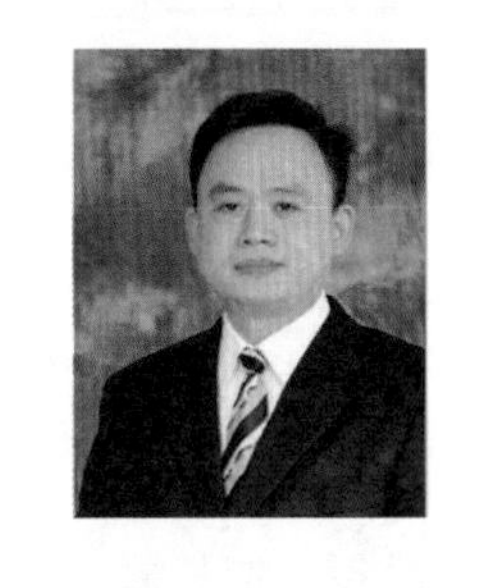

沈　伟 复旦大学上海医学院医学博士，主任医师，副教授，硕士研究生导师。复旦大学附属华山医院心内科绿色通道（急性心肌梗死急诊PCI）的主要成员，具备良好的临床行为规范，各科知识融会贯通，处理危重患者临危不乱，思路清晰。擅长冠心病、高血压、高脂血症、心律失常等心血管疾病的诊断和治疗；对危重和疑难病例有丰富的临床经验；擅长冠状动脉支架植入、各类起搏器的安装等介入手术。门诊时间：心内科专家门诊，周四上午、周五下午。

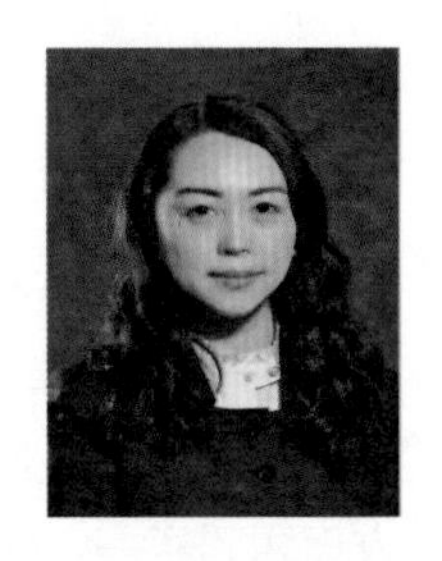

沈蕴之 硕士，副主任护师，复旦大学附属华山医院心血管内、外科护士长。中华护理学会心血管专委会专家库成员，上海市护理学会心血管学组副主任委员，中国康复医学会心肺康复护理专委会委员，美国麻省总院访问学者。发表SCI与权威期刊论文近20篇，参与课题5项，曾获上海市医苑新星人才计划及优秀学员、复旦大学“十佳百优”护士。

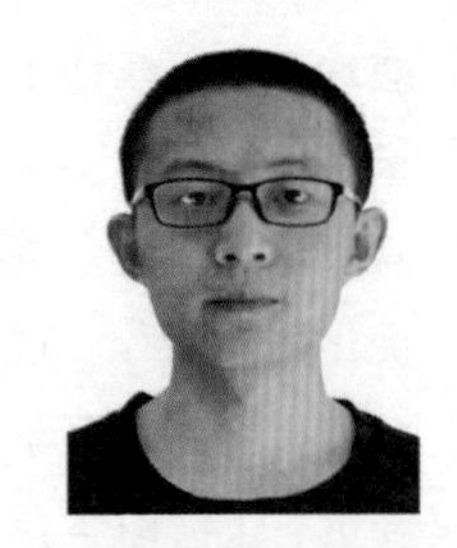

孙晟甲　医学博士，复旦大学附属华山医院主治医师，从事临床工作数年，对心血管常见疾病的诊断及治疗有一定经验。

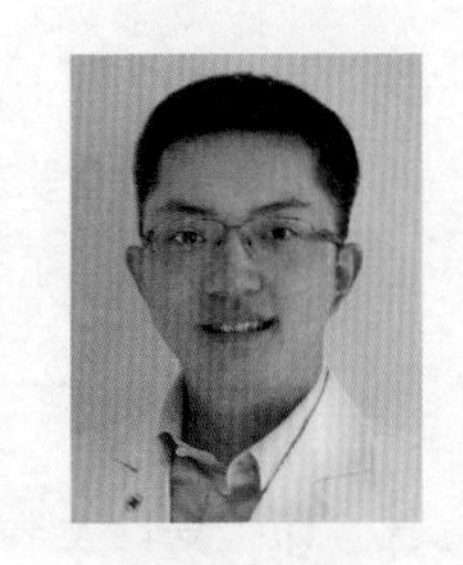

王逸明　博士，复旦大学附属华山医院心内科主治医师。以第一作者或通讯作者发表SCI论文数篇，参与完成卫计委课题一项。2016年赴日本大阪北野医院进修，2018年赴美国凯特琳医学中心进修学习。专业擅长：擅长冠心病、高血压、高脂血症、心律失常等常见心血管疾病的诊疗。门诊时间：周三上午。

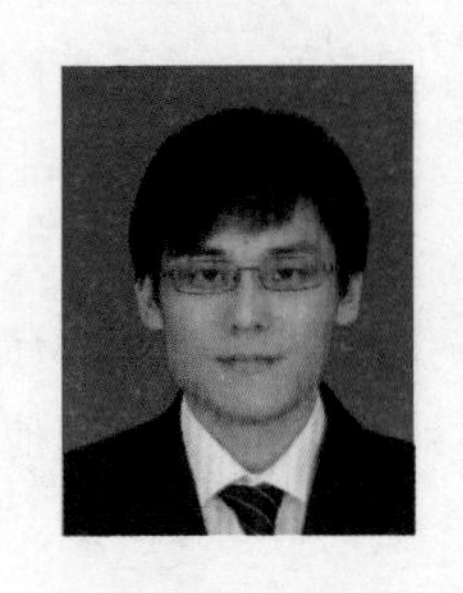

温志超　医学博士，复旦大学附属华山医院心内科副主任医师，毕业于复旦大学上海医学院，师从罗心平教授。擅长冠心病、高血压、高脂血症、心律失常等心内科常见疾病的诊断和治疗，对心血管介入手术及起搏器植入有一定的经验。

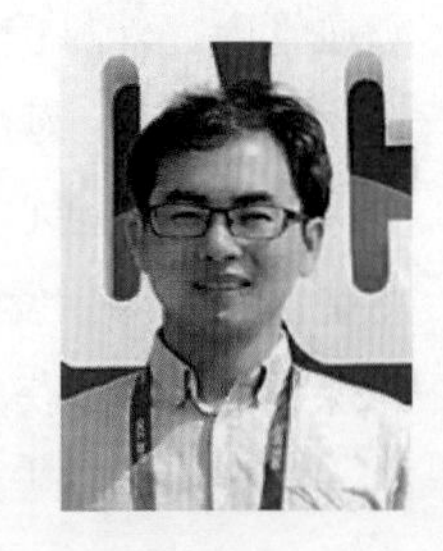

吴帮卫　医学博士，复旦大学附属华山医院主治医师，毕业于复旦大学上海医学院，师从罗心平教授。临床一线工作，在心血管常见疾病特别是心律失常的诊疗方面积累了一定的经验，已发表SCI论文8篇。

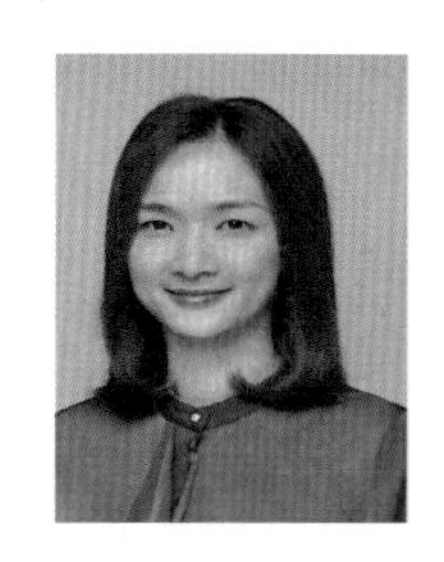

谢　坤　医学博士，复旦大学附属华山医院心内科副主任医师。中国老年医学学会高血压分会委员，中国高血压联盟理事会理事，中国医药信息学理事会心力衰竭学术委员会委员，上海市女医师协会科普专业委员会委员，上海市体育科学学会运动医学专委会委员，CVIA杂志中青年编委，美国哈佛医学院访问学者，意大利锡耶纳大学医院访问学者。

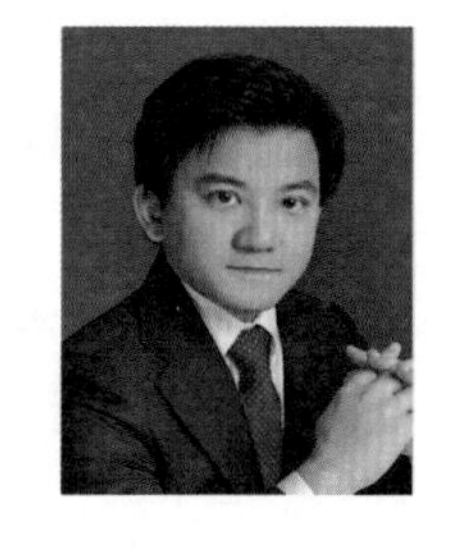

熊楠青　医学博士，复旦大学附属华山医院心内科主治医师。毕业于复旦大学上海医学院临床医学（八年制）专业，曾在美国加州大学旧金山分校学习。现为上海心律学会电生理学组委员。以第一/通讯作者在国际发表心律失常领域论文十余篇，主编和参编多部心律失常专著，另有多篇论文为国际学术大会录用。目前主要研究方向为介入心脏电生理，擅长各类室上性心动过速、心房颤动、心房扑动、室性早搏、室性心动过速等快速性心律失常的导管消融。

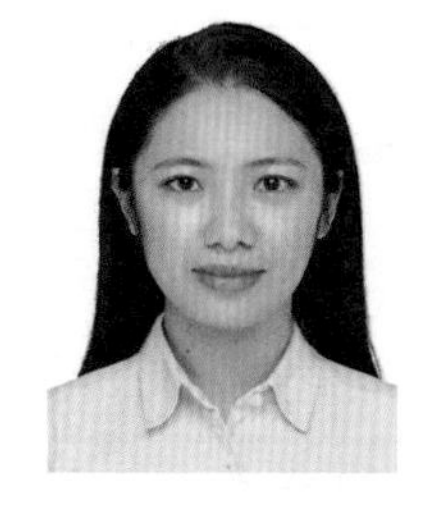

严芳英　医学博士，复旦大学附属华山医院心内科住院医师，擅长心肌病的超声诊断。

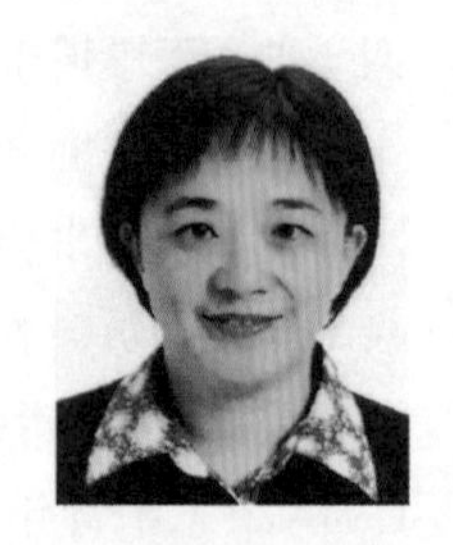

严萍萍 医学博士，主任医师，硕士研究生导师，毕业于复旦大学医学院，主要从事心血管疾病的临床研究，擅长难治性高血压、冠心病、高脂血症、心力衰竭的药物治疗，能为患者提供个体化的诊疗方案。门诊时间：复旦大学附属华山医院总院周一下午，周三全天；复旦大学附属华山医院北院周四上午。

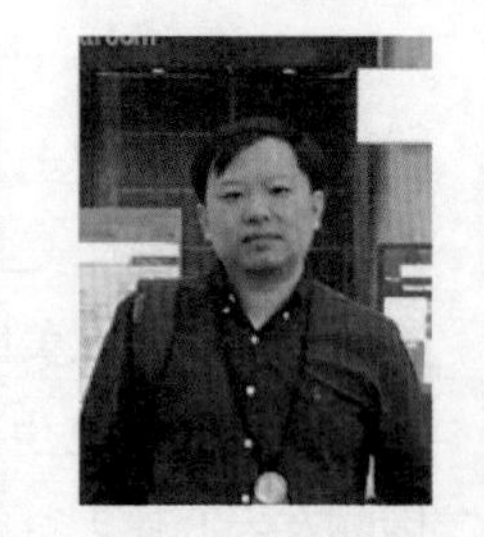

张津津 医学硕士，复旦大学附属华山医院北院心内科副主任医师。曾获复旦大学附属华山医院优秀员工、援滇援外特殊贡献奖等荣誉。主要擅长：冠心病、高血压、心肌病、心律失常、心力衰竭等心内科常见、多发疾病的诊断及治疗，特别是复杂病变的介入治疗、起搏器植入。复旦大学附属华山医院北院专家门诊时间：周一上午。

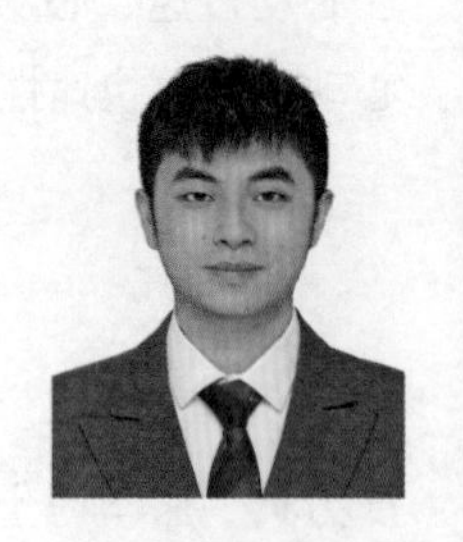

赵奕凯 医学博士，复旦大学附属华山医院心内科住院医师，复旦大学附属华山医院健康科普青年讲师，复旦大学附属华山医院 ACLS 预备导师。专业方向：心脏起搏与电生理。参与临床一线的心脏电生理检查、心脏射频消融手术、心脏起搏与无导线起搏等工作。

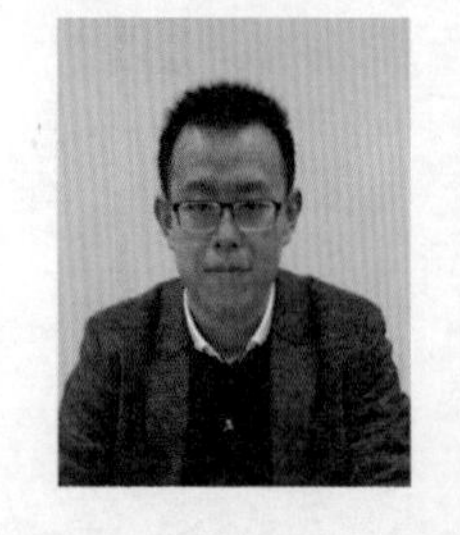

周　鹏 医学博士，复旦大学附属华山医院心内科住院医师，主攻心律失常。

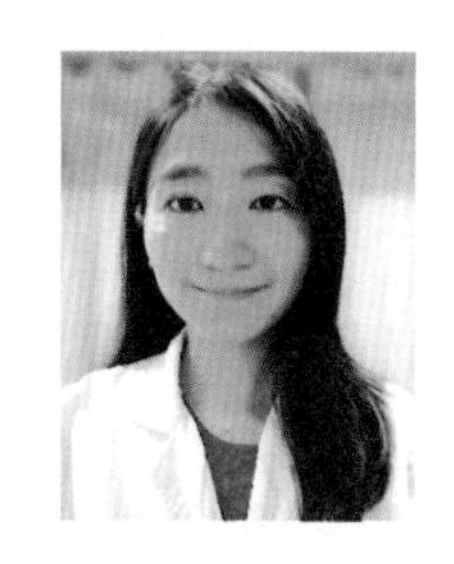

朱　慧　医学硕士，复旦大学附属华山医院心内科主治医师，毕业于复旦大学上海医学院，中国超声学会会员。长期从事肺动脉高压的心超诊断，在肺动脉高压临床方面有丰富的诊断治疗经验，发表国内外论文多篇。

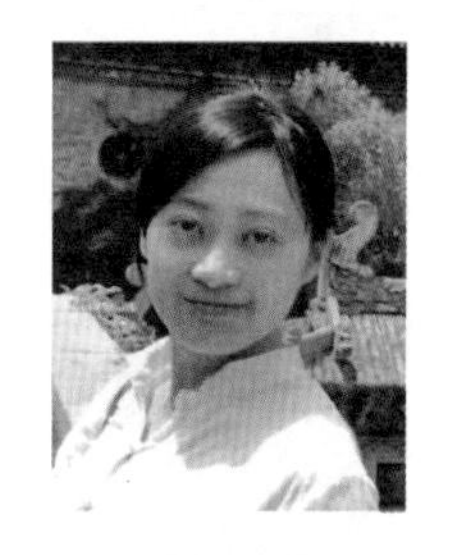

朱　雯　医学硕士，复旦大学附属华山医院心内科心超室主治医生，毕业于复旦大学上海医学院。上海市社会医疗机构协会超声医学专业委员会委员，上海市中西医结合学会超声医学专业委员会委员，国内外发表论文数篇。

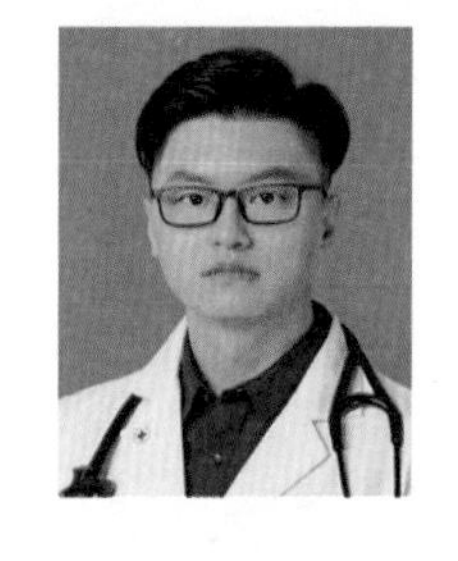

朱志栋　医学博士，复旦大学附属华山医院心内科副主任医师。CTOCC（中国冠状动脉慢性闭塞病变介入治疗俱乐部）会员，复旦大学附属华山医院国家紧急医学救援队队员，复旦大学附属华山医院首批仲巴县援藏医疗队队长。发表多篇SCI论文。从事心血管介入工作十余年，专攻高危复杂冠状动脉病变及CTO（慢性全闭塞）病变的介入治疗，擅长逆向PCI技术，每年完成大量高危及高难度手术，对于急性心肌梗死以及危重患者的救治有丰富的临床经验。门诊时间：每周五上午。

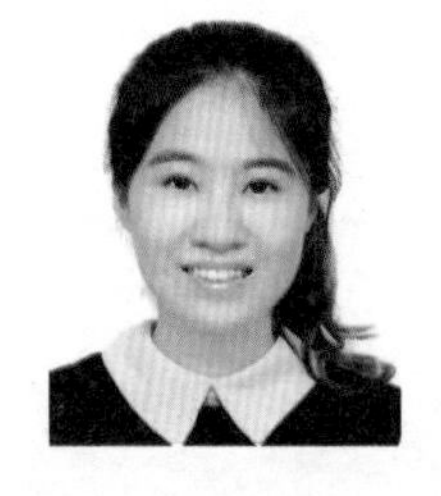

庄心宇　医学博士，复旦大学附属华山医院心内科住院医师，擅长心肌病、心力衰竭的超声诊断。